蒙木荣

中医学术经验辑要

蒙木荣——主编

广西科学技术出版社

图书在版编目（CIP）数据

蒙木荣中医学术经验辑要 / 蒙木荣主编 . —南宁：广西科学技术出版社，2021.9（2023.12 重印）

ISBN 978-7-5551-1533-5

Ⅰ.①蒙… Ⅱ.①蒙… Ⅲ.①中医临床—经验—中国—现代 Ⅳ.① R249.7

中国版本图书馆 CIP 数据核字（2021）第 158802 号

MENGMURONG ZHONGYI XUESHU JINGYAN JIYAO

蒙木荣中医学术经验辑要

蒙木荣　主编

组　　　稿：池庆松
责任编辑：丘　平
责任校对：夏晓雯

装帧设计：韦娇林
责任印制：韦文印

出 版 人：卢培钊
出版发行：广西科学技术出版社
社　　　址：广西南宁市东葛路 66 号
网　　　址：http://www.gxkjs.com

邮政编码：530023

经　　　销：全国各地新华书店
印　　　刷：北京虎彩文化传播有限公司

开　　　本：787mm×1092mm　1/16
字　　　数：280 千字
版　　　次：2021 年 9 月第 1 版
印　　　次：2023 年 12 月第 2 次印刷
书　　　号：ISBN 978-7-5551-1533-5
定　　　价：88.00 元

印　　　张：19.25

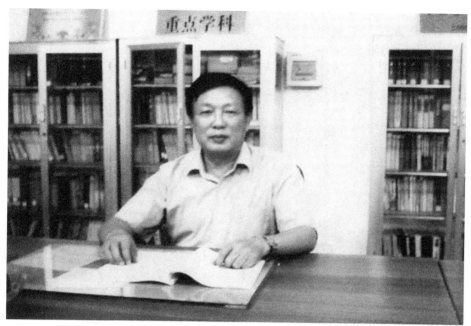

蒙木荣教授在给研究生授课

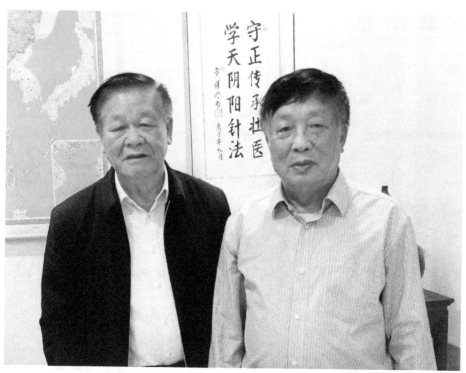

蒙木荣教授（右）与全国名中医、桂派中医大师
黄瑾明教授（左）在一起

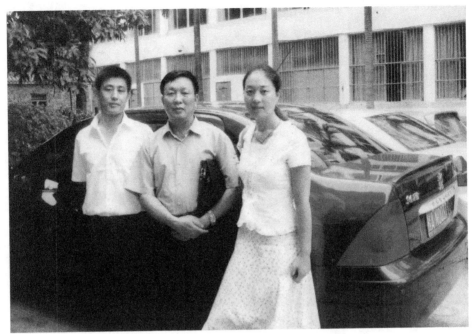

蒙木荣教授（中）与硕士研究生毕业留影

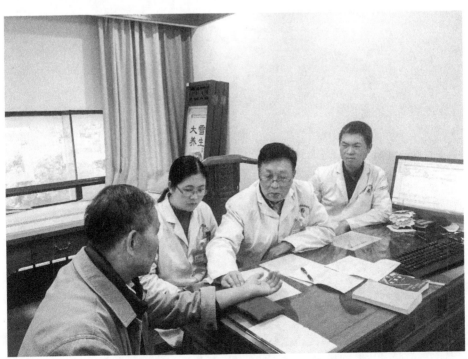

蒙木荣（右二）教授带徒诊病

序言

中医药的振兴与发展，需要有一批各个学科领域中胸怀大志、勇于开拓创新并为之不断奋斗的杏林英才。蒙木荣教授即属于其中佼佼者。他思维敏捷、勤奋笃学，早年矢志中医，寝馈于岐黄学术，耕耘中医内科学已40余年矣；他善于理论联系实际，吸收历代医家学术精华，敢于质疑古人定论，融会古今勇于发表己见，修正完善中医理论，不断夯实临床辨证的思辨能力。他行医初期，曾见证两例因药量不足而治疗罔效者。其一为类风湿性关节炎关节剧痛不止患者。医者辨证为寒痹而用乌头汤，常用剂量疗效不显；患者后听信某游医用大量乌头治疗的蛊惑，自买乌头60克之多。药后出现头晕、心悸、脱汗、面色苍白、牙关紧闭之危候。医者急予洗胃，灌服蜜糖、甘草绿豆汤等解毒治疗，诸症逐渐缓解，关节剧痛竟也随之豁然而愈。其二为高血压眩晕耳鸣、行走欲倒患者。患者误将天麻钩藤饮中之钩藤210克（7剂中药，每剂30克共210克），作为1剂中药煎煮，药后症状消失，走路平稳，血压恢复接近正常。在讶异之余，蒙教授挖掘古蕴，于《尚书·说命篇》《类聚方广义》，发现毒药治病，有"瞑眩"之论。联想到汉代张仲景《伤寒论》亦有症候瞑眩现象之系列描述，终于悟出"毒药性'怒'，中病瞑眩；平药性缓，量足病除"之理。临证中师法前贤，对沉疴痼疾，使用一般剂量无效者，逐渐加大剂量，每每取得意想不到之效果，总结出中药治疗化量之识。

对中医基本理论问题，前人有"病诸内必形诸外"之定论，证之临床并不尽然，病诸内不一定形诸外者。蒙教授主张客观分析时代背景局限，取其实用价值而弃其不足。鉴于中医病证命名之现状，症候命名病名者多，病因病理命名者少。从概念定义分析，无论从中医传统性、规范性、症候特异性、防治针对性之比较，均以病因病理命名病名为优，提出中医药病证命名改革的构思与设想。

蒙木荣教授主攻肾病学，认为慢性肾炎、慢性肾功能衰竭病因病机复杂，涉及多脏腑病变，尤以脾肾亏虚、湿毒内盛为甚。主张发挥机体整体潜能，保护残存肾功能，创制肾复康方、益肾健脾泻浊方，为临床辨治肾病基本方，随证加减运用，颇为得心应手。在论治技巧方面，推崇明代张景岳"医有慧眼，眼在局外；医有慧心，心在兆前"之技艺，从临证肾病所遇到难点中，总结出中医对"肾病蛋白尿、难治性肾病综合征临床顽症、非典型性慢性肾功能衰竭"的辨治思路与方法。其学业之专，学验之富，从其多项肾病学术论著中，可窥见一斑。蒙木荣教授 2017 年被确定为第六批全国老中医药专家学术经验继承工作指导老师。

值本书《蒙木荣中医学术经验辑要》付梓之际，乐为序。

全国名中医、桂派中医大师　蒙琉明

自序

　　中医药学历史悠久、源远流长，是世界医学百花园中一枝艳丽奇葩，是中华民族文化瑰宝中一颗璀璨明珠。其在与疾病斗争中为中华民族做出过不可磨灭的巨大贡献；在现代医学科学飞速发展的今天，中医药学仍发挥着不可替代的重要作用。大力弘扬中医药文化、继续促进中医药的深入发展，是每一位中医药工作者的责任和义务。

　　第六批全国老中医药专家学术经验继承工作指导老师名单公布之后，我愈感责任重大。无奈才思笨拙，唯从漫长40余年的临床耕耘印记中筛选精华，以飨后人，慰藉个人心愿。本人早年到中国中医研究院中医文献研究班学习，师从全国著名老中医专家马继兴、余瀛鳌研究员；后到广州中医药大学附属医院临床进修，师从李仲守、江世英教授。岁月如歌，经过40余载风雨兼程的临床与教学的千锤百炼，终于形成稳健、拙中藏巧的学术风格。我始终秉承"读经典，做临床"的医训，对中医经典著作及历代诸家部分医学论著进行潜心研究；在理论结合临床、从临床检验理论方面，悟出并获得些许别有新意的经验与成果。中医药的发展须代代传承，中医药薪火才能生生不息。在时代使命召唤之际，我们要发挥绵薄之力，为中医药更加美好的远景添砖加瓦、增添光彩。

　　本书优选肾病、脾胃病、咳嗽病、风湿病、男子不育等百余例治疗成功病案，病案后加按语，分析案例的成功经验；选择数十篇曾在中医药杂志上发表的文章进行梳理汇总，以反映个人的学术成就。将这些文章分成三部分，首示临床经验集录，介绍数十例病案治疗总结，示之治法、用药的成功经验。继之阐述医话、医论，根据临床中遇到的问题，如症候辨治矛盾或模糊情况下，寻找思路加以研究。《中医药治疗肾病蛋白尿的思路与方法》《对中医药治疗肾病综合征几个临床顽症的思辨》《非典型性慢性肾功能衰竭中医辨治的思路与方法》等文章，均是从中医经典或历代医著中找出答案，加以分析归纳得出的结论，以启发后人。再论读书心悟，熟读中医经典《黄帝内经》《难经》《伤寒杂病论》《神农本草经》及反复研习后世的著名医案巨著《续名医类案》等书，深刻体会中医理论根基雄厚，足以成为指导临床辨治的实用工具；从《续名医类案》记载的历代数百位名医及 5 254 条医案和医论中，悟出中医前辈治病之妙，经验独到，足堪开启后学，值得师法。该书不仅总结成功经验，也记录治疗失败教训，或示之以法，或儆之以戒，读后让人耳目一新，实有教益。再者，还从其他医著中，针对其学术观点，提出个人见解及体会，以企融会己见、学术争鸣，促进中医药发展；根据 40 余年的临床实践，总结出部分临床经验方，以供临床工作者参考；另外，还对多年临床运用著名古方进行化裁发挥，以扩展古方的应用范围，发前人之未发。但愿良苦用心能实现。

　　是为序。

蒙木荣

2019 年 11 月 28 日

广西中医药大学

目录

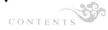

CONTENTS

第六章　古方运用发挥

第一章

主要学术思想

吾从医从教四十余载，始终秉承"读经典，做临床"的医训，理论联系临床实际，不懈耕耘。学术上既不离中医经典要旨，又不拘门户之见，分析吸收历代医家的学术精华，不断夯实临床辨证的思辨能力并有所创新。经过多年临床锤炼，思想理念上逐渐形成一套临证"指南"，主张并践行。

一、临床问题与前人经验智慧相结合

博览群书是要把前人的经验智慧继承下来。然古籍医典可谓浩如烟海，如何选择有益的前人之书，这确实是一个值得考虑的现实问题。笔者认为：读书要善于选精去粗，瑕瑜分明；更重要的是带着问题去寻找医学宝库中的典籍，借前人的经验智慧来化解我们临床中所遇到的问题，可谓有的放矢。吾早年临床中曾见证一些沉疴痼疾的病人，按照辨证使用一般剂量的处方治疗，效果不显，在无意中给病人增大剂量而获病愈，这促使我探讨中药治疗化量问题。例如，一例因患类风湿性关节炎关节剧痛不止的成年女性患者，医者辨证为寒痹而用乌头汤，乌头用量为常量（15 克），治疗罔效。而后，病人听信某游医"治疗类风湿性关节炎乌头必须重用"的蛊惑，自买乌头达 60 克之多，煎药亦不知久煎之理，服药后出现头晕、恶心、心悸、大汗、烦躁、面色苍白、牙关紧闭，血压下降，医者急予洗胃，灌服蜜糖、甘草绿豆汤等解毒治疗，诸症逐渐缓解，关节剧痛竟也随之消散而愈。第二例是高血压（200/120 mmHg）男性患者，头痛眩晕反复发作多年，面色潮红，耳鸣，走路摇摆欲倒，曾服多种降压西药，效果不理想。某日到本院门诊，医者诊为眩晕 - 肝阳上亢，予天麻钩藤汤 7 剂，连同钩藤 210 克（每剂 30 克，7 剂共 210 克，嘱患者分成 7 份，均为后下药）共 8 包中药，嘱药后来诊。结果病者误将 210 克钩藤合作 1 剂中药煎服后，自觉头晕头痛消失，走路平稳不再摇摆，次日即高兴复诊，告之药效甚好，8 剂药仅服 1 剂，诸症顿失，测血压 140/90 mmHg。经细查核实，病者将 210 克钩藤后下药作为 1 剂中药煎服，其剂量是一般用量（每剂用量 10 ~ 15 克）的 14 ~ 21 倍，量大得惊人。此后医者以此为鉴，凡遇到类似病人，用天麻钩藤饮常用量治疗效不明显者，逐渐加大钩藤用量至 50 ~ 90 克，仍有不少取效者。第三例是一心动悸、脉结代的病人，曾服《伤寒论》中的炙甘草汤（一般用量）而不效，后会诊认定此汤是治"心动悸、脉结代"一张名方，原方加大剂量为：生地 250 克、麦冬 45 克、桂枝 45 克、党参 30 克、麻仁 60 克、炙甘草 60 克、生姜 45 克、大枣 30克、阿胶 30 克。2 剂，药后第三天，心动悸、脉结代症候消失，心电图恢复正常。同一病人，同用炙甘草汤，前者泥守常用量无效，后者加大用量，是前者的 3 ~ 7 倍，效果卓著。不言而喻，该病者用炙甘草汤的治疗化量当是常用量的 3 ~ 7 倍。

此 3 例病人，使我在临床上感触颇深，永生难忘。此后查阅文献，毒药治病，出现的不良反应称为"瞑眩"。"瞑眩"一词出自《尚书·说命篇》的"若药弗瞑眩，厥疾弗瘳"。《类聚方广义》也引用此词，"此方之妙，在于用蜜，故若不用蜜，则不特不效，且瞑眩而生变"（按："此方"指甘遂半夏汤）。由此观之，前者"瞑眩"当属药中病所，病有转机的药效反应，后者"瞑眩"则为药物无效的中毒反应。根据临床所见及印证前贤经验，总结为：毒药性"怒"，中病瞑眩。前后所说似有矛盾，其实不然，二者药后效果虽然不同，但其所表现的症候大致相仿，此仅言其状而已。《中华大字典》注云："瞑眩，溃乱也……瞑眩二字，形声义三者颇歧出，《方言》凡饮药傅药而毒，东齐海岱之间或谓之瞑，或谓之眩。是瞑眩有毒义。"（傅通附，即附着之意）。可见，瞑眩为一种饮用或接触有毒药物后的"溃乱"反应，此种反应包括了"药弗瞑眩，厥疾弗瘳"的药效反应及"瞑眩而生变"的药毒反应两种可能性。使用毒药治病出现瞑眩现象的记载，可追溯到汉代张仲景《伤寒论》，如抵当丸服后"晬时当下血"；大黄牡丹皮汤"服后有脓当下，无脓当下血"；硝石矾石散服后"小便正黄，大便正黑，是其候也"；桂枝附子去桂加术汤，"初一服，其人身如痹，半日许服之，三服都尽，如冒状，勿怪"；乌头桂枝汤服后"其知者，如醉状，得吐者为中病"。前贤中药治病出现瞑眩反应案例的著述，不仅说明过去人类与疾病斗争中做过卓越的贡献，就是在医学科学如此发达的今天，仍然不失有益的启迪。中医对于那些沉疴痼疾常用峻猛之剂治疗，这类峻剂多毒性较大，运用于临床时大多出现不同程度的不良反应。若使用得当，往往可于反掌之际，力挽沉疴。正如近代名医岳美中所说，"沉疴之疾，服药中病则瞑眩，瞑眩愈剧，奏效愈宏"。无可讳言，临证中药效瞑眩与药物毒副反应的瞑眩，有时难以鉴别。因此，须仔细观察病情，综合神、色、脉、症等变化，分析真伪，去伪存真，才能做到心中有数、随机应变、化险为夷。正如明代名医张景岳所说，"医有慧眼，眼在局外；医有慧心，心在兆前"。清代名医叶香岩在《外感温热篇》对时病战汗瞑眩，做如此辨述："若其邪终在气分留连者，可冀其战汗透邪，法宜益胃，令邪与汗并，热达腠开，邪从汗出，解后胃气空虚当肤冷一昼夜，待气还自温暖如常矣。盖战汗而解，邪胜正虚，阳从汗泄，故令肤冷，未必即成脱证……但诊其脉，若虚软和缓，虽倦卧不语，汗出肤冷，却非脱证。若脉急疾，躁扰不卧，肤冷汗出，便为气脱之证矣。"叶氏分析病机，洞察症结，鞭辟入里，预见变端，以全局观点辨析毒药治疗化量的瞑眩现象，为后人行医做了很好的示范，值得师法。而第二、第三例病人，所服的天麻钩藤饮及炙甘草汤，方中并无毒性较大之中药，此类药性味和缓，故称为"平药"。服药过程中，并未出现药毒"怒性"反应的瞑眩现象，而是药量足够则诸证缓解的临床表现。因此，余临证中悟出一个道理：毒药性怒，中病瞑眩；平药性缓，量足病除。当然，悟得这些结论，离不开经典论著及前人经验智慧的启迪。

二、辨病与辨证相结合

病与证是不同概念。前者高度概括人体与心理发生的不正常状态，后者则广泛反映与前者相关的征象。二者既相互映照，又各有内涵与界限。有病才产生证；无病，证则无从谈起。此即证由病所生，病是诸证之根本。辨病过程是通过四诊相关资料，并做相应的理化方面等检查，综合分析，做出疾病诊断，然后对该病的病因、病位、病机、演变规律和转归预后做出总体判断，拟出治疗原则。辨证是根据该疾病当时临床表现和检查结果来辨析目前处于病变哪一阶段或哪一证型，从而确立该病的证型，并据证型确定治疗方法和处方遣药。对疾病、证候做出明确诊断后，才能对病、证的整体治疗提供可靠方案。可见，辨病与辨证同等重要。《金匮要略》中"疟病脉证并治""中风历节病脉证并治""血痹虚劳病脉证并治"等，就是辨病与辨证结合治疗的经典范例。但有人认为辨病与辨证，当以辨证为主，重辨证而轻辨病。这种认识应该是错误的，因为辨病与辨证各有优势。辨病的优势在于掌握疾病发生发展转归的全过程，而辨证的优势在于掌握疾病某一阶段或某种证型的现状。二者结合，优势互补，当是最好的选择。故中医强调，治病者先辨证求因，而后才能审因论治。当然，病因之因不仅包括引发疾病的直接原因，如外邪、情志、饮食所伤、外伤、虫蛇咬伤等；也应包括疾病产生的病理机转及其病理产物，如病机中"气行不畅、聚湿生痰""热伤津液、炼液成痰"之痰，又如"寒凝血脉，血行不畅而成瘀""热伤津血，煎熬成瘀""肝气郁结，气滞血瘀"之瘀。痰与瘀既是病理机转的产物，又成为新的病因。病因作用于人体而产生疾病，疾病则以症候形式表现于外。然而辨病的观念在目前来说确实比较混乱。原因有二：一是中医许多病名缺乏统一分类标准，即大多病名以主要症状命名，少数以病因病理命名；二是传承的历代病名远不能满足临床所需。从传承下来的现有中医病名分析——以中医内科为例，按病因病理命名者，如感冒、肺痈、肺痨、中风、疟疾等；按主要症候命名者，如头痛、咳嗽、胃痛、呕吐、腹痛、泄泻、黄疸、胁痛等。若以概念的准确性、名实的一致性、发病机理的指导性、防与治的一致性等作为病名衡量标准，显然以病因病理命名比主要以症候命名要科学与规范得多。它至少避免了一种病出现多个主要症候而以一个主症来诊断的尴尬，还强化了对疾病病因病理分析的合理认识。如一个肝硬化病人，在发生发展过程中，出现胁下触及包块、右胁疼痛、腹水胀满，还出现巩膜发黄等症状。此时若按照主要症状诊断，是诊为积聚、胁痛，还是鼓胀、黄疸？确实是难下定论。本是一种以肝硬化为主要原因引起的一组基本症候群，却以多个症候作为疾病的诊断，这对于"辨证求因"的探求造成非常大的困难。有鉴于此，诸如此类以症候命名的病名应予以舍弃，而继承中医以病因病理命名疾病的优势。鉴于目前中医诊断病名的混乱现状，借鉴现代医学亦以病因病理命名的方法未尝不可，而不应囿于以症候命名疾病科学性不足的时代局限。当今亦有不少中医学者借用西医诊断病名，而实施中医辨证论治的模式。

三、"知常"与"达变"辨证相结合

"知常达变"是中医辨证的精华。"知常"者，"病诸内必形诸外"的外在症候与望、闻、问、切四诊所得相符，一般医者较易掌握。"达变"则不然，病诸内不一定形诸外。疾病出现异症，病与脉症不相符。如病发时，有的主症隐隐，兼症显现，不同疾病夹杂而现类证相同的多个症候；有的疾病出现的症候不明显，似有似无；有的疾病藏匿或后发；等等。这种"变"给辨证论治带来较大困难。在这种情况下，可借鉴现代哲学辨证方法来辨明疾病。

（一）虚实错杂辨主次

临床中的虚实错杂，表里寒热相兼证并不少见。这类病证，每每望、闻、问、切四诊各有所主，相互矛盾。有时主证隐隐，兼证显现，易使辨证本末颠倒、迷惑不清，此即张景岳所谓"独处藏奸"。对于这类非典型而复杂病证的辨证，如果按照单纯病证常理的辨证方法，很难自圆其说，辨不入彀；而运用对立统一论的原理，从四诊所得症候中发现疾病变化的种种矛盾，找出矛盾发生的原因，掌握矛盾之间的关系，分清矛盾的主次，问题就容易迎刃而解。实际上，这就是中医"治病求本"原则的具体运用。余曾治一老年男性患者以头重身困三月余为主诉。该患者诉此次病发前曾与朋友聚餐饮酒后回家路上淋雨，次日觉头重身困、胸脘痞闷，大便不畅而溏，舌苔白厚略腻，脉弦细滑。既往有高脂血症病史及慢性肠炎病史。综合分析，患者酒后淋雨，有头重身困脘闷等外感湿邪之症；而湿又阻遏气机，损伤脾阳，加重脾虚生湿，故常现大便溏烂不畅之内湿症；头重身困，舌苔白而厚腻，是湿浊内盛之症候。患者患病已三月有余，原有高脂血症及肠炎之脾虚湿浊内盛之病史，究其发病因酒后淋雨，外感湿邪诱发，致使脾虚内生痰饮湿浊加重持久。辨证求其因，则可断为脾虚生痰湿为主因，外感夹湿为次因，治当健脾祛痰为主，佐以疏散表湿之邪。以参苓白术散合藿香正气散加减治疗，二周后诸症逐渐好转。

（二）类证相似先排除

"排除辨证法"指先假设某一论题存在多个可能，然后通过分析，将假定的各种可能加以排除，只剩下一种可能，就是正确结论。如《伤寒论》中"伤寒四五日，呕而发热者，柴胡汤证具，而以他药下之，柴胡证仍在者，复与柴胡汤……若心下满而硬痛者，此为结胸也，大陷胸汤主之。但满而不痛者，此为痞，柴胡不中与之，宜半夏泻心汤"。张仲景辨证之妙，在于先排除同为呕而发热症候之结胸与痞证，最后确认为柴胡汤证，这与现代哲学排除辨证法不谋而合。余曾治一位33岁结婚5年不育男子，其妻妇检无异常。当时诊见患者腰膝稍觉瘦软，性欲略有减退外，否认有其他不适之症。既往有前列腺炎病史，经治疗已无尿痛、滴白等症状。前列腺液常规检查无异常。精液分析，精液量1.5 mL，精子活率偏低。舌淡苔薄白，脉弦细。根据脉症所得，患者腰膝瘦软，性欲略有减退，可考虑因前列腺炎之湿热邪气伤及肾精，或可考虑肾脏亏虚生精不足，导致不育。结合前列腺液及精液检查，前列腺炎的症候已消失，因而排除前列腺炎复发湿热邪气伤精而致不育。治法以补肾益精为主，予五子衍宗丸加鹿角胶、淫羊藿、肉苁蓉、黄精、沙苑子、黄柏治疗，每日1剂，30剂停药。3个月后其妻怀孕，足月产下一健康女婴。

（三）征象真假用反证

反证法在形式逻辑中称作"逆证"。它是通过证明反论题的虚假，判明要证明的论题为真实的一种证明方法。如《伤寒论》中"下之后，复发汗，昼日烦躁不得眠，夜而安静，不呕、不渴、无表证，脉沉微。身无大热者，干姜附子汤主之"。案例中，张仲景以"不呕、不渴、无表证"否定阳实之热证，而反证该病为阳虚阴盛之证。余曾治疗一以呃逆2月余为主诉的男性患者。患者既往有慢性胃炎及高血压病史。刻下诊见，呃逆每于饭后约半小时发作，呃声短频响亮，不能自制，胸膈胀痛，呃声持续约2小时才逐渐平息，呃罢神疲体倦。平素眩晕时作时止，性情急躁，咽喉时常肿痛，胃脘胀痛不舒，稍有食寒凉之品极易泄泻稀溏，面色潮红，舌红，苔薄黄有裂纹，脉沉迟无力。盖患者平素急躁易怒，眩晕，面红，咽痛，舌红，苔薄黄有裂纹，为阴虚阳亢，虚火上炎之虚热证；胃脘隐痛，稍进寒凉易泄泻，脉沉迟无力，为脾胃虚寒之候；呃声响亮而连续，在一派阳热之征的映衬下，似为实证热证，但细审辨之，呃逆都在餐后脘胀甚时发生，待脘胀减轻则呃逆亦随之减少以至消失，这显然是脾胃虚寒，运化迟缓之故。由于脾胃虚寒，谷食壅滞，肝木乘之，升降失常，胃气上逆而为呃，正如张璐在论及呃逆机理时指出"胃虚木挟相火直冲清道而上"，这是本病证发病的机要所在。再结合其稍进寒凉而泄泻病史及脉沉迟无力之象，诚然有呃声响亮连续之假实证，究其原因，其虚热的发生乃因相火上越，而相火上越又因脾胃虚寒，因此当以脾胃虚寒为本病之根本。法宜温中和胃，佐以清降平呃。予理中汤合左金丸加味治疗，前后3天呃逆平息。

（四）试探治疗辨匿证

有些非典型的疑难杂证，症候隐匿不现，用哪一种辨证方法，都难以准确地做出诊断，遇到这种特殊情况，最好不要勉强下结论。若仅是倾向性的考虑，也只能做一个倾向性辨证诊断。认识疾病也与认识客观规律一样，有些东西认识了，有些东西暂时还不认识。要辨证千变万化、错综复杂的病证，有时也不可能一下子都辨证清楚。如《续名医类案》中记载"董龙山夫人，年三十五病便血，日二三下，腹不疼，诸医治三年不效。孙文垣诊之，左脉沉涩，右脉漏出关外，诊不应病"，仅凭"血下既久"，可能为虚证的倾向性印象，"暂且以补中益气加阿胶、地榆、侧柏叶，服八剂，血不下者半月。偶因劳，血复下"。孙氏以前探虚实为据，诊为"内有瘀血，而以桃仁承气汤加丹皮、五灵脂、荷叶蒂"。下瘀血之后，再以补中益气汤、参苓白术散调理，痊愈。近年余曾治一青年男性患者，左胸胁辣痛半天来诊。望诊患者胸胁皮肤光滑，压之则痛甚，询问有无外伤或接触毛毛虫之类，患者均予否定。为排除因心绞痛而发，嘱急查心电图，结果显示无异常。余则根据其痛病位为肝经所过，不通则痛使然，予柴胡疏肝散加延胡索、香附、郁金之类，暂且予 3 剂，以观动静。3 天后再诊，胁下皮肤有明显的带状红色小水泡，当即诊为带状疱疹，即中医"缠腰疮"证。改用龙胆泻肝汤加延胡索、郁金、三七，外用青黛颗粒剂调米醋涂敷患处，以清肝胆湿热，行气止痛，1 周痊愈。

临证若一见难病便洞察幽微，一矢中的，殊属不易。须知常达变，探源溯微求其本，方能辨惑析疑获其成。临证中，遇到疑难隐匿证，无据可凭或证据不足，或证据姗姗来迟，未能立即做出诊断者，应当先做倾向性辨证诊断，做试探性治疗，以调整治疗处方用药，命中疾病之的。

四、宏观辨证与微观辨证相结合

疾病的发生、发展、转归，常常出现一个宏观可见的症候群。医者按照症候群特点、规律来辨证施治，往往可获良好效果。但临证中，亦有不少患者症候轻微或无症候，如慢性肾功能不全者，由于肾脏本身的代偿能力较强，以及患者耐受能力存在较大的差异，部分患者出现病重而症轻，甚至症候隐晦不现。但可以预期，这种症候隐晦不现是暂时的，肾衰症真面目终将暴露，只不过延后时间长短不同而已。《素问·至真要大论》中记载："有者求之，无者求之，盛者责之，虚者责之。"就是说明在辨证求因过程中，不仅应分析已知症候特征，抓住主证，同时还要对应该出现而没有出现的症候进行深入探求。《丹溪心法·审查病机无失气宜论》中记载："别阴阳于疑似之间，辨标本于隐微之际，有无知殊者，求其有无之所以殊；虚实之异者，责其虚实之所以异。"只有这样才能求得真实的病因和病机所在。临证时，可以外在症候典型表现的慢性肾衰患者作为参照对象，预测隐匿的慢性肾衰未来证候，这一环节是拟定治法及选方用药的重要依据之一。根据慢性肾衰潜在病机分析，其总体病机为脾肾亏虚，湿浊瘀毒内阻，形成本虚标实，且本愈虚标实愈盛的虚实错杂的局面。据现代医学研究制定的慢性肾功能衰竭标准，认为内生肌酐清除率（Ccr）是临床上检验肾小球滤过率最常用最简便而较准确的肾功能指标，其反映肾功能衰竭程度的内生肌酐清除率的低下与中医脾肾亏虚升清降浊功能失司的程度，以及血清肌酐（Scr）的升高比率与中医的湿浊瘀毒潴留体内轻重程度的机理，具有十分相似之处。也就是说，Ccr愈低，Scr比率愈高；肾小球滤过率愈差，说明肾脾亏虚愈重，湿浊瘀毒之邪愈盛。因此借鉴现代肾功能指标，结合非典型慢性肾衰病机演变规律预测未来症候，具有重要参考价值。一般来说，疾病发展趋势与人体正气的强弱及病邪的轻重有密切联系，表现在脏腑气血阴阳失调的程度与病邪进退的强弱成正相关。

临床所见，非典型性慢性肾衰者处肾功能不全代偿期（Ccr80～50 mL/min，Scr133～177 μmol/L），其后发证候多为脾肾气虚夹湿证，症见倦怠乏力，气短懒言，食少纳呆，脘腹胀满，腰膝痠软，肢体困重，颜面及下肢微肿，舌淡有齿痕，苔白，脉沉细。肾功能不全失代偿期（Ccr50～20 mL/min，Scr178～442 μmol/L），其后发症候多为脾肾阳虚夹湿证。此证多为脾肾气虚夹湿证发展而来。除上述症候外，尚见畏寒肢冷，夜尿清长，大便溏烂，舌淡有齿痕，苔白，脉沉细。肾功能衰竭期（Ccr20～10 mL/min，Scr443～707 μmol/L），肾脏B超可出现肾萎缩，其后发症候多为脾肾气阴两虚夹湿热瘀毒证，证见倦怠乏力，腰膝痠软，口干咽燥，五心烦热，夜尿频而清长，恶心呕吐，身重困倦，舌暗红，苔黄干，脉沉细数。尿毒症期（Ccr＜10 mL/min，Scr＞707 μmol/L），肾脏B超多数出现肾脏明显萎缩，其后发症候多为阴阳两虚夹湿浊瘀毒证，相当一部分由脾肾气阴两虚夹湿热瘀毒证转化而来。症见畏寒肢冷，口干咽燥，五心烦热，夜尿清长，食少纳呆，恶心呕吐，肢体困重，腹满肢肿，大便干结，舌暗淡有齿痕，苔厚腻，脉沉弱。结合肾功能检查指标，预测未来出现的不同阶段的症候，并根据本病脾肾亏虚，湿浊瘀毒内盛的潜在病机，拟定相应的治疗原则，以补益脾肾，祛湿降浊，化瘀解毒为宜。多年来，余曾自拟益肾健脾泻浊方（六味地黄丸加黄芪、大黄、熟附子、枳实、厚朴、甘草），以及肾复康方（六味地黄丸加黄芪、猫须草、芡实）为基本方，随证加减治疗非典型慢性肾衰不同阶段的疑难之证，取得较好治疗效果。

当然，临证中还遇到如癌症早期、慢性乙肝、肺结核等，平素症候不显，较难发现，每于健康体检时，进行 CT、肝功能、乙肝两对半、X 光等检查，才发现疾病。诸如此类，结合微观检查，及早发现症结，及早明确诊断，对于中医开拓辨证新思路，提高辨病辨证新境界，充实中医辨证的内涵，无疑具有非常重要的现实意义。

第二章

专病论治验案

一、肾脏疾病案

（一）原发性肾小球疾病

【病例1】张某某，男，14岁。1997年3月18日初诊。咽痛、咳嗽1周后，眼睑及下肢浮肿2个月。曾在当地卫生院打针及服止咳药、利尿药，咽痛、咳嗽减轻，浮肿较前消退后又复增而到我处就诊。刻诊：下肢浮肿，肤色光亮，尿少而黄，纳食欠佳，咽红不适，舌尖边红，苔薄微黄腻，脉滑略沉数。查尿常规：隐血（3+）、蛋白（2+），尿沉渣红细胞管型阳性，血抗"O"500 IU/mL，血清补体C3（0.5 g/L）。诊为急性肾小球肾炎。辨证：风邪犯肺，肺失通调，母病及子，肾失开合，水湿泛滥。治宜疏风宣肺，清热解毒，益肾利水。处方：自拟肾复康方加味（生地10 g、山茱萸10 g、山药12 g、丹皮10 g、泽泻10 g、茯苓15 g、猫须草12 g、黄芪15 g、金银花12 g、连翘10 g、桔梗8 g、牛蒡子8 g、枇杷叶8 g、茅根15 g、甘草6 g）。7剂，日1剂，水煎分3次服。

二诊：咽痛、咳嗽瘥，尿量增多，浮肿减轻，纳食可，大便调，舌边尖红，苔微黄，脉滑略数。上方去金银花、连翘、牛蒡子、桔梗、枇杷叶，加车前子10 g、猪苓10 g、大腹皮10 g、旱莲草15 g、小蓟10 g、复盆子10 g。15剂，日1剂，水煎分3次服。

三诊：水肿基本消失，纳食增进，二便自调，舌淡红，苔薄白，脉细滑。查尿常规：隐血（2+），蛋白（±）。上方生地改熟地10 g，去车前子、大腹皮、猪苓，加芡实10 g、仙鹤草10 g、侧柏叶10 g。15剂，日1剂，水煎分3次服。

四诊：共服药62剂，水肿全消，纳食正常，二便调，舌淡红，苔薄白，脉细滑。查尿常规：隐血（－），蛋白（－）。守上方续服10剂，巩固疗效。以后每月复查小便1次，连续3个月尿检均正常。

【病例2】吕某，男，38岁。反复浮肿2年。曾在当地找民间医生予中草药治疗，浮肿消失。于2011年9月22日浮肿复发而到我处诊治。刻诊：眼睑虚浮，面色萎黄，足胫稍肿，腰膝痠软，气短乏力，纳少便溏。舌淡胖，苔白略腻，脉弦细。查：血压 146/92 mmHg；尿常规：蛋白（2+），隐血（+）；血常规：红细胞 3.2×10^{12}/L，血红蛋白 85 g/L；肾功能：Scr133 μmol/L。诊为慢性肾小球肾炎。辨证：脾肾亏虚，阴精下泄，水气内停。治宜健脾益肾，敛精补血，利水消肿。处方：自拟肾复康方加味（熟地 15 g、山茱萸 15 g、山药 15 g、丹皮 10 g、泽泻 10 g、茯苓 15 g、猫须草 15 g、黄芪 30 g、芡实 15 g、当归 10 g、黄精 10 g、猪苓 15 g、玉米须 15 g、钩藤 30 g、神曲 10 g）。15 剂，日 1 剂，水煎分 3 次服。

二诊：浮肿减轻，纳稍增。舌淡胖，苔白，脉弦细。查尿常规：蛋白（+）。守上方续服 15 剂，日 1 剂，水煎分 3 次服。

三诊：浮肿消退，纳可，大便稍烂，腰膝酸软，气短乏力减轻，舌淡苔白，脉弦细。查：血压 130/85 mmHg；尿常规：蛋白（+）。上方去钩藤、猪苓，加复盆子 10 g、金樱子 10 g、苍术 10 g。30 剂，日 1 剂，水煎分 3 次服。

七诊：守上方服药 90 剂，浮肿全消，面色稍红润，腰膝酸软减轻，气力增，纳香，二便如常，舌淡苔薄白，脉弦细。查：血压 126/80 mmHg，尿常规（－）；肾功能：Scr120 μmol/L；血常规：红细胞 4.5×10^{12}/L，血红蛋白 98 g/L。守上方隔日服 1 剂，再服 20 剂停药。以后每月查 1 次尿常规，3 次均属正常。

【病例 3】刘某某，男，46 岁。曾在广西医科大学附属医院住院作肾穿刺病理检查，诊为 IgA 肾炎。经治疗月余，尿隐血（3+）减少至（2+），尿蛋白（2+）减至（±），水肿消失出院。于 2001 年 6 月 5 日感冒浮肿复发而到我处求诊。刻诊：双下肢浮肿，皮色较暗，眼睑微肿，咽痒，时咳，少痰，纳少便溏，舌暗淡，苔薄白，脉弦细。查尿常规：隐血（4+），蛋白（2+）；肾功能（－）。诊为：IgA 肾病。辨证：脾肾亏虚，复因风邪犯肺，循经下损，脾肾失职，瘀血内阻。治宜疏风宣肺利水，活血化瘀止血，健脾益肾摄精。处方：自拟肾复康方加味（熟地 15 g、山茱萸 10 g、山药 15 g、泽泻 10 g、茯苓 15 g、丹皮 10 g、猫须草 15 g、黄芪 20 g、茅根 30 g、金银花 15 g、桔梗 10 g、法半夏 10 g、蝉蜕 6 g、枇杷叶 10 g、射干 10 g）。7 剂，日 1 剂，水煎分 3 次服。

二诊：咽痒、咳嗽瘥，纳食可，浮肿稍减轻。舌暗淡，苔薄白，脉弦细。

上方去金银花、桔梗、法半夏、蝉蜕、枇杷叶、射干，加猪苓 15 g、车前子 10 g、益母草 15 g、三七粉 5 g、大腹皮 15 g、芡实 15 g。15 剂，日 1 剂，水煎分 3 次服。

三诊：水肿全消，纳食可，大便条状，有时腰膝疼痛，尿淡黄，泡沫较多，舌暗淡，苔薄白，脉弦细。上方去猪苓、车前子、大腹皮，加旱莲草 30 g、小蓟 15 g、金樱子 10 g、杜仲 10 g。30 剂，日 1 剂，水煎分 3 次服。

四诊：尿清，尿量一般，泡沫减少，腰累痛减，纳食大便如常。复查尿常规：隐血（2+），蛋白（+）。上方加侧柏叶 15 g、复盆子 10 g。30 剂，日 1 剂，水煎分 3 次服。

八诊：上方加减用药，共服药 200 余剂，其间感冒两次，按初诊时辨治，余则未见浮肿复发。多次查尿常规、肾功能均正常。

【病例 4】梅某，女，68 岁。眼睑及双下肢浮肿半年，曾在外院肾内科门诊诊治。查尿常规：尿蛋白（3+），隐血（2+），血浆白蛋白下降，血脂升高。诊为肾病综合征，予中西药治疗 3 个月，效不显。于 2015 年 5 月 26 日转到我处治疗。刻诊：面微肿，双下肢肿胀明显，按之凹陷难复，皮色稍暗，足稍冷。检查尿常规如前，肾功能血肌酐正常，血尿酸 539 μmol/L。舌暗淡，苔薄白，脉弦细滑。辨证：脾肾亏虚，水湿内盛，阴精漏泄，瘀血内阻。治宜健脾益肾，利水化瘀，摄纳生精。处方：自拟肾复康方加味（熟地 15 g、山茱萸 15 g、山药 15 g、丹皮 10 g、泽泻 10 g、茯苓 15 g、猫须草 15 g、黄芪 30 g、猪苓 15 g、车前子 10 g、大腹皮 10 g、益母草 15 g、玉米须 15 g、茅根 15 g、桂枝 10 g）。15 剂，日 1 剂，水煎分 3 次服。

二诊：尿清，尿量增多，泡沫较多，肿消大半，纳食可。足暖，舌暗淡，苔薄白，脉弦细滑。上方去大腹皮、桂枝，加芡实 15 g、复盆子 10 g。15 剂，日 1 剂，水煎分 3 次服。

三诊：眼睑及下肢浮肿基本消退，纳食可，足暖，尿清，泡沫稍减。舌暗淡，苔薄白，脉弦细滑。查尿常规：蛋白（2+），隐血（+）。上方去猪苓、车前子，加金樱子 10 g、煅牡蛎 15 g、红花 10 g。30 剂，日 1 剂，水煎分 3 次服。

四诊：水肿全消，尿清，尿量一般，泡沫少，舌暗淡，苔薄白，脉弦细滑。查尿常规：蛋白（+），隐血（±）。守上方 30 剂，日 1 剂，水煎分 3 次服。

十诊：上方加减共用药 300 剂，其间有过咽痛、感冒，未见病情复发。时觉腰膝疲累乏力，舌暗淡，苔薄白，脉弦细滑。予肾复康方加复盆子 10 g、金樱子 10 g、益母草 15 g、菟丝子 10 g、玉米须 15 g、杜仲 10 g。10 剂，巩固疗效以善其后。多次查尿常规均正常；肾功能血肌酐正常，血尿酸 486 μmol/L；血浆总蛋白 56.8 g/L，白蛋白 32.6 g/L；血脂 A 较前下降，仍未达到正常。

【病例 5】刘某某，男，19 岁。因浮肿半年，曾在广西壮族自治区人民医院住院，诊断为肾病综合征，予泼尼松系统治疗 2 年，当停药或减药量至日服 2～3 粒时，病情复发过 3 次。于 2015 年 3 月 18 日病情再次复发，而到我处求诊。刻诊：颜面虚浮，满月脸，足胫浮肿，朝轻暮重，小便量一般，大便调，纳呆腹胀，咽部时痛，轻度充血，舌淡红而嫩，苔白腻，脉细滑略数。查尿常规：蛋白（3+），隐血（+）；肾功能（-）；血浆胆固醇 11.5 mmol/L，血浆白蛋白 24 g/L，球蛋白 20 g/L。诊为难治性肾病综合征。辨证：脾肾亏虚，热毒留恋，水湿内停。治宜健脾益肾，清热解毒，利水消肿。处方：自拟肾复康加味（熟地 15 g、山茱萸 10 g、山药 15 g、丹皮 10 g、泽泻 10 g、茯苓 15 g、猫须草 15 g、黄芪 30 g、金银花 15 g、蒲公英 30 g、野菊花 30 g、连翘 10 g、厚朴 10 g、猪苓 15 g、甘草 6 g）。10 剂，日 1 剂，水煎分 3 次服。同时，嘱维持泼尼松原剂量日服 3 次。

二诊：咽痛瘥，浮肿减轻，食后腹胀，舌淡红，苔薄白，脉细滑。上方去蒲公英、野菊花、连翘，加茅根 30 g、大腹皮 15 g、金樱子 15 g、芡实 30 g。30 剂，日 1 剂，水煎分 3 次服。

三诊：浮肿全消，腹胀除，纳食可，二便调，舌淡红，苔薄白，脉细滑。嘱泼尼松减量，日服 2 次。查尿常规：蛋白（2+），隐血（-）。24 小时尿蛋白定量 1.20 g。上方去金银花、茅根、大腹皮、厚朴，加复盆子 15 g、益母草 15 g、煅牡蛎 30 g、党参 15 g。30 剂，日 1 剂，水煎分 3 次服。

十二诊：守上方服 110 余剂，泼尼松第六次诊治时撤减完毕。连续 3 次检查，尿常规蛋白（-），24 小时尿蛋白定量 0.2 g，血浆白蛋白 35 g/L，球蛋白 23 g/L；肾功能正常。守上方续服 30 剂。隔日 1 剂，以巩固疗效。

【病例6】陈某某，女，47岁。肢体面目反复浮肿4年。在广西某市立医院诊断为肾病综合征，服激素，尿蛋白或曾消失，但近2年激素撤减至日服1粒或完全撤减时，或感冒则病情复发。曾复发过5次。2014年6月初到我处诊治。刻诊：面目浮肿，足胫肿，按之凹陷难复，满月脸，两颧红赤，汗多乏力，纳可，尿淡黄，泡沫多，舌淡红，苔薄白腻，脉细滑略数。查尿常规：蛋白（3+）；肾功能在正常范围。平素易感冒。辨证：脾肾亏虚，精气下泄，水湿聚留。治宜健脾益肾，利水消肿。处方：自拟肾复康方加味（熟地15g、山茱萸10g、山药15g、丹皮10g、泽泻10g、茯苓15g、猫须草15g、黄芪30g、黄柏10g、知母10g、芡实15g、金樱子10g、复盆子10g、猪苓15g、车前子10g、玉米须15g）。15剂，日1剂，水煎分3次服。嘱其逐渐撤退激素。

二诊：浮肿减轻，烦热、颧红减轻，尿清，泡沫稍少。舌淡红，苔薄白，脉细滑略数。上方加党参15g、白术10g。30剂，日1剂，水煎分3次服。

三诊：浮肿基本消退，多汗减轻。舌淡红，苔薄白，脉细滑。查尿常规：蛋白（+）。上方去猪苓、车前子，加女贞子10g、益母草15g、浮小麦15g。30剂，日1剂，水煎分3次服。

十诊：守上方服药90余剂，浮肿全消，烦热颧红消失，乏力减轻，出汗正常，二便调，食纳如常。舌淡红，苔薄白，脉细滑。3次尿常规检查：蛋白（-）。续守上方隔日服1剂，再服20剂停药。

【按】原发性肾小球疾病属于中医水肿范畴，有急性、慢性之分，上述案例中除一例外，其余均属慢性。急性发作时，多因外邪犯肺，由肺下损及脾肾，水邪泛滥而致；慢性则由脾肾亏虚，精气下泄，水邪内聚使然，加之或劳倦、外邪，或激素撤减等因而诱发。不管急性、慢性肾小球疾病如何变化，但伤及脾肾，脾肾亏虚已成定论，只不过脾肾虚损的程度不同而已。因此，本组6例病案均以自拟肾复康方作为基本方以顾脾肾治本为主。肾复康方由六味地黄丸加猫须草、黄芪、芡实组成。六味地黄丸为滋阴补肾经典之方。猫须草又名肾茶，具有清热解毒、利水而不伤正之功，黄芪有补脾益肾气、摄纳阴精之效，芡实有健脾除湿、益肾固精之作用。因此肾复康方自始至终可作为基本方使用。

原发性肾小球疾病发生时，其病机虚实夹杂，本虚标实，当权衡标本，扶正祛邪。本虚即脾肾亏虚，精气下泄；标实则为外邪犯肺，邪毒客咽，水湿内聚，瘀血阻滞。然标实之证，多为综合同时而发。病例1、病例3均有外感咳嗽、咽痛等外邪犯肺之症象，又有肢体浮肿标实之症候。辨证求因，缘于外邪犯肺而发，外邪与浮肿两标实相较，外邪实为标中之标，浮肿因外感而发生，故治标重在选用金银花、连翘、野菊花、桔梗、牛蒡子、枇杷叶、法半夏、射干、蝉蜕等疏风宣肺、利咽止咳之品。病例5则单为邪毒客咽而诱发浮肿，治标重在选用金银花、连翘、野菊花、蒲公英等清热解毒利咽之药。外邪祛除之后，水湿泛滥或内聚，瘀血阻滞又成为本病之标证。从因果关系而论，慢性水肿，多因水湿内聚，血行不畅而致瘀血。水湿与瘀血相较，水湿为因，瘀血为果，故水湿又是标中之标。此治标第二阶段重在选用茅根、猪苓、大腹皮、车前子、玉米须等利水消肿治标之中药。至于瘀血标证问题，一般来说，肾病综合征大多有瘀血阻滞之虞，中后期用药，应重点选用益母草、红花、水蛭，以活血化瘀。从治标的几种情况来看，宣肺止咳利咽之治标药的使用，有利于利水消肿；而利水消肿又能防止或减轻瘀血的形成或加重，这就是选用治标药先后的妙法。

关于肾病蛋白尿的治疗，在水肿消退之后，蛋白尿往往相当顽固，难以消除。分析蛋白尿产生的病机，乃脾肾亏虚，邪气扰动，精微下泄。治疗从补益脾肾、固肾摄精着手。以肾复康方为基本方，药用熟地、山萸萸、山药、黄芪、芡实，还可另加党参、白术、菟丝子等，以健脾益肾；加用金樱子、复盆子、五味子、煅牡蛎、沙苑子、莲须等，以固肾摄精，防止精气下泄。对于慢性、顽固性肾病蛋白尿的治疗，应该从长远规划，只要治法适宜，调补得当，即使近期效果不显，也不要易法更方。待到胃气渐苏，肾元渐复，远期疗效自然显现。

有关肾病血尿的治疗，尤其是慢性肾病尿血，有些治疗比较困难，久治难愈。究其出血之因，多为血热迫血妄行而发，治疗以滋补肾阴，凉血止血为法，宜选用旱莲草、白茅根、三七粉、小蓟、侧柏叶等。当出血合并有血瘀之证时，不宜选用破血之品水蛭，宁可选用三七粉，因其具有止血活血之双重作用。

（二）继发性肾小球疾病

【病例1】李某某，男，32岁。双下肢皮肤散在性暗红色丘疹伴血尿

2个月。曾就诊于当地县医院，诊为过敏性紫癜性肾炎，予泼尼松、非那根等西药治疗3个月，病情有所好转而未愈。于2010年4月初求诊至我处。刻诊：双下肢散在性丘疹，有的连成片状紫斑，腰膝关节时痛，咽干舌燥，五心烦热，尿色深黄。舌红苔少而干，脉弦细数。查尿常规：隐血（4+），蛋白（+）。诊断同上。辨证：邪气袭表，郁而化热，热毒下侵于肾，灼伤肾络，热久伤阴。治宜滋阴泻火，凉血止血。处方：知柏地黄汤加减（生地15g、山茱萸15g、山药15g、丹皮10g、泽泻10g、茯苓15g、知母10g、黄柏10g、旱莲草30g、女贞子10g、紫草15g、小蓟15g、玄参15g、芡实15g、甘草6g）。7剂，日1剂，水煎分3次服。

二诊：口舌干燥减轻，尿淡黄，余症未变。舌红，苔薄微黄少津，脉弦细略数。上方去玄参、芡实，加赤芍15g、水牛角30g。7剂，日1剂，水煎分3次服。

三诊：下肢皮疹及紫斑变淡，咽干舌燥消失，五心烦热减轻，腰膝关节时痛，尿淡黄。舌淡红，苔微黄有津，脉弦细，查尿常规：隐血（2+），蛋白（+）。上方去赤芍、女贞子，加鳖甲15g、秦艽10g、威灵仙10g。7剂，日1剂，水煎分3次服。

四诊：下肢皮疹减少，时觉五心烦热、腰膝关节痛减轻，尿淡黄。舌淡苔薄白，脉弦细。上方去知母、水牛角，加复盆子10g、金樱子10g。7剂，日1剂，水煎分3次服。

五诊：下肢皮疹继续减少，五心烦热、腰膝关节痛基本消失，尿淡黄。舌淡苔薄白，脉弦细。查尿常规：隐血（+）、蛋白（+）。处方：熟地15g、山茱萸15g、山药15g、丹皮10g、泽泻10g、茯苓15g、黄柏10g、旱莲草30g、紫草15g、小蓟15g、复盆子10g、金樱子10g、芡实15g、五味子10g、甘草6g。7剂，日1剂，水煎分3次服。

八诊：下肢皮疹完全消失，未见新皮疹，尿淡黄，尿量如常。舌淡红，苔薄白，脉弦细。复查尿常规：隐血（-），蛋白（-）；肾功能无异常。守上方续服20余剂，巩固疗效。

【病例2】张某某，男，48岁。患糖尿病10余年，曾因双下肢逐渐浮肿，尿泡沫多，在某医学院附属医院留医，诊为糖尿病肾病，予胰岛素及对症治疗20余天好转出院。出院后3周浮肿复发。2012年6月中旬求诊我处。刻诊：面浮足肿，腹胀便溏，纳食尚可，尿量减少，尿泡沫多，稍疲倦乏力，手足发麻，腰膝瘘软。舌暗淡苔薄白，脉弦细。查尿常规：隐血（+），蛋白（3+）；肾功能正常，空腹血糖 7.2 mmol/L，餐后血糖 9.4 mmol/L。诊断同上。辨证：久患糖尿病，损及肾脾，封藏失司，主水无权，水邪泛滥，水瘀互结，阴精泄漏，生化乏源。治宜补益脾肾，利水消肿，收涩敛精，活血化瘀。处方：自拟肾复康方加味（熟地 15 g、山茱萸 15 g、山药 15 g、丹皮 10 g、泽泻 10 g、茯苓 15 g、猫须草 15 g、黄芪 15 g、桂枝 10 g、猪苓 15 g、车前子 10 g、大腹皮 10 g、益母草 15 g、白茅根 30 g、甘草 6 g）。15 剂，日 1 剂，水煎分 3 次服。嘱继续使用胰岛素治疗糖尿病。

二诊：尿量增多，尿量日约 2 000 mL，肢肿稍减轻，按之凹陷，腹胀稍减，大便烂，日 1 次，纳可，余症无变化。舌暗淡，苔薄白，脉弦细。上方去白茅根、益母草，加芡实 15 g、玉米须 30 g。15 剂，日 1 剂，水煎分 3 次服。

三诊：颜面肿消，足胫肿，尿量日约 2 500 mL，腹胀消失，纳可，大便前软后烂，日 1 次。有时小腿抽筋。舌暗淡，苔薄白，脉弦细。查尿常规：隐血（+），蛋白（2+）。上方去车前子、玉米须，加白芍 30 g、煅牡蛎 15 g。15 剂，日 1 剂，水煎分 3 次服。

四诊：足胫微肿，尿量日约 2 000 mL，纳可，大便条状，日 1 次，小腿抽筋减少。舌暗淡，苔薄白，脉弦细。上方去桂枝、大腹皮，加复盆子 10 g、旱莲草 30 g、桑螵蛸 10 g。15 剂，日 1 剂，水煎分 3 次服。

五诊：足肿消退，纳可，二便如常，抽筋瘥，查尿常规：隐血（-），蛋白（+）；肾功能正常，空腹血糖 6.4 mmol/L。上方去猪苓、白芍，加益母草 15 g、鸡血藤 15 g、杜仲 10 g。15 剂，日 1 剂，水煎分 3 次服。

八诊：疲倦乏力，腰膝瘘软瘥，手足发麻减轻，纳可，二便如常。舌稍暗淡，苔薄白，脉弦细。复查：尿常规（-），肾功能（-），空腹血糖 6.4 mmol/L。处方：熟地 15 g、山茱萸 15 g、山药 15 g、丹皮 10 g、茯苓 15 g、泽泻 10 g、黄芪 15 g、益母草 15 g、桑螵蛸 10 g、芡实 15 g、红花 8 g 杜仲 10 g、千斤拔 15 g、玉米须 15 g、甘草 6 g。15 剂，日 1 剂，水煎分 3 次服。以善其后。

【病例3】雷某某，女，36 岁。胸部皮肤红斑，手足关节疼痛 3 个月。曾在市某医院住院。查：血抗核抗体阳性，抗双链 DNA 阳性；尿常规：隐血（+），蛋白（3+）；肾活检示：系膜增生性肾炎。予泼尼松、环孢素 A、环磷酰胺等西药系统治疗 2 个月，症状减轻，未达痊愈。于 2010 年 9 月初求诊我处，要求中西医结合治疗。刻诊：胸部皮肤红斑呈暗红色，手足关节疼痛减轻，腰膝酸软乏力，尿黄，泡沫较多。舌尖边红，苔薄黄而干，脉弦细数。诊为红斑狼疮性肾小球肾炎。辨证：蝶疮流注，温毒发斑，燔灼肾阴，阴精泄漏，瘀血阻滞。治宜清热解毒，滋阴补肾，凉血敛精，活血化瘀。处方：知柏地黄汤加味〔生地 15 g、山茱萸 15 g、山药 15 g、丹皮 10 g、泽泻 10 g、茯苓 15 g、知母 10 g、黄柏 10 g、半枝莲 15 g、水牛角 30 g（先煎）、紫草 15 g、白花蛇舌草 15 g、秦艽 10 g、威灵仙 10 g、甘草 6 g〕。15 剂，日 1 剂，水煎分 3 次服。嘱继续服用泼尼松，每 2 周减量 1 粒（4 mg），减至日服 2 粒（8 mg）时 2 周后改为隔日服 2 粒，维持 3 年。

二诊：手足关节疼轻微，尿淡黄，泡沫减少。舌尖边红，苔薄微黄，脉弦细略数。上方去水牛角、知母、泽泻，加黄芪 15 g、复盆子 10 g、金樱子 10 g。15 剂，日 1 剂，水煎分 3 次服。

三诊：胸部皮肤暗红色斑块变浅变淡，手足关节疼痛基本消失，腰膝酸软乏力减轻，尿淡黄，泡沫少。舌淡红，苔薄白，脉弦细。查尿常规：隐血（±），蛋白（2+）。上方去紫草、秦艽、威灵仙，加旱莲草 30 g、芡实 15 g、红花 10 g。15 剂，日 1 剂，水煎分 3 次服。

四诊：胸部皮肤红斑为淡暗色，隐约可见。腰膝酸软乏力继续减轻。尿淡黄，泡沫少。舌淡红，苔薄白，脉弦细。查：血抗核抗体阴性，抗双链 DNA 阴性；尿常规：隐血（-）、蛋白（+）。上方去黄柏、白花蛇舌草，生地改熟地，加煅牡蛎 15 g、益母草 15 g、杜仲 10 g。15 剂，日 1 剂，水煎分 3 次服。

八诊：胸部皮肤红斑完全消失，腰膝酸软乏力明显改善，尿清，未见泡沫。舌淡，苔薄白，脉弦细。查尿常规：隐血（-），蛋白（-）。守上方加减：熟地 15 g、山茱萸 15 g、山药 15 g、丹皮 10 g、茯苓 15 g、泽泻 10 g、黄芪 30 g、芡实 15 g、半枝莲 15 g、复盆子 10 g、金樱子 10 g、鸡血藤 15 g、菟丝子 10 g、桃仁 10 g、甘草 6 g。15 剂，日 1 剂，水煎分 3 次服。巩固疗效。每月复查尿常规 1 次，连续查 3 个月，未见复发。

【病例 4】苏某某，男，56 岁。患糖尿病 8 年，近 1 周感冒，咽痒，咳嗽。足胫浮肿。于 2013 年 10 月 25 日就诊我处。刻诊：眼睑稍浮，面色暗滞，腰膝疲软，双下肢浮肿，按之凹陷难复，纳食如常，大便烂，日 1～2 次，无腹痛，手足发麻。舌暗淡，苔白，脉弦细。查尿常规：隐血（+），蛋白（3+）；24 小时尿蛋白定量 3.8 g；血清白蛋白 24 g/L；空腹血糖 7.6 mmol/L，餐后血糖 9.8 mmol/L；肾功能正常范围。诊为：①糖尿病肾病；②感冒。辨证：久患糖尿病，损及肾脾，封藏失司，阴精泄漏，复因外感，邪气引发，水邪泛滥，湿瘀内结。治宜急则治其标，缓则治其本。先疏风散寒，利咽止咳。处方：自拟止咳方合三拗汤加减（鱼腥草 15 g、法半夏 10 g、川贝 6 g、桑白皮 10 g、蝉蜕 6 g、麻黄 8 g、杏仁 10 g、荆芥 10 g、苏叶 10 g、桔梗 10 g、枇杷叶 10 g、射干 10 g、桑叶 10 g、甘草 6 g）。5 剂，日 1 剂，水煎分 3 次服。嘱继续使用胰岛素降糖药。

二诊：感冒痊愈。面浮肢肿，尿淡黄，尿量一般，大便烂，手足发麻。舌淡暗，苔白，脉弦细。处方：自拟肾复康方加味（熟地 15 g、山茱萸 15 g、山药 15 g、泽泻 10 g、茯苓 15 g、丹皮 10 g、猫须草 15 g、黄芪 30 g、猪苓 15 g、车前子 10 g、益母草 15 g、芡实 15 g、复盆子 10 g、甘草 6 g）。15 剂，日 1 剂，水煎分 3 次服。

三诊：尿淡黄，尿量增多，浮肿稍减，大便成形，纳可，手足麻。舌淡暗，苔薄白，脉弦细。上方加金樱子 10 g、桑螵蛸 10 g。15 剂，日 1 剂，水煎分 3 次服。

四诊：尿清，浮肿消退大半，大便条状，日 1 次，腰膝疲软减轻，手足仍麻。舌淡暗，苔薄白，脉弦细。查尿常规：隐血（+），蛋白（2+）；24 小时尿蛋白定量 2.14 g。上方去车前子、益母草，加旱莲草 30 g、茅根 15 g。15 剂，日 1 剂，水煎分 3 次服。

五诊：浮肿全消，尿清，尿量一般，纳可，稍觉腰膝疲软，手足麻木，舌淡暗，苔薄白，脉弦细。上方去猪苓、芡实，加红花 10 g、鸡血藤 15 g。15 剂，日 1 剂，水煎分 3 次服。

六诊：尿清，尿量一般，手足麻木稍减。舌淡暗，苔薄白，脉弦细。

查尿常规：隐血（－），蛋白（＋）；24 小时尿蛋白定量 1.06 g；血清白蛋白 36 g/L；肾功能正常。守上方 15 剂，日 1 剂，水煎分 3 次服。

九诊：面色稍暗淡，有光泽，尿清，尿量如常，浮肿全消，腰膝痠软基本消失。手足稍麻。舌淡稍暗，苔薄白，脉弦细。复查尿常规：隐血（－），蛋白（－）；24 小时尿蛋白定量 0.2 g/L；血清白蛋白 38 g/L；肾功能正常；空腹血糖 6.8 mmol/L，餐后血糖 9.16 mmol/L。病情稳定，守上方 15 剂，日 1 次，水煎分 3 次服。巩固疗效。

【病例 5】黄某某，男，29 岁。患高血压 3 年余，近年有持续上升之势，伴见双下足踝处微肿，迭经当地乡镇医院、县医院住院，诊为高血压性肾小球肾炎，治疗效果不佳。于 2010 年 11 月 16 日就诊我处。刻诊：时觉头晕耳鸣，面色潮红，腰膝痠软，双下肢足踝处微肿，尿短黄，口干苦，大便较干结。舌边尖稍红，苔薄微黄，脉弦略数。查：血压 180/102 mmHg，肾功能 Scr116 μmol/L；尿常规：隐血（＋）、蛋白（2＋）。诊为高血压性肾小球肾炎。辨证：肝肾阴虚，水不涵木，肝阳上亢，脾土不济，阴精漏泄。治宜滋肾平肝，健脾生精。处方：自拟肾复康方加减［熟地 15 g、山茱萸 15 g、山药 15 g、丹皮 10 g、泽泻 10 g、茯苓 15 g、猫须草 15 g、黄芪 15 g、钩藤 30 g、夏枯草 15 g、生石决明 30 g（先煎）、苦丁茶 10 g、益母草 15 g、白茅根 30 g、甘草 6 g］。7 剂，日 1 剂，水煎分 3 次服。嘱继服原用之降压药硝苯地平控释片，并加用苯磺酸左旋氨氯地平片 5 毫克，日 1 次。

二诊：头晕耳鸣、面色潮红、腰膝痠软明显减轻，尿淡黄，尿量稍增，舌边尖稍红，苔薄微黄，脉弦略数。血压 130/82 mmHg。上方去益母草，加枳实 10 g、火麻仁 15 g。7 剂，日 1 剂，水煎分 3 次服。

三诊：头晕、耳鸣、面潮红消失，腰膝痠软好转，口干苦减轻，大便软成条状，双足踝浮肿消退。舌淡红，苔薄白，脉弦细。复查尿常规：隐血（＋）、蛋白（＋）。上方去益母草，加枳实 10 g、火麻仁 15 g。7 剂，日 1 剂，水煎分 3 次服。

四诊：口干苦好转，尿清，尿量一般，浮肿全消，大便恢复如常，血压平稳（126/80 mmHg）。舌淡红，苔薄白，脉弦细。续用上方 15 剂，日 1 剂，水煎分 3 次服。撤除降压药硝苯地平控释片，续用苯磺酸左旋氨氯地平片 5 毫克，日 1 次。

五诊：症状基本消失，舌淡红，苔薄白，脉弦细。上方去生石决明、白茅根，加旱莲草 15 g、复盆子 15 g。15 剂，日 1 剂，水煎分 3 次服。

六诊：病情稳定，无明显不适。舌淡红，苔薄白，脉弦细。查血压 126/80 mmHg，尿常规（－）。守上方续用 30 剂，巩固疗效。

【按】本组均为继发性肾小球疾病案例。病例 1 为过敏性紫癜性肾炎，乃因外感邪毒或食异物，聚毒生热，热伤血络，血溢肌肤而成紫斑；热毒入肾，损肾伤络，阴血泄漏所致。病例 2、病例 4 为糖尿病肾病，乃因消渴病变，伤及肺、胃、肾，早期为肺胃燥热，中晚期为脾肾气阴两虚，络脉瘀阻，阴精泄漏所致。病例 3 为红斑狼疮性肾小球肾炎，乃因蝶疮流注，下注入肾，邪毒生热，燔灼阴血，阴精泄漏使然。病例 5 为高血压性肾小球肾炎，乃因肝肾阴虚，肝阳上亢，上亢之肝阳下汲肾水，肾水更告枯竭，木无水养，肝阳顽升难降，水无土制，阴精易于外泄。尽管病例病因各异，但其最终病变损伤于肾，阴血泄漏则相同，因此，护肾涩血敛精为其治疗大法。

根据不同病因，在施治过程中，审因论治亦属重要。如病例 1，诊为过敏性紫癜性肾炎，以阴虚火旺，虚火灼络，尿血为主证者，早期治疗以滋阴泻火，凉血止血为治法，药用知母、黄柏、生地、水牛角、紫草、赤芍等；后期则以养阴清热、益肾止血为治法，药用旱莲草、小蓟、复盆子、金樱子、芡实等。而自始至终均用六味地黄汤、旱莲草，作护肾养阴为基本方。

病例 2、病例 4 诊为糖尿病肾病，乃因糖尿病日久伤及肾、脾，主水失司，水邪泛滥，阴精泄漏，化生乏源，瘀血阻滞。在中药治疗肾病的同时，嘱继续使用胰岛素，按常规治疗糖尿病。病例 2 在发病过程中，以水肿为标证突出，尿蛋白漏泄为肾精亏虚本证。从"急则治其标，缓则治其本"的治疗原则考虑，以自拟肾复康方为基本方，在护肾健脾的基础上，加用猪苓、车前子、大腹皮、白茅根、益母草等利水消肿之药，皆在利水治标，使邪有出路，避免湿瘀阻络，致阴精泄漏过多之虞。病例 4 则不然，在其水肿之前，先由外感诱发。因此，外感与水肿比较，外感则为标中之标，当先解决，以免变生他症。故在本病例治疗之初，用疏风散寒，利咽止咳之药，迅速取效。外感消除后，其水肿与病例 2 之水肿阶段治法则基本相同。值得一提的是，病例 4 在其糖尿病肾病水肿阶段，并不是因为外感诱发水肿，而是外感诱发水肿加重的缘故。从出现水肿后查血白蛋白的指标来看，并不是因短时间血清白蛋白就下降至 24 g/L 的结果，就可了然。病例 5 主要病因为高血压，中医辨证为肝阳上亢，下汲肾水。之所以前医予降压药疗效不理想，此则水不济木，肝木独亢使然。故处方在治本的基础上，侧重使用钩藤、夏枯草、生石决明、苦丁茶，以平肝潜阳，达降压的目的。为了达到有效快速降压之效果，开始加用苯磺酸左旋氨氯地平片，显效后，再继续发挥中药平肝潜相之效能，撤除原降压药硝苯地平控释片，保留苯磺酸左旋氨氯地平片继续使用，少用西药降压药降低对肝肾的伤害。

水肿消退之后的治疗，在益肾健脾的基础上，重在使用金樱子、复盆子、桑螵蛸、芡实、煅牡蛎、旱莲草等中药，以收涩敛精，防止尿蛋白泄漏。后期治疗则在益肾健脾、收涩敛精的基础上，加用鸡血藤、红花、益母草等活血化瘀之品，以善其后。

病例 3 诊为红斑狼疮性肾小球肾炎。本病症在激素与免疫抑制剂使用之前，属危重病症，死亡率很高。尤其是大剂量激素治疗后，病有转机。因此，激素的使用，其功效不可磨灭。但是激素的副作用，也是众所周知的。该病例辨证为蝶疮流注入肾，热毒内盛伤阴，肾阴精气泄漏，瘀血阻滞脉络。选用知柏地黄汤为基本方，以滋阴补肾清热；早期加用半枝莲、水牛角、紫草、白花蛇舌草，旨在泻火解毒凉血，抑制蝶疮流注；加用秦艽、威灵仙，以解蝶疮流注手足关节疼痛之厄。病至中后期，加用黄芪、芡实、复盆子、金樱子等，以益气纳肾，收涩敛精为目的。病情好转后，在补肾健脾、收涩敛精的治疗基础上，加用鸡血藤、桃仁等活血化瘀之品，以善收功。

（三）慢性肾功能不全

【病例 1】李某某，男，48 岁。2017 年 8 月 14 日初诊。诉患慢性肾小球肾炎多年。曾在某市医院检查诊为慢性肾功能不全。刻诊：面色萎黄，精神萎靡，疲倦乏力，有时下肢微肿，最近不肿，纳可，尿淡黄，尿量一般，夜尿 3～4 次，大便烂，日 2 次。舌淡苔薄白，脉沉细。查肾功能：Scr625 μmol/L，Ccr12 mL/min；血红蛋白85 g；双肾B超：左肾体积（7.5 cm×4.8 cm×2.6 cm），右肾体积（8 cm×5 cm×3 cm）；尿常规：隐血（±），蛋白（+）。诊为：①慢性肾功能不全（肾衰竭期）；②慢性肾小球肾炎。辨证：脾肾亏虚，湿毒内盛。处方：自拟益肾健脾泻浊方加减（熟地15 g、山茱萸15 g、山药15 g、丹皮10 g、泽泻10 g、茯苓15 g、黄芪15 g、党参15 g、枳实10 g、厚朴10 g、大黄10 g、熟附子10 g、当归10 g、菟丝子10 g、玉米须15 g、甘草6 g）。15剂，日1剂，水煎分3次服。另外，嘱其家属以大黄20 g、熟附子15 g、白花蛇舌草30 g、黄连10 g，水煎200 mL，待水温降至30 ℃左右，用消毒胶管插入肛门20 cm，再用大注射器将中药慢慢注入肛肠内，保留约1小时后排出，每日1次，连用15日。

二诊：症状如前，大便烂，日3～5次，舌淡苔薄白，脉沉细。查肾功能：Scr562 μmol/L、Ccr14 mL/min；尿常规如前。守上方15剂，日1剂，水煎分3次服。暂停灌肠药。

三诊：疲倦乏力减轻，大便烂，日2～3次，夜尿4～5次，纳可，舌淡苔薄白，脉沉细。上方去玉米须，加乌药10 g、益智仁10 g，15剂，日1剂，水煎分3次服。

八诊：精神体力渐增，稍觉口干，大便烂，日3～4次，尿黄、夜尿2～3次，纳可，舌淡苔薄白，脉沉细。查肾功能：Scr492 μmol/L，Ccr34 mL/min；尿常规：隐血（±），蛋白（±）。守上方去熟附子、枳实、厚朴，加肉苁蓉15 g、巴戟天15 g、复盆子10 g。15剂，日1剂，水煎分3次服。

十二诊：面色萎黄减轻，稍有光泽，精神体力增，纳可，大便稍烂，日2～3次，尿清，尿量一般，夜尿2～3次。复查肾功能：Scr514 μmol/L，Ccr36 mL/min；血红蛋白92 g；尿常规：隐血（±）。病情好转，续上方加减治疗15天，巩固疗效。

【病例2】岑某某，男，42岁。疲倦乏力，腰膝痠软5年，左脚踝关节肿痛复发1周，于2015年3月18日求诊于我处。既往有慢性肾功能不全、糖尿病、痛风病史。刻诊：面色萎黄无华，气短懒言，左踝关节稍肿而晦暗，触之微热疼痛，纳可，大便1～3日1解，尿淡黄，尿量一般，夜尿 3 次。舌暗淡，苔薄白，脉弦细。查肾功能：Scr442 μmol/L，Ccr36 mL/min；空腹血糖 9.6 mmol/L；尿常规：隐血（＋），蛋白（2＋）。诊为慢性肾功能不全（氮质血症期）、糖尿病肾病、痛风性关节炎。辨证：脾肾亏虚，湿毒内盛，湿浊浸淫关节，湿瘀互结。治宜益肾健脾，泻浊解毒。处方：自拟益肾健脾泻浊方加减（熟地 15 g、山茱萸 15 g、山药 15 g、丹皮 10 g、泽泻 10 g、茯苓 15 g、黄芪 15 g、枳实 10 g、厚朴 10 g、大黄 10 g、苍术 10 g、黄柏 10 g、薏苡仁 15 g、牛膝 15 g、甘草 6 g）。10 剂，日 1 剂，水煎分 3 次服。嘱继续用胰岛素治疗糖尿病。

二诊：左踝关节肿痛减轻，大便烂，日 3 ～ 5 次，尿清，尿量一般，夜尿 3 次。余症及舌脉如前。上方去枳实，大黄用量改 6 g，加伸筋草 15 g、萆薢 15 g、鸡血藤 15 g。15 剂，日 1 剂，水煎分 3 次服。

三诊：疲倦乏力、腰膝疲软减轻，左脚踝关节肿痛消失，大便烂，日 2 ～ 3 次，纳可，夜尿 3 次。上方去苍术、黄柏、薏苡仁、牛膝、伸筋草、萆薢，加旱莲草 30 g、小蓟 15 g、金樱子 10 g、复盆子 10 g、芡实 15 g、杜仲 10 g。15 剂，日 1 剂，水煎分 3 次服。

四诊：气力增，腰膝稍觉疲软，纳可，尿清，夜尿 2 次，大便稍烂，日 2 ～ 3 次。查肾功能：Scr310 μmol/L，UA486 μmol/L，Ccr48 mL/min；尿常规：蛋白（＋）。上方去小蓟，加桑螵蛸 10 g。15 剂，日 1 剂，水煎分 3 次服。

八诊：面色萎黄减轻，稍有光泽，疲倦乏力基本好转，纳可，大便稍烂，日 2 ～ 3 次，尿清，夜尿 2 次。复查肾功能：Scr166 μmol/L，Ccr74 mL/min；尿常规：（－）。病情明显好转。仍用上方加减：熟地 15 g、山茱萸 15 g、山药 15 g、丹皮 10 g、泽泻 10 g、茯苓 15 g、黄芪 15 g、党参 15、当归 10 g、鸡血藤 15 g、芡实 15 g、杜仲 10 g、续断 15 g、大黄 6 g、甘草 6 g。15 剂，日 1 剂，水煎分 3 次服。巩固疗效。1 年后复查肾功能无明显退变。

【病例 3】张某，男，81 岁。曾患糖尿病肾病 12 年，因感冒引起旧病复发而住市某医院，治疗 1 周，上呼吸道感染消除，嘱余病门诊治疗。于 2015 年 6 月 16 日求诊我处。刻诊：面色稍晦暗，气短乏力，口干尿黄，夜尿 3 ～ 4 次，尿不畅，大便秘结，1 ～ 2 日 1 解，纳可。舌暗红，苔薄黄而干，脉弦细。查肾功能：Scr242 μmol/L，Ccr36 mL/min；空腹血糖8.2 mmol/L；尿常规：隐血（＋）、蛋白（＋）。诊为慢性肾功能不全（失代偿期）、糖尿病肾病。辨证：脾肾亏虚，湿浊内蕴，湿瘀互结，阴津亏损。治宜益肾健脾，泻浊解毒，养阴固涩，活血化瘀。处方：自拟益肾健脾泻浊方加减（熟地15 g、山茱萸15 g、山药15 g、丹皮10 g、泽泻10 g、茯苓15 g、黄芪15 g、枳实10 g、大黄10 g、火麻仁10 g、郁李仁10 g、肉苁蓉10 g、复盆子10 g、女贞子10 g、旱莲草15 g、鸡血藤15 g）。10剂，日1剂，水煎分3次服。嘱继续用胰岛素治疗糖尿病。

二诊：口干稍减轻，大便烂，日2～3次，尿淡黄，尿仍不畅，余症如上。上方去肉苁蓉、女贞子，加鳖甲15 g、桃仁15 g。15剂，日1剂，水煎分3次服。

三诊：气短乏力减轻，大便稍烂，日2～3次，尿稍畅，夜尿3～4次，纳可。查肾功能：Scr212 μmol/L，Ccr38 mL/min；尿常规：隐血（±）、蛋白（±）。上方去鸡血藤，加乌药10 g、益智仁10 g。15剂，日1剂，水煎分3次服。

六诊：气力渐增，纳可，大便稍烂，日2～3次，尿畅，夜尿2～3次。查肾功能：Scr144 μmol/L，Ccr46 mL/min；尿常规：隐血（－）、蛋白（－）。守上方15剂，日1剂，水煎分3次服。

十诊：病情平稳，舌暗淡，苔薄白，脉弦细。复查肾功能：Scr124 μmol/L，Ccr62 mL/min；尿常规：（－）。续上方15剂，巩固疗效。一年后复查肾功能无明显退变。

【病例4】余某某，女，51岁。诉患慢性肾小球肾炎13年。因疲倦乏力，饮食不振，脘闷欲吐，而住市某医院肾内科。查肾功能：Scr1024 μmol/L，Ccr16 mL/min；尿常规：隐血（＋）、蛋白（＋）。诊为慢性肾功能不全（尿毒症期）、慢性肾小球肾炎。急予血液透析，每周透析3次。血透后尿量渐少，第3次血透后完全无尿，手足麻木。病者自觉于病无补，反增其害，拒绝血透。于2016年10月21日求诊于我处。刻诊：面色萎黄，精神萎靡，疲倦乏力，不思食，腹胀，尿深黄，尿量极少，大便烂，日2次。舌暗淡，苔薄微黄而干，脉沉细。复查肾功能：Scr925 μmol/L，Ccr16 mL/min；尿常规：隐血（＋）、蛋白（＋）。辨证：脾肾亏虚，湿毒内盛，湿瘀互结，阴津亏损。治宜益肾健脾，养阴生津，泻浊解毒，活血化瘀。处方：自拟益肾健脾泻浊方加减（熟地 15 g、山茱萸 15 g、山药 15 g、丹皮 10 g、泽泻 10 g、茯苓 15 g、黄芪 15 g、枳实 10 g、厚朴 10 g、大黄 10 g、火麻仁 10 g、姜半夏 10 g、石斛 10 g、麦冬 15 g、女贞子 10 g、甘草 6 g）。7 剂，日 1 剂，水煎分 3 次服。另外，嘱其家属以大黄 20 g、槐花 30 g、白花蛇舌草 30 g、黄连 10 g，水煎 200 mL，待水温降至 30 ℃左右，用消毒胶管插入肛门 20 cm，再用大注射器将中药慢慢注入肛肠内，保留约 1 小时后排出，每日 1 次，连用 7 日。

二诊，精神稍振，腹胀减轻，纳稍增，尿黄，日尿量约 600 mL，大便烂，日 3 ～ 4 次。舌暗淡，苔薄微黄，脉沉细。上方去厚朴、火麻仁、女贞子，加茅根 30 g、旱莲草 30 g、神曲 10 g。7 剂，日 1 剂，水煎分 3 次服。灌肠药同上，续用 7 日。

三诊，精神好转，疲倦乏力减轻，纳可，尿淡黄，日尿量约 1 000 mL，大便烂，日 2 ～ 3 次。舌暗淡，苔薄白，脉沉细。上方去石斛、麦冬，加红花 10 g、复盆子 10 g。15 剂，日 1 剂，水煎分 3 次服。停用灌肠药。

四诊，症状如上，日尿量约 1 200 mL，大便烂，日 2 ～ 3 次。舌暗淡，苔薄白，脉沉细。复查肾功能：Scr805 μmol/L，Ccr18 mL/min；尿常规：隐血（－）、蛋白（－）。守上方 15 剂，日 1 剂，水煎分 3 次服。

八诊，面色萎黄减轻，稍有光泽，疲倦乏力基本好转，纳可，大便稍烂，日 2 ～ 3 次，尿清，尿量如常。舌暗淡，苔薄白，脉沉细。复查肾功能：Scr648 μmol/L，Ccr26 mL/min；尿常规（－）。上方去红花、复盆子，加党参 15 g、当归 10 g。15 剂，日 1 剂，水煎分 3 次服。

十诊，病情好转，舌暗淡，苔薄白，脉沉细。复查肾功能：Scr580 μmol/L，Ccr28 mL/min；尿常规：（－）。续上方加减，巩固疗效。

【病例 5】钟某某，男，49 岁。诉患慢性肾小球肾炎 6 年，近 2 个月来头晕头痛，疲倦乏力加重，于 2014 年 6 月 18 日就诊于我处。刻诊：面色暗滞，头晕颠顶痛，视物昏花，疲倦乏力，耳鸣如蝉，纳可，大便秘结，2 日 1 解，尿黄，夜尿 2 次，不肿，舌暗红，苔薄微黄，脉弦细。既往有高血压史，经常漏服降压药。检查：血压 190/105 mmHg；肾功能：Scr624 μmol/L，Ccr28 mL/min；尿常规：隐血（＋）、蛋白（2+）。诊为慢性肾功能不全（肾衰竭期）、慢性肾小球肾炎。辨证：脾肾亏虚，肝阳上亢，下汲肾水，湿毒内盛，湿瘀互结。嘱继续服用硝苯地平控释片控制血压。治宜益肾健脾，平肝潜阳，泻浊解毒，活血化瘀。处方：自拟益肾健脾泻浊方加减（熟地 15 g、山茱萸 15 g、山药 15 g、丹皮 10 g、泽泻 10 g、茯苓 15 g、黄芪 15 g、枳实 10 g、厚朴 10 g、大黄 10 g、火麻仁 10 g、郁李仁 10 g、钩藤 50 g、夏枯草 30 g、牛膝 15 g、甘草 6 g）。7 剂，日 1 剂，水煎分 3 次服。另外，嘱其家属以大黄 20 g、蒲公英 30 g、夏枯草 30 g、黄连 10 g，水煎 200 ml，待水温降至 30 ℃左右，用消毒胶管插入肛门 20 cm，再用大注射器将中药慢慢注入肛肠内，保留约 1 小时后排出，每日 1 次，连用 7 日。嘱继续服用降压药硝苯地平控释片。

二诊：头晕头痛消失，眼花、疲倦乏力减轻，大便前软后烂，日 2 次，无腹痛，纳可，尿淡黄，尿量一般。舌暗红，苔薄白，脉弦细。检查：血压 136/84 mmhg；尿常规：隐血（±），蛋白（2+）。上方去夏枯草、牛膝，加复盆子 10 g、金樱子 10 g、旱莲草 15 g。7 剂，日 1 剂，水煎分 3 次服。继续用上述灌肠药 7 日。

三诊：眼花、疲倦乏力继续减轻，耳鸣消失，大便稍烂，日 3 次，尿淡黄，尿量一般。舌暗红，苔薄白，脉弦细。检查：血压 130/82 mmHg；肾功能：Scr538 μmol/L，Ccr30 mL/min；尿常规：隐血（−），蛋白（+）。续用上方 15 剂，日 1 剂，水煎分 3 次服。停用灌肠药。

四诊：眼花、疲倦乏力好转，大便烂，日 3～4 次，尿清，尿量一般。舌暗红，苔薄白，脉弦细。上方去厚朴、火麻仁、郁李仁、旱莲草，钩藤减量 30 g，加芡实 15 g、桑椹子 10 g、红花 10 g、鸡血藤 15 g。15 剂，日 1 剂，水煎分 3 次服。

五诊：症状如上，面色稍暗滞，舌暗淡，苔薄白，脉弦细。检查肾功能：Scr412 μmol/L，Ccr38 mL/min；尿常规：隐血（−），蛋白（−）。守上方 15 剂，日 1 剂，水煎分 3 次服。

八诊：头晕头痛好转，耳鸣消失，疲倦乏力明显减轻，大便稍烂，日 3 次，尿淡黄，尿量一般，纳可。舌暗淡，苔薄白，脉弦细。检查：肾功能：Scr408 μmol/L，Ccr40 mL/min；尿常规：隐血（−），蛋白（−）。病情明显好转，守上方续用 20 剂，日 1 剂，水煎分 3 次服。巩固疗效。

【按】慢性肾功能不全，归属中医关格、虚劳范畴，为风（中风）、痨（肺痨）、鼓（鼓胀）、格（关格）四大痼疾之一。多由慢性肾炎、慢性肾盂肾炎、肾病综合征、糖尿病性肾病、狼疮性肾炎、过敏性紫癜性肾炎、肾小球硬化性肾病等病引发。本组病例5例，病例1为慢性肾小球肾炎、慢性肾功能不全（肾衰竭期），病例2为糖尿病性肾病、慢性肾功能不全（氮质血症期）、痛风性关节炎，病例3为糖尿病性肾病、慢性肾功能不全（失代偿期），病例4为慢性肾小球肾炎、慢性肾功能不全（尿毒症期），病例5为慢性肾小球肾炎、慢性肾功能不全（肾衰竭期）。5例病例虽然病因各异，但其病理转归"脾肾亏虚，湿毒内盛"之慢性肾衰则相同。因此，治疗原则以健脾益肾、泻浊解毒为主，均用自拟益肾健脾泻浊方加减治疗。病人有无大便秘结，方中大黄、厚朴、枳实之行气泻浊药必用，必要时加火麻仁、郁李仁助润肠通便，每天大便3～4次为宜，病情稍好转可逐渐减少泻浊中药。尚须注意的是：肾脾亏虚、湿毒内盛的程度差异，以及不同病因的诱发，仍须辨证清楚，审因论治。如病例1、病例5属于慢性肾功能不全肾衰竭期，病例4属于慢性肾功能不全尿毒症期，病情较危重，在益肾健脾、泻浊解毒口服药的基础上，加用泻浊解毒灌肠药，以加强泻浊解毒之功效。病例2肾功能不全的同时，伴随发生痛风病症，该伴发症为病之标，当先治标，而后治慢性肾功能不全之本。病例2、病例3原发病为糖尿病，继续使用胰岛素治疗病之根本亦是非常重要的。病例5在慢性肾功能发展过程中，其血压之高，对肾脏的危害毋庸置疑，因此在继续使用有效降压药的同时，尚须加大剂量使用钩藤、夏枯草等平肝潜阳的中药，以平复肝阳亢盛、下汲肾水之厄。必须指出的是：本组病例4为慢性肾功能不全尿毒症期，病情危重，适合血液透析，但其血透后出现尿少，甚至完全无尿及手足麻木之副作用，足见并不是所有肾衰病人都适合血液透析的。此时采用益肾健脾、泻浊解毒之中药治疗，适逢其时，恰到好处。当然，5例慢性肾功能不全病人，病情较轻者，如病例2慢性肾功能不全（氮质血症期）、病例3慢性肾功能不全（失代偿期），治疗前肾功能血肌酐增加较少，肌酐清除率较高，治疗后病情恢复较好；病情较重者，如病例1慢性肾功能不全（肾衰竭期）兼双肾萎缩、病例4慢性肾功能不全（尿毒症期）、病例5慢性肾功能不全（肾衰竭期），治疗前肾功能血肌酐增加较多，肌酐清除率较低，治疗后病情恢复较差，尤其是肾脏硬化萎缩者更加明显。病例4虽属慢性肾功能不全（尿毒症期），但其尚未出现肾脏硬化萎缩之象，其残存的肾脏功能尚可利用，因此仍有发挥益肾健脾、泻浊排毒，逆转肾功能恶化的前景。

二、尿道感染案

（一）急性尿道感染

【病例1】庄某某，女，32岁。2015年4月29日初诊。诉尿频急痛3天。刻诊：小便短数，灼热刺痛，尿涩不畅，尿色深黄，小腹拘急胀痛，口苦干。舌尖边红，苔黄腻，脉细滑数。查尿常规：白细胞（3+），隐血（+）。诊为急性尿道感染。辨证：湿热蕴结下焦，膀胱气化失司。治宜清热利湿通淋。处方：八正散加减（萹蓄15g、瞿麦15g、木通10g、滑石15g、车前子10g、金钱草30g、灯芯草3g、金银花15g、野菊花15g、茅根30g、竹叶10g、乌药10g、甘草6g）。3剂，日1剂，水煎分3次服。

二诊：尿频急痛明显减轻，尿色淡黄，小腹拘急胀痛平息，口微苦。舌尖边稍红，苔薄黄，脉细滑略数。上方加马鞭草15g。3剂，日1剂，水煎分3次服。

三诊：尿频急痛全消，尿色淡黄，口苦干好转。舌淡红，苔薄白，脉细。复查尿常规（−）。病愈。上方去木通、滑石、山栀、乌药、马鞭草，加生地15g、女贞子10g、山药15g。3剂，减少部分利湿通淋药，兼顾益肾养阴，以巩固疗效。

【病例2】曾某某，男，38岁。2013年5月9日初诊。诉尿频急痛1周。打篮球过后次日，小便热涩刺痛，尿色深黄，有时尿中夹有血块，小腹急胀疼痛，腰背酸累。舌淡红，苔黄，脉滑数。查尿常规：白细胞（2+），隐血（3+）；双肾彩超（−）。诊为急性尿道感染。辨证：湿热蕴结下焦，膀胱气化失司，热伤血络。治宜清热利湿通淋、凉血止血。处方：八正散合小蓟饮子加减（萹蓄 15 g、瞿麦 15 g、木通 10 g、车前子 10 g、金钱草 30 g、三七 3 g、滑石 15 g、山栀 10 g、生地 15 g、当归 10 g、茅根 30 g、小蓟 30 g、旱莲草 30 g、乌药 10 g、甘草 6 g）。5 剂，日 1 剂，水煎分 3 次服。

二诊：尿热刺痛明显减轻，尿色淡黄，尿中未见血块，小腹急胀疼痛平息。舌淡红，苔微黄，脉滑略数。上方去木通、滑石，加野菊花 15 g、蒲公英 15 g。5 剂，日 1 剂，水煎分 3 次服。

三诊：尿热刺痛全消，尿色淡黄，腰背酸累明显好转。舌淡红，苔薄白，脉弦细。复查尿常规（−）。病愈。上方去三七、小蓟、乌药、山栀，加女贞子 10 g、菟丝子 10 g、杜仲 10 g。5 剂，兼顾养阴益肾，巩固疗效。

【病例 3】钱某某，女，42 岁。2010 年 6 月 22 日初诊。因生意事与别人争执，郁闷不舒，近日尿频涩痛，淋沥不畅，少腹胀痛，尿道灼热。舌尖边红，苔薄微黄，脉沉弦。尿常规检查：白细胞（2+），隐血（+）。诊为急性尿道感染。辨证：情志怫郁，肝失条达，气机郁结，膀胱气化不利，湿热蕴结下焦。治宜疏肝利气，清热通淋。处方：沉香散合导赤散加减（柴胡 10 g、沉香 8 g、石苇 15 g、滑石 15 g、当归 10 g、白芍 15 g、乌药 10 g、王不留行 10 g、生地 15 g、木通 10 g、竹叶 10 g、金钱草 15 g、茅根 15 g、甘草 6 g）。5 剂，日 1 剂，水煎分 3 次服。

二诊：尿频涩痛明显减轻，少腹稍胀痛，尿道稍热。舌边尖稍红，苔微黄，脉沉弦。上方去石苇、当归、王不留行，加车前草 15 g、瞿麦 15 g、萹蓄 10 g。5 剂，日 1 剂，水煎分 3 次服。

三诊：尿频涩痛、少腹胀痛全消，尿色淡黄，尿路畅利无灼热。舌淡红，苔薄白，脉弦细。复查尿常规（−）。病愈。续上方 5 剂，巩固疗效。

【病例 4】唐某某，男，48 岁。2013 年 8 月 7 日初诊。诉尿频刺痛 5 天。刻下尿频尿短，淋沥不畅，尿色黄赤，少腹拘急胀痛，会阴坠胀。舌边尖红，苔微黄腻，脉弦滑略数。查尿常规：白细胞（2+），隐血（+）。诊为急性尿道感染。辨证：湿热蕴结下焦，气机郁滞，膀胱气化失司。治宜利气疏导、清热利湿通淋。处方：八正散合沉香散加减（萹蓄 15 g、瞿麦 15 g、木通 10 g、滑石 15 g、车前子 10 g、金钱草 30 g、柴胡 10 g、沉香 8 g、王不留行 15 g、金银花 15 g、野菊花 15 g、茅根 30 g、灯芯草

3 g、乌药 10 g、甘草 6 g）。5 剂，日 1 剂，水煎分 3 次服。

二诊：尿频刺痛减轻，尿色淡黄，少腹拘急胀痛稍好转。舌边尖红，苔薄微黄，脉稍弦滑。上方去野菊花、灯芯草，加马鞭草 15 g、香附 10 g。5 剂，日 1 剂，水煎分 3 次服。

三诊：尿频刺痛、少腹拘急胀痛、会阴坠胀明显好转，尿色淡黄。舌淡红，苔薄白，脉弦略滑。复查尿常规（－）。上方 5 剂，日 1 剂，水煎分 3 次服。

四诊：尿频刺痛、少腹拘急胀痛、会阴坠胀全消，舌淡红，苔薄白，脉弦细。病愈。以上方加减，再予 5 剂，巩固疗效。

【病例 5】罗某某，女，43 岁。2009 年 11 月 17 日初诊。诉右腰胀痛，尿黄赤较混浊，伴发热，曾在市某医院住院，诊为肾盂肾炎，予抗生素静滴 1 周热退出院。出院后觉尿不适，仍见尿稍混浊而求中医诊治。刻诊：微恶寒，体温 37.5 ℃，右腰胀痛、叩痛，尿稍频急，尿色黄而混浊，纳食不振。舌淡红苔微黄腻，脉细滑略数。查尿常规（中段尿）：白细胞（2+），脓球少许。诊为急性肾盂肾炎。辨证：湿热蕴结下焦，移行于肾，湿热化毒，膀胱气化失司。治宜清热解毒、利湿通淋。处方：五味消毒饮合八正散加减（金银花 20 g、蒲公英 40 g、野菊花 15 g、紫花地丁 10 g、紫背天葵 10 g、柴胡 10 g、青蒿 15 g、滑石 15 g、萹蓄 10 g、瞿麦 10 g、车前草 15 g、金钱草 15 g、怀牛膝 15 g、千斤拔 15 g、甘草 6 g）。5 剂，日 1 剂，水煎分 3 次服。

二诊：发热退，体温 36.5 ℃，尿频急大减，尿色淡黄，腰痛减轻。舌淡红，苔微黄腻，脉细滑。上方去柴胡、青蒿，加黄柏 10 g、茅根 30 g、神曲 10 g。5 剂，日 1 剂，水煎分 3 次服。

三诊：尿频急，腰痛轻微，尿色淡黄。舌淡红，苔白微腻，脉细。上方去茅根，加杜仲 10 g。5 剂，日 1 剂，水煎分 3 次服。

四诊：尿频急消失，尿色清，腰痛愈，叩痛消除，纳增。舌淡红，苔薄白，脉细。复查尿常规（中段尿）：白细胞（±）。上方去紫花地丁、紫背天葵、黄柏、滑石、车前草，加山茱萸 15 g、杜仲 10 g、续断 15 g、菟丝子 10 g。5 剂，日 1 剂，水煎分 3 次服。

五诊：上症全部消除。舌淡红，苔薄白，脉细。复查尿常规（中段尿）：

白细胞（−）。病愈。上方去瞿麦、萹蓄、金钱草，加女贞子 10 g、山药 15 g、沙苑子 10 g，以益肾壮督，巩固疗效，预防复发。

【按】本组病例 5 例，均为急性尿道感染，属于中医淋证。病例 1 辨证为热淋，其病机为湿热蕴结下焦，膀胱气化不利，故以八正散加减治疗。方中以萹蓄、瞿麦、木通、滑石、车前子、金钱草、灯芯草、茅根利湿通淋，以金银花、野菊花、马鞭草、竹叶清热解毒，以乌药一味行气以助膀胱气化，药证合拍，故短时取效。该案例在使用大剂量清热解毒、利湿通淋药之后，虑有伤阴之虞，热淋消退即减量清热解毒、利湿通淋药，加用养阴健脾之生地、女贞子、山药，以顾护正气，巩固疗效，预防复发。病例 2 辨证为血淋，其病机为湿热蕴结下焦，膀胱气化不利，热伤血络，故以八正散合小蓟饮子加减治疗。方中以萹蓄、瞿麦、木通、车前子、金钱草、滑石利湿通淋，三七、茅根、小蓟、旱莲草凉血止血，山栀、生地、当归凉血养血，乌药行气以助膀胱气化，药证合拍，亦短期取效。为防止复发，血淋消失后，减少利湿通淋药，加强养阴益肾药，以善其后。病例 3 辨证为气淋实证，其病机为情志怫郁，肝失条达，气机郁结，膀胱气化不利，湿热蕴结下焦，故以沉香散合导赤散加减治疗。柴胡、沉香、乌药疏肝解郁，助膀胱气化；生地、当归、白芍凉血养血柔肝；王不留行、滑石、石韦、木通、金钱草、茅根、瞿麦、萹蓄、车前草利湿通淋。该案例在养肝柔肝的基础上，病愈后，仍守前方治疗，巩固疗效。病例 4 辨证为热淋兼气淋实证，其病机为湿热蕴结下焦，气机郁滞，膀胱气化失司。其发病与病例 3 均见尿涩痛、少阴胀痛之症候。少阴乃足厥阴肝经循行之处，脉弦为肝郁之征。据此，病例 3 与病例 4 均辨为肝经郁滞、膀胱气化不利。加之病例 4 热淋症象较显，热淋与气淋实证兼夹，故以八正散与沉香散加减治疗。病例 5 辨证为热淋并腰痛，其病机是湿热蕴结下焦，移行于肾，湿热化毒，膀胱气化失司。所出现的症候为尿混浊，尿检发现脓球，说明下焦湿热化毒，热毒浸淫，酿生痈脓。这与外科痈疽的形成颇有相似之处。因此除按热淋利湿通淋治疗外，更须注重清热解毒之治法，以清除滋生湿热之巢穴。五味消毒饮为《医宗金鉴》治痈疽之名方。方中金银花、紫花地丁、蒲公英、紫背天葵、野菊花均为清热解毒之要药，其中蒲公英为"治痈通淋之妙品"（《本草备要》），宜重用，与八正散加减治疗，清热解毒与利湿通淋治法并举，这无疑比传统治淋之法更切中病机，更为有效。

（二）慢性尿道感染

【病例1】唐某某，女，52岁。2010年8月20日初诊。诉尿频急反复发作5年，再次发作1周。时值夏暑季节，过度家务劳作，多汗湿衣。刻下尿频尿短尿赤，艰涩不畅，淋沥不止，腰膝瘦软，神疲乏力。舌淡苔薄白，脉沉细。查尿常规：白细胞（2+）、隐血（+）。诊为慢性尿道感染。辨证：久淋伤及脾肾，气阴亏虚，湿热留恋不去，蕴结膀胱，气化不利。治宜健脾益肾，清热利湿通淋。处方：自拟益肾清淋方加减（熟地15g、山茱萸15g、山药15g、丹皮10g、土茯苓30g、泽泻10g、黄柏10g、瞿麦10g、萹蓄10g、金钱草30g、蒲公英15g、党参15g、白术10g、甘草6g）。7剂，日1剂，水煎分3次服。

二诊：尿频急减轻，尿较顺畅，腰膝瘦软、神疲乏力略有改善。舌淡苔薄白，脉沉细。上方去黄柏、蒲公英，加菟丝子10g、杜仲10g。7剂，日1剂，水煎分3次服。

三诊：尿频急大减，尿顺畅，腰疼神疲大为改善。舌淡苔薄白，脉沉细。复查尿常规：（−）。上方去党参、白术，加巴戟天15g、千斤拔15g。7剂，日1剂，水煎分3次服。

四诊：尿频急全消，尿畅色清，腰膝瘦软、神疲乏力大为改善。舌淡苔薄白，脉沉细。上方去金钱草、瞿麦、萹蓄，加沙苑子10g、黄芪15g。15剂，以益气固肾，预防复发。

【病例2】苏某某，女，46岁。2011年9月17日初诊。诉尿频急反复发作3年，再次发作5天。既往有膀胱炎病史。某日与朋友聚餐喝酒后，次日即尿频急，尿短尿赤，滴沥不畅，小腹胀坠。舌淡红，苔微黄腻，脉弦细滑。查尿常规：白细胞（+）。诊为慢性膀胱炎。辨证：久患膀胱炎，肾气阴已虚，加之酒后酿生湿热，下注膀胱，气化失司。治宜益肾清淋。处方，自拟益肾清淋方加减（熟地15g、山茱萸15g、山药15g、丹皮10g、土茯苓30g、泽泻10g、黄柏10g、瞿麦10g、萹蓄10g、金钱草30g、蒲公英15g、菟丝子10g、枸杞子10g、甘草6g）。7剂，日1剂，水煎分3次服。

二诊：尿频急减轻，尿较顺畅，小腹胀坠稍改善。舌淡红，苔薄微黄，脉弦细略滑。复查尿常规（-）。上方去蒲公英，加乌药15 g。7剂，日1剂，水煎分3次服。

三诊：尿频急全失，尿顺畅，小腹胀坠消除。舌淡苔薄白，脉弦细。上方去黄柏、金钱草，加沙苑子10 g、女贞子10 g。15剂，益肾养阴，以防复发。

【病例3】汤某某，女，48岁。2009年10月17日初诊。诉尿频急反复发作8年余，再次发作1周。既往有慢性膀胱炎病史。1周前与家人争吵，心情不舒，尿稍频急，尿短色淡黄，淋沥不畅，少腹坠胀，面色㿠白。舌质淡苔薄白，脉沉细。查尿常规：白细胞（+）。诊为慢性膀胱炎。辨证：久患膀胱炎，肾气阴已虚，复因心情不舒，情志怫郁，肝失条达，气机郁结，酿生湿热，膀胱气化失司。治宜疏肝益肾清淋。处方：自拟益肾清淋方加减（熟地15 g、山茱萸15 g、山药15 g、丹皮10 g、土茯苓30 g、泽泻10 g、黄柏10 g、瞿麦10 g、萹蓄10 g、菟丝子10 g、枸杞子10 g、柴胡10 g、乌药10 g、郁金10 g、甘草6 g）。7剂，日1剂，水煎分3次服。

二诊：尿频急减轻，尿较顺畅，尿转长色清，小腹胀坠稍改善。舌淡苔薄白，脉沉细。复查尿常规（-）。上方去黄柏，加黄芪15 g。7剂，日1剂，水煎分3次服。

三诊：尿频急全失，尿顺畅，小腹胀坠消除。舌淡苔薄白，脉弦细。上方去柴胡、郁金、乌药，加沙苑子10 g、女贞子10 g、杜仲10 g。10剂，益肾养阴，以防复发。

【病例4】汤某某，女，42岁。2008年11月8日初诊。诉尿频急涩痛反复发作4年，复发并加重3天。既往有尿道感染病史，每于劳累时易复发。刻下尿频急涩痛，尿色混浊，腰腿痠软，眩晕耳鸣，心烦，少寐，口干，舌红苔黄腻，脉弦细数。尿培养大肠杆菌阳性。诊为慢性尿道感染急性发作。辨证：肾阴亏虚，虚火内盛，湿热内蕴。治宜滋阴降火，清热利湿。处方：知柏地黄汤合导赤散加减（知母10 g、黄柏10 g、生地15 g、熟地15 g、山茱萸15 g、土茯苓15 g、泽泻10 g、龟板15 g、竹叶10 g、木通10 g、金钱草30 g、马鞭草15 g、蒲公英30 g、草薢15 g、甘草6 g）。5剂，日1剂，水煎分3次服。

二诊，尿频急涩痛减轻，尿较顺畅，尿转微黄而稍长，余证略轻。舌红苔黄腻，脉弦细稍数。上方去木通、萆薢，加灯芯草 3 g、玄参 15 g。7 剂，日 1 剂，水煎分 3 次服。

三诊，尿频急涩痛、心烦、少寐、口干大减，尿淡黄顺畅，腰腿痠软、眩晕耳鸣稍好转。舌淡红，苔薄微黄腻，脉弦细。上方去知母、土茯苓、竹叶，加杜仲 10 g、千斤拔 15 g、女贞子 10 g。7 剂，日 1 剂，水煎分 3 次服。

四诊，尿频急涩痛、心烦、少寐、口干全消，尿清顺畅，腰腿痠软、眩晕耳鸣明显好转。舌淡红，苔薄白，脉弦细。复查尿培养（－）。病愈。为巩固疗效，预防复发，上方去马鞭草、蒲公英、金钱草，加沙苑子 10 g、菟丝子 10 g，续服 15 剂，以滋肾固本善后。

【病例 5】韦某某，男，58 岁。2003 年 10 月 16 日初诊。腰腿痠软乏力，尿频数反复发作 12 年，夜尿 4～5 次，尿清长，每于劳累后易复发，下肢踝关节处微肿，面色萎黄少华，纳可。舌淡边有齿痕，舌苔白腻，脉弦细。既往有肾盂肾炎史。查尿常规：白细胞（＋），红细胞（＋）。诊为慢性肾盂肾炎。辨证：久患肾盂肾炎，肾气亏虚，摄纳失司，膀胱气化乏力，气血化生不足。治宜温补肾阳，助膀胱气化，壮腰纳肾。处方：济生肾气丸加减（熟地 30 g、山茱萸 15 g、山药 15 g、丹皮 10 g、泽泻 10 g、茯苓 15 g、熟附子 10 g、肉桂 6 g、怀牛膝 15 g、车前子 15 g、杜仲 10 g、续断 15 g、黄芪 30 g、玉米须 15 g、甘草 6 g）。7 剂，日 1 剂，水煎分 3 次服。

二诊：腰腿痠软乏力减轻，下肢微肿消失，仍尿频数，夜尿如前。舌淡边有齿痕，舌苔白略腻，脉弦细。上方去车前子、玉米须，加乌药 10 g、益智仁 10 g。7 剂，日 1 剂，水煎分 3 次服。

三诊：尿频数减轻，夜尿 2～3 次，尿清长，腰腿已觉有力。舌淡边有齿痕，舌苔薄白略腻，脉弦细。上方去泽泻、怀牛膝，加当归 10 g、菟丝子 10 g。14 剂，日 1 剂，水煎分 3 次服。

四诊：腰腿痠软乏力好转，夜尿 1～2 次，下肢不肿，面色萎黄少华稍改善，纳食如常。舌淡红苔薄白，脉弦细。查尿常规（－）。病情基本痊愈。仍用济生肾气丸方加减，嘱服 2 个月，追踪观察 2 年，未再复发。

【病例 6】王某某，男，61 岁。2005 年 11 月 2 日初诊。小腹急胀，尿频，经常遗尿 2 年余。既往有慢性膀胱炎及前列腺增生病史。刻下尿频数，尿短色淡黄，夜尿 7～8 次，尿不净，经常尿失控而遗尿。腰膝痠软，神疲乏力，纳可。舌淡暗，苔薄白，脉弦细。查尿常规：白细胞（＋），红细胞（±）。前列腺彩超：前列腺增生。诊为慢性膀胱炎，老年性前列腺增生。辨证：久患膀胱炎，肾阳亏虚，下元不固，湿热蕴结下焦，气化乏力，膀胱失约。治宜温补肾阳，壮腰纳肾，收涩缩尿，佐以清化湿热、活血化瘀。处方：右归饮合缩泉丸加减（熟地 15 g、山茱萸 15 g、枸杞子 10 g、山药 15 g、杜仲 10 g、熟附子 10 g、肉桂 8 g、乌药 10 g、益智仁 10 g、肉苁蓉 10 g、沙苑子 10 g、黄柏 10 g、蒲公英 15 g、炮山甲 3 g、甘草 6 g）。7 剂，日 1 剂，水煎分 3 次服。

二诊：腰腿痠软、神疲乏力稍减，小腹急胀大轻，尿稍畅，夜尿 3～5 次，遗尿减少。舌淡暗，苔薄白，脉弦细。上方去肉苁蓉、黄柏、蒲公英，加杜仲 10 g、芡实 15 g、红参 8 g。7 剂，日 1 剂，水煎分 3 次服。

三诊：腰腿有力，神气大增，小腹急胀基本消除，尿顺畅，夜尿 2～3 次，尿清长，偶见遗尿。舌淡暗，苔薄白，脉弦细。上方去肉桂，加桑螵蛸 8 g。7 剂，日 1 剂，水煎分 3 次服。

四诊：腰腿痠软乏力好转，尿顺畅，夜尿 2～3 次，尿清长，遗尿消失。复查尿常规（－）。前列腺彩超：前列腺稍增大。病愈。嘱续服上方 15 剂，巩固疗效。

【病例 7】方某某，女，48 岁。2012 年 9 月 26 日初诊。小腹急胀，尿频数，经常遗尿 1 年余。既往有慢性膀胱炎病史。诉与朋友聚餐后，小腹急胀，尿频数，尿短色黄，夜尿 5～6 次，尿不净，经常尿失控而遗尿。腰膝痠软，口干微苦，纳可。舌淡苔薄微黄腻，脉细滑。查尿常规：白细胞（＋），红细胞（±）。诊为慢性膀胱炎。辨证：久患膀胱炎，肾气阴亏虚，湿热蕴结下焦，下元不固，膀胱失约。治宜益肾滋阴，壮腰固元，收涩缩尿，佐以清热利湿。处方：左归丸合缩泉丸、导赤散加减（熟地 30 g、山药 15 g、山茱萸 15 g、枸杞子 15 g、鹿角胶 10 g、龟板胶 10 g、菟丝子 10 g、乌药 10 g、益智仁 10 g、竹叶 10 g、车前草 15 g、瞿麦 10 g、萹蓄 10 g、甘草 6 g）。7 剂，日 1 剂，水煎分 3 次服。

二诊：小腹急胀、尿频数、尿不净减轻，夜尿 3～4 次，尿稍长色淡黄，夜间仍有时遗尿。舌淡，苔薄微黄腻，脉细滑。上方去车前草，加桑螵蛸

8 g。7 剂，日 1 剂，水煎分 3 次服。

三诊：小腹急胀基本消除，尿顺畅，夜尿 2～3 次，尿清长，偶见遗尿，仍觉腰膝痠软乏力。舌淡苔薄白，脉细略滑。上方去瞿麦、萹蓄，加芡实 15 g、杜仲 10 g、千斤拔 15 g。7 剂，日 1 剂，水煎分 3 次服。

四诊：腰腿痠软乏力好转，尿顺畅，夜尿 1～2 次，尿清长，遗尿基本消失。复查尿常规(－)。病愈。上方去竹叶，加沙苑子 10 g。续服 15 剂，巩固疗效。

【按】本组病例 7 例，均有多年尿道炎反复发作病史，属于慢性尿道感染即中医淋证范畴，其病变主要在膀胱和肾，且与肝脾相关。《诸病源候论·淋病诸候》记载："诸淋者，由肾虚而膀胱热故也。"《景岳全书·淋浊》记载："淋之初起，则无不由乎热剧，无容辨矣。……又有淋久不止，及痛涩皆去，而膏液不已，淋如白浊者，皆惟中气下陷及命门不固之证也。"《证治汇补·下窍门》谓："劳淋，遇劳即发，痛引气街，又名虚淋。"还有《证治要诀·淋闭》曰："气淋，气郁所致。"一般来说，淋证初起或急性发作阶段，以膀胱湿热为主。病情日久或反复发作，多伤及肾脾，致脾肾亏虚，以脾虚、肾虚、气阴两虚多见，还可见到肝郁气滞之气淋者。病例 1 因过劳而发病，辨证为劳淋，系因久淋伤及脾肾，致脾肾气阴亏虚，湿热留恋，膀胱气化不利，过劳而发使然。以脾肾气阴亏虚为本，下焦湿热为标，标本并治。故用自拟益肾清淋方加减治疗。方中熟地、山茱萸、山药、丹皮等益肾滋阴，党参、白术、山药等健脾益气，黄柏清热坚阴，蒲公英清热解毒，瞿麦、萹蓄、金钱草、土茯苓清利湿热。湿热清除后，以顾本治疗善后。病例 2 久患膀胱炎，肾气阴已虚，复因聚餐饮酒后，酿生湿热，蕴结膀胱，气化不利所致。辨证为肾气阴亏虚，下焦湿热。以肾气阴亏虚为本，下焦湿热为标，标本并治。故用自拟益肾清淋方加减治疗。方中熟地、山茱萸、山药、菟丝子、枸杞子、丹皮等益肾滋阴，黄柏清热坚阴，蒲公英清热解毒，瞿麦、萹蓄、金钱草、土茯苓、泽泻清利湿热。湿热清除后，以顾本治疗善后。病例 3 久患膀胱炎，肾气阴已虚，复因与家人争吵，情志怫郁，肝失条达，气机郁结，膀胱气化失司，酿生湿热所致。辨证为肾气阴亏虚、肝气郁滞、下焦湿热。以肾气阴亏虚为本，肝气郁滞、下焦湿热为标。故仍用自拟益肾清淋方加减治疗。方中熟地、山茱黄、山药、菟丝子、枸杞子、丹皮等益肾滋阴，黄柏清热坚阴，柴胡、郁金、乌药疏肝理气解郁，瞿麦、萹蓄清利湿热。肝郁气滞及下焦湿热清除后，以顾本治疗善后。病例 4 患淋多年，耗伤肾阴，阴虚火旺，复因过劳致下焦湿热蕴结。以肾阴亏虚为本，湿热蕴结下焦为标，且标证较重。故选用知柏地黄汤合导赤散加减治疗。方中知母、黄柏滋阴降火，生地、熟地、山茱萸、龟板益肾滋阴，蒲公英、马鞭草清热解毒，竹叶、木通、金钱草、土茯苓、泽泻清热利湿，萆薢利湿、分清泌浊。下焦湿热清除后，以顾本治疗善后。病例 5 久患肾盂肾炎，肾气亏虚，固摄失司，膀胱气化乏力所致。以肾阳亏虚为病之根本。选用济生肾气丸加减治疗。方中六味地黄滋阴，具有壮水之主以制阳光的作用，熟附子、肉桂温阳，具有益火之源以消阴翳的效能，杜仲、续断健肾壮腰，车前子、玉米须利湿消肿，黄芪益气助膀胱之气化，怀牛膝化湿瘀之滞。该方之组成，寒热并用，水火兼补，不湿不燥，一开一阖，使水去而阴不伤，扶阳而火不生。病例 6 久患膀胱炎，不仅尿频数，甚则尿失控而遗尿，既属淋证、亦属遗尿证。缘于肾阳亏虚，下元不固，湿热蕴结下焦，气化乏力，膀胱失约所致。选用右归饮合缩泉丸加减治疗。方中熟地、山药、山茱萸、枸杞子培补肾阴，肉桂、熟附子、肉苁蓉、沙苑子温补肾阳，杜仲强腰益肾，乌药、益智仁收涩缩尿，黄柏、蒲公英清利下焦湿热，炮山甲化瘀通利尿涩滞。本病例的特点是肾元大虚较显，而又见尿频而短，尿色淡黄，故夹下焦湿热可知，当尿短黄清除、尿顺畅后，即减去黄柏、蒲公英苦寒伤正之品，而加用益气强肾之药，以固护元气为宗旨。病例 7 久患膀胱炎，尿频数、甚则尿失控而遗尿，既属淋证、亦属遗尿证。缘于肾气阴亏虚、湿热蕴结下焦，肾元不固，膀胱失约所致。选用左归丸合缩泉丸、导赤散加减治疗。方中熟地、山药、山茱萸、枸杞子、龟板胶滋阴补肾，鹿角胶、菟丝子具有阳中求阴益肾气之意，乌药、益智仁收涩缩尿，加之山茱萸、菟丝子益肾收涩止遗之作用，治遗尿效更显，竹叶、车前草、瞿麦、萹蓄针对下焦湿热之标证，湿热清除后即撤除之，以滋阴益肾固元治本为法。

三、胃肠疾病案

（一）消化性溃疡

【病例1】甘某某，男，38岁。2010年4月23日初诊。胃痛反复发作已5年，饥时痛较甚，食后则痛缓，经常反酸。近日工作压力较大，眠食无规律，胃痛加重无定时。大便溏稍黏而难解，夜间口干苦，纳尚可。舌淡红，苔薄白，脉弦细。曾于3个月前在外院做胃镜检查示十二指肠球部溃疡。诊为十二指肠球部溃疡。辨证：肝气郁结，横逆犯胃，胃气郁滞。治宜疏肝和胃，理气止痛。处方：柴芍六君子汤加减〔柴胡10 g、白芍15 g、党参15 g、白术10 g、茯苓15 g、法半夏10 g、陈皮6 g、延胡索10 g、郁金10 g、素馨花10 g、海螵蛸15 g、煅瓦楞15 g、木香10 g（后下）、川连6 g、甘草6 g〕。7剂，日1剂，水煎分3次服。

二诊：胃痛明显减轻，反酸减少，唯大便尚不顺畅。舌淡红，苔薄白，脉弦细。上方加乌药10 g、槐花15 g。7剂，日1剂，水煎分3次服。

三诊：胃痛基本缓解，反酸偶见，大便条状解而顺畅，夜间口干苦消除，纳增。舌淡红，苔薄白，脉弦细。药已中病，守上方30剂，制成膏方，分3个月服。药毕，胃痛痊愈，自觉颇适。复查胃镜，十二指肠球部溃疡消失。

【病例2】黄某某，男，42岁。2012年5月11日初诊。胃痛反复发作3年。就诊前1周饮酒后胃痛加剧，痛如刀割，解黑烂便3次，面色不华，头晕肢冷，心悸气短。近2天黑便后胃痛稍缓，进食后痛稍增。舌淡稍暗，苔薄白，脉弦芤数。2010年11月曾做电子胃镜检查诊为胃小弯溃疡。查大便常规：隐血（3+）。诊为胃小弯溃疡并出血。辨证：胃痛多年，瘀血阻滞，瘀郁化热，损伤胃络。治宜凉血止血，健脾养胃，生肌敛疮。处方：自拟健脾和胃敛疮方加减〔党参15 g、白术10 g、血竭3 g、白芨15 g、三七粉3 g（冲服）、黄芪15 g、珍珠层粉3 g、延胡索10 g、郁金10 g、侧柏炭10 g、丹皮10 g、甘草6 g〕。5剂，日1剂，水煎分3次服。

二诊：胃痛减轻，黑便已止，便色转黄成条状，嘱半流质饮食，少量多餐，有饥饿感，头晕肢冷、心悸气短好转。舌淡稍暗，苔薄白，脉弦细略数。上方去血竭、侧柏炭，加当归 10 g、阿胶 10 g（烊化）、乌药 10 g。7 剂，日 1 剂，水煎分 3 次服。

三诊：胃痛消减大半，时或隐痛，能进软食，纳增而无饥饿感，面稍有华色，头晕肢冷、心悸气短基本消失。舌淡稍暗，苔薄白，脉弦细。上方去丹皮，党参改红参 10 g，加砂仁 6 g、莪术 10 g。7 剂，日 1 剂，水煎分 3 次服。

四诊：胃痛消除，纳香，大便如常，面润泽有华色，头晕好转复常，心悸气短全失。舌淡红，苔薄白，脉弦细。守上方 30 剂，制成膏方，分 3 个月服。药毕，复查胃镜，胃小弯溃疡消失。

【病例 3】张某某，女，36 岁。2011 年 6 月 22 日初诊。胃脘胀痛反复发作 6 年余。每因情志不畅而痛作，脘腹胀闷，攻痛连胁，嗳气频繁，饮食少思，大便不畅。就诊前 1 周，与家人争吵后，胃痛加重，大便色黑成条状。舌淡红，苔薄白，脉沉弦。1 年前曾做胃镜检查示复合性溃疡。急查大便常规：隐血（3+）。诊为复合性胃溃疡并出血。辨证：肝气犯胃，郁而化热，热伤血络。治宜疏肝和胃，凉血止血，理气止痛，敛疡生肌。处方：自拟健脾和胃敛疡方加减［党参 15 g、白术 10 g、血竭 3 g、白芨 15 g、三七粉 3 g（冲服）、黄芪 15 g、珍珠层粉 3 g、延胡索 10 g、郁金 10 g、柴胡 10 g、白芍 15 g、侧柏炭 10 g、厚朴 10 g、神曲 10 g、甘草 6 g］。5 剂，日 1 剂，水煎分 3 次服。

二诊：胃脘胀痛减轻，黑便已止，便色转黄，纳稍增。舌淡红，苔薄白，脉沉弦。上方去血竭、侧柏炭，加素馨花 10 g、旋复花 10 g。7 剂，日 1 剂，水煎分 3 次服。

三诊：胃胀痛大减，嗳气明显减少，纳增，大便调。舌淡红，苔薄白，脉沉弦。守上方 7 剂，日 1 剂，水煎分 3 次服。

四诊：胃痛消失，偶觉胃胀，有时嗳气，纳便如常。舌淡红，苔薄白，脉弦细。上方 30 剂，制成膏方，分 3 个月服。药毕，复查胃镜：胃复合性溃疡消失，慢性浅表性胃炎（轻度）。

【病例 4】陆某某，男，31 岁。2009 年 11 月 17 日初诊。胃痛反复发作多年，呈阵发性，痛甚则反射至肩背，如针刺状，呕吐酸苦水，饥饿时或精神紧张时痛增，得食后痛稍减，大便干结，2～3 天 1 解，尿黄。曾服奥美拉唑等西药及胃痛中成药两周，疼痛未见缓解。舌淡稍暗，苔薄白，脉弦细。经电子胃镜检查示十二指肠球部溃疡。诊为十二指肠球部溃疡。辨证：肝气郁结，横逆犯胃，气滞血瘀。治宜疏肝和胃，理气化瘀。处方：柴芍六君子汤合失笑散加减（柴胡 10 g、白芍 15 g、五灵脂 10 g、蒲黄 10 g、莪术 10 g、白术 10 g、法半夏 10 g、陈皮 6 g、延胡索 10 g、郁金 10 g、枳实 10 g、海螵蛸 15 g、煅瓦楞 15 g、吴茱萸 2 g、川连 3 g、甘草 6 g）。7 剂，日 1 剂，水煎分 3 次服。

二诊：胃痛减轻，但痛甚时仍反射至后背，吐酸苦水减少，大便稍软，日 1 次。舌淡稍暗，苔薄白，脉弦细。上方去陈皮，加三七粉 3 g（冲服）、火麻仁 15 g。7 剂，日 1 剂，水煎分 3 次服。

三诊：胃痛大减，吐酸苦水消失，纳食如常，大便软成条状，日 1 次。舌淡稍暗，苔薄白，脉弦细。守上方 7 剂，日 1 剂，水煎分 3 次服。

四诊：胃痛全消，纳食、大便如常。舌淡稍暗，苔薄白，脉弦细。续上方 10 剂，巩固疗效。

【病例 5】张某某，女，36 岁。2011 年 6 月 22 日初诊。胃痛反复发作 6 年余。每遇天气寒冷或饮冷饮而发，发则疼痛牵及背部，绵绵不已，甚则吐酸泛恶，大便溏泄，饮食少思，曾温灸中脘而得缓解。舌淡苔白，脉沉细。就诊前半年曾做电子胃镜检查示：十二指肠球部溃疡。诊为十二指肠球部溃疡。辨证：脾胃虚寒，中阳不振，运化失常，胃气上逆。治宜温中健脾、和胃止痛。处方：香砂六君子汤加减（党参 15 g、白术 10 g、茯苓 15 g、法半夏 10 g、陈皮 6 g、砂仁 10 g、干姜 10 g、煅瓦楞 30 g、赤石脂 30 g、神曲 10 g、鸡内金 10 g、芡实 15 g、乌药 10 g、甘草 6 g）。7 剂，日 1 剂，水煎分 3 次服。

二诊：胃痛明显减轻，吐酸泛恶基本缓解，纳食增进，大便成形。舌淡苔白，脉沉细。守上方 7 剂。日 1 剂，水煎分 3 次服。

三诊：胃痛消失，吐酸泛恶已平，纳食二便如常。舌淡苔薄白，脉沉细。上方去陈皮、干姜，加白芨 15 g、血竭 3 g。7 剂，日 1 剂，水煎分 3 次服。

四诊：胃痛诸症消除，病情平稳，舌淡苔薄白，脉沉细。守上方 30 剂，制成膏方，分 3 个月服。药后复查胃镜，十二指肠球部溃疡消失。

【病例 6】李某某，男，36 岁。2008 年 5 月 5 日初诊。胃痛反复发作 5 年，于 2008 年 3 月某日突然胃痛加剧，经市某医院剖腹探查，发现十二指肠球部溃疡穿孔。手术后胃脘仍不断疼痛，多方求治，疗效不显。刻诊：面色萎黄，胃脘有时隐痛，有时胀痛，有时刺痛，时轻时重，饥时痛稍增，得食痛稍减，喜温喜按，纳少便溏，大便日行 3 ~ 4 次。舌暗淡稍胖，边有齿痕，苔薄腻，脉弦细缓。诊为十二指肠球部溃疡穿孔术后。辨证：脾胃虚弱，气滞血瘀，运化失健。治宜温中健脾，理气化瘀。处方：香砂六君子汤加减［党参 15 g、白术 10 g、茯苓 15 g、陈皮 6 g、木香 10 g（后下）、砂仁 10 g、厚朴 10 g、神曲 10 g、鸡内金 10 g、延胡索 10 g、甘松 10 g、刘寄奴 15 g、芡实 15 g、海螵蛸 15 g、甘草 6 g］。7 剂，日 1 剂，水煎分 3 次服。

二诊：胃痛稍减轻，食欲稍增，大便偏软成形，日行 2 次。舌暗淡稍胖，边有齿痕，苔薄腻，脉弦细缓。守上方 7 剂，日 1 剂，水煎分 3 次服。

三诊：胃痛大减，偶有刺痛，纳增，大便条状，日 1 次。舌暗淡，苔薄白，脉弦细稍缓。上方去陈皮、鸡内金，加三七 5 g、莪术 10 g。7 剂，日 1 剂，水煎分 3 次服。

四诊：胃痛全消，纳食及大便如常，面色稍红润。舌暗淡，苔薄白，脉弦细稍缓。守上方 15 剂，日 1 剂，水煎分 3 次服，巩固疗效。

【按】本组病例 6 例，经检查均诊为消化性溃疡病，归属中医胃痛范畴。病例 1、病例 4、病例 5、病例 6 虽同属十二指肠球部溃疡病，但其诱发因素及转归各有差异，因此辨证及治疗用药不同。病例 1 因工作压力大，眠食无规律，胃痛加重。辨证为肝气郁结，横逆犯胃，胃气郁滞。治法宜疏肝和胃、理气止痛。处方选用柴芍六君子汤加减治疗：方中柴胡疏肝，白芍柔肝，素馨花舒肝而不伤阴，党参、白术、茯苓、陈皮健脾益气，延胡索、郁金、木香理气止痛，海螵蛸、煅瓦楞制酸和胃，木香、川连兼顾行气导滞、清理肠道湿热。药证合拍，故能较短期取效。病例 4 胃痛诱因除与病例 1 相同外，其转归有“刺痛”与“舌暗”之瘀象。辨证为肝气郁结，横逆犯胃，气滞血瘀。治法宜疏肝和胃、理气化瘀。处方选用柴芍六君子汤合失笑散加减：方中柴胡、白芍、白术、法半夏、陈皮、枳实疏肝和胃降逆，延胡索、郁金理气止痛，海螵蛸、煅瓦楞制酸和胃，五灵脂、蒲黄、莪术活血化瘀止痛，吴茱萸、川连清肝泻火，缓解呕吐酸苦水之厄，与病例 1 不同之处在于活血化瘀。病例 5 因寒冷天气或冷食易诱发胃痛。辨证为脾胃虚寒，中阳不振，运化失常，胃气上逆。治宜温中健脾、和胃止痛。处方选用香砂六君子汤加减：方中六君子汤健脾和胃降逆，砂仁、干姜、乌药温中散寒、行气止痛，煅瓦楞制酸和胃，神曲、鸡内金健脾消食助运化，赤石脂、芡实收涩止泻。病例 6 为十二指肠球部溃疡穿孔术后。辨证：脾胃虚弱，气滞血瘀，运化失健。治宜温中健脾，理气化瘀，与病例 5 不同之处在于气滞血瘀。处方亦用香砂六君子汤加减：方中五味异功散健脾和胃，木香、砂仁温中散寒止痛，延胡索、甘松行气止痛，刘寄奴活血散瘀，神曲、鸡内金健脾消食助运化，芡实、海螵蛸收涩制酸止泻。病例 2 诊为胃小弯溃疡并出血。辨证：胃痛多年，瘀血阻滞，瘀郁化热，损伤胃络。治宜凉血止血，健脾养胃，生肌敛疡。处方自拟健脾生肌敛疡方加减。方中党参、白术、黄芪、甘草，补中益气；血竭、白芨、三七、侧柏炭、丹皮，凉血止血；延胡索、郁金，行气止痛；珍珠层粉与黄芪、血竭、白芨配伍，收敛生肌，促进溃疡愈合。病例 3 诊为复合性胃溃疡并出血。辨证：肝气犯胃，郁而化热，热伤血络。治宜疏肝和胃，凉血止血，理气止痛，敛疡生肌。处方自拟健脾和胃敛疡方加减。其引起胃痛并出血的诱发因素有所不同，病例 2 在胃痛的基础上，饮酒后引发胃热化火，火热伤络，引发胃痛加重并胃出血；而本案因与家人争吵后，肝气郁结，化火伤络所致。因此治疗方面，注重加用柴胡、白芍、郁金，以达疏肝柔肝解郁之目的。其余治疗，行气止痛、敛疡生肌之用药，基本与病例 2 相同。此二病例同时选用自拟健脾和胃敛疡方治疗，是因为消化性溃疡并发出血，方中血竭、白芨既有良好的止血作用，又有敛疡生肌的作用，配用珍珠层粉、三七、黄芪等效果更佳。尚须注意的是，此二病例用药止血后，二诊以后则减少止血药，增强健脾益气、行气止痛、敛疡生肌药的使用，由侧重治标转为侧重治本。

本组 6 例病例，都有多年消化性溃疡病史，且与饮食及情志因素有密切关系，属容易复发性疾病。因此，胃痛消失或出血停止后，尚须守方治疗一段时间，或制成膏方，或守方续服，旨在巩固疗效，预防复发。

（二）慢性胃炎

【病例1】苏某某，男，48岁。2006年6月6日初诊。诉胃脘痞闷，有时胀痛，反复发作两月余。曾求治于市某医院，经胃镜检查诊为慢性糜烂性胃窦炎，予服多种中西药效不显。刻诊：脘胀大，按之稍痛，恶心呕吐，嗳气反酸，饮食乏味，厌油腻，大便稍烂，日2～3次。舌淡胖，边有齿痕，苔白腻，脉弦细滑。诊为慢性糜烂性胃窦炎。辨证：肝脾不调，脾失健运，胃失和降，胃气上逆。治宜疏肝健脾、理气和胃消痞。处方：自拟健脾和胃理气消痞方加减（党参15g、白术10g、茯苓15g、陈皮6g、炒枳壳10g、厚朴10g、山楂10g、砂仁8g、乌药10g、柴胡10g、白芍15g、法半夏10g、藿香10g、生姜6g、甘草6g）。7剂，日1剂，水煎分3次服。

二诊：脘胀稍减轻，胃已不痛，嗳气反酸减少，恶心呕吐消除，食欲稍增，大便偏软成形，日行2次。舌淡胖，边有齿痕，苔薄白略腻，脉弦细滑。上方去藿香、生姜，加莱菔子10g、煅瓦楞30g。7剂，日1剂，水煎分3次服。

三诊：脘胀大减，嗳气反酸基本消失，纳增，大便条状，日1次。舌淡稍胖，苔薄白，脉弦细。守上方7剂，日1剂，水煎分3次服。

四诊：脘胀、嗳气、反酸全消，纳食及大便恢复正常。舌淡红，苔薄白，脉弦细。守上方14剂，巩固疗效。

【病例2】杨某某，女，52岁。2004年8月16日初诊。胃痛反复发作5年，近1周复发加重。既往有慢性浅表性胃窦炎病史。刻诊：胃中嘈杂，有时灼痛，痛无定处，饥时觉痛，饱时觉胀，口苦干而不多饮，纳少，大便时稀时秘。舌淡红，苔薄黄，脉弦细。诊为慢性浅表性胃窦炎。辨证：脾虚胃热，运化失健。治宜健脾益气，和中清胃。处方：半夏泻心汤加减（党参15g、法半夏10g、黄芩10g、干姜8g、川连6g、大枣10g、茯苓15g、白术10g、枳实10g、厚朴10g、香附10g、乌药10g、神曲10g、甘草6g）。7剂，日1剂，水煎分3次服。

二诊：胃中嘈杂减轻，胃灼痛程度轻减且时间短，口干苦消退大半，纳稍增，大便较干结。舌淡红，苔薄黄，脉弦细。上方去干姜、大枣，加木香10g（后下）、白芍15g、麦芽15g。7剂，日1剂，水煎分3次服。

三诊：胃中嘈杂大减，胀痛消失，口干苦消除，纳食恢复正常，大便调和。舌淡红，苔薄白，脉弦细。上方去黄芩、川连，加山药 15 g、佛手 15 g。7 剂，日 1 剂，水煎分 3 次服。

四诊：胃中嘈杂、胀痛、口干口苦全消，纳食二便如常。舌淡红，苔薄白，脉弦细。守上方 15 剂，制成膏方，分 45 日服，以巩固疗效。

【病例 3】赵某某，男，55 岁。2008 年 12 月 18 日初诊。胃痛反复发作 12 年。近两周天气转冷胃痛复发。诊前半年曾在本市某医院做电子胃镜检查诊为慢性浅表性全胃炎。刻诊：胃脘隐隐作痛，按之较舒，喜进热食，食后腹胀，呕吐清涎，大便溏薄，纳食少思，面色萎黄，神疲乏力。舌淡胖，边有齿痕，苔白略腻，脉弦细。诊为慢性浅表性全胃炎。辨证：脾胃虚寒，运化失健。治宜温中健脾，益气和胃。处方：香砂六君子汤加减［党参 15 g、白术 10 g、茯苓 15 g、法半夏 10 g、陈皮 6 g、木香 10 g（后下）、砂仁 8 g、干姜 10 g、黄芪 15 g、吴茱萸 3 g、神曲 10 g、鸡内金 8 g、甘草 6 g］。7 剂，日 1 剂，水煎分 3 次服。

二诊：胃脘隐痛略减，呕吐清涎明显减轻，纳稍增，大便仍溏。舌淡胖，边有齿痕，苔白略腻，脉弦细。上方加芡实 15 g、诃子 10 g。7 剂，日 1 剂，水煎分 3 次服。

三诊：胃痛基本消除，食后腹胀消失，纳增，大便成形，日 1 次。神疲乏力渐减，体力渐增。舌淡，舌边齿痕不明显，苔薄白，脉弦细。上方去干姜、吴茱萸，加莲肉 15 g、百合 15 g。7 剂，日 1 剂，水煎分 3 次服。

四诊：胃痛胃胀全消，纳食及大便恢复正常，面色润泽，精神体力基本复常。舌淡苔薄白，脉弦细。守上方 15 剂，巩固疗效，以善其后。

【病例 4】覃某某，男，60 岁。2011 年 6 月 2 日初诊。胃痛反复发作 7 年，复发并加重 1 周。曾在某医科大学附属医院住院做电子胃镜检查诊为慢性萎缩性胃炎。病理检查报告：①（胃角）幽门螺杆菌相关性胃炎，重度炎症，固有层见淋巴滤泡形成，腺体中度萎缩，轻度肠上皮化生伴轻度异型增生，HP（＋）。②（胃窦）幽门螺杆菌相关性慢性萎缩性胃炎，活动期，重度炎症，固有层见大量淋巴、浆细胞及少量中性粒细胞浸润，腺体中度萎缩，轻度肠上皮化生。刻诊：胃脘灼热疼痛，有时嘈杂，口干而不欲饮，纳食呆滞，食后饱胀，大便干结，2～3 日 1 解。舌暗红，苔干少津，脉弦细略数。诊为慢性萎缩性胃炎。辨证：胃痛日久伤阴，胃阴亏虚夹瘀，运化失健。治宜养阴益胃，助脾运化，佐以活血化瘀。处方：益胃汤（《温病条辨》）合芍药甘草汤加减（沙参 15 g、麦冬 15 g、玉竹 10 g、石斛 10 g、白芍 30 g、白花蛇舌草 15 g、太子参 10 g、鸡内金 8 g、乌梅 3 g、火麻仁 15 g、莪术 10 g、素馨花 10 g、郁金 10 g、甘草 6 g）。7 剂，日 1 剂，水煎分 3 次服。

二诊：胃脘微灼痛稍缓，胃中嘈杂、口干减轻，纳食稍增，大便仍秘。舌暗红，苔干少津，脉弦细略数。上方去乌梅，加枳实 10 g、郁李仁 10 g。7 剂，日 1 剂，水煎分 3 次服。

三诊：胃脘微灼痛、嘈杂基本缓解，纳增，口干消除，大便软成条状，餐后饱胀感大减。舌暗红，苔薄稍干，脉弦细。上方去麦冬、白花蛇舌草，加丹参 15 g、三七 3 g。7 剂，日 1 剂，水煎分 3 次服。

四诊：胃脘灼痛、嘈杂完全缓解，纳食大便恢复正常，餐后已无饱胀感。舌暗淡红，苔薄白而润，脉弦细。守上方 30 剂，制成膏方，分 3 个月服，巩固疗效。

【病例 5】方某某，女，62 岁。2009 年 10 月 28 日初诊。胃脘反复隐痛近 10 年，诊前半年曾在市某医院做胃镜检查，诊为慢性胃窦炎伴隆起糜烂，HP（+）。刻诊：半月来，因食不慎致胃脘疼痛复发，饥时隐痛，食后则胀，多食胀甚，伴口气秽重，频频嗳气反酸，矢气多，大便偏干，小便黄而灼热。舌质略红，苔薄黄略腻，脉弦细。诊为慢性胃窦炎伴隆起糜烂。辨证：肝气犯胃，食滞胃肠，中焦湿热，胃失和降。治宜清热燥湿，理气和胃。处方：柴芍六君子汤合平胃散加减［柴胡 10 g、白芍 15 g、党参 15 g、苍术 10 g、云苓 10 g、陈皮 6 g、法半夏 10 g、延胡索 10 g、黄芩 10 g、大腹皮 10 g、蒲公英 15 g、鸡内金 10 g、莱菔子 15 g、川朴 10 g、广木香 10 g（后下）、甘草 6 g］。7 剂，日 1 剂，水煎分 3 次服。

二诊：胃痛转轻，脘胀减，仍口气秽重，嗳气，舌质略红，苔薄微黄略腻，脉弦细。上方去黄芩、大腹皮，加佩兰 10 g、旋复花 10 g（包煎）。7 剂，日 1 剂，水煎分 3 次服。

三诊：胃痛大轻，脘微胀，口气少，偶有嗳气，大便烂，日 2 次，舌质略红，苔薄白，脉弦细。上方去柴胡、木香，加葛根 30 g、炒扁豆

30 g。5 剂，日 1 剂，水煎分 3 次服。

四诊：有时胃不适，脘已不胀，偶有嗳气，大便转调。舌质淡红，苔薄白，脉弦细。上方去莱菔子、佩兰、葛根、炒扁豆，加枳实 10 g、白芨 10 g、三七 3 g。7 剂，日 1 剂，水煎分 3 次服。

五诊：胃痛基本消失，脘胀除，纳食可，无嗳气，大便调。舌质淡红，苔薄白，脉弦细。上方继服 15 剂，以巩固疗效。

【按】本组病例 5 例，经胃镜检查均诊为慢性胃炎，归属中医胃痞、胃痛范畴。痞者，寒热中阻，痞塞不通，上下不能交泰之谓。病例 1 诊为慢性糜烂性胃窦炎，辨证属肝脾不调，脾失健运，胃失和降，胃气上逆。处方选用自拟健脾和胃理气消痞方加减，方中柴胡、白芍，疏肝养肝柔肝清热，和解少阳；党参、白术、茯苓、法半夏、甘草，健脾和胃，使脾气升华，胃气调和下降而止呕；陈皮、枳壳、厚朴、砂仁、乌药理气醒脾消痞，并具止胃痛之功；藿香、生姜、山楂，和胃消食，芳香化浊，使脾健胃和，胃痞痛乃失。病例 2 亦诊为慢性浅表性胃窦炎，与病例 1 不同之处在于胃黏膜未见糜烂，其辨证属于脾虚胃热，运化失健。处方选用半夏泻心汤加减，方中党参、白术、茯苓、大枣、甘草，健脾和胃；黄芩、黄连，清胃热；法半夏、干姜温中和胃降逆，与芩、连苦寒相配，相反相成，图增药效；枳实、厚朴、香附、乌药，理气消痞，气行则血活，通则不痛，因此几味相配，又能兼顾止痛；神曲健脾消食导滞。用半夏泻心法治胃痞在后世应用很广，不仅伤寒误下成痞，即不由误下而寒中阻致痞，以及湿热留恋，脾胃虚弱，升降失调致痞者，多从此法加减，而且疗效很好。病例 3 诊为慢性浅表性全胃炎。辨证属脾胃虚寒，运化失健。处方选用香砂六君子汤加减，方中党参、白术、茯苓、甘草组成四君子汤为补脾益气之基本方，亦是补虚法中的常用方，很多补气之剂，都从此方化裁而成。盖大凡久患脾胃病者，其脾气多虚，此其常理，该病例选用此方为基本方亦甚为恰当。在此基础上加入黄芪，其补脾益气之力更宏；法半夏、陈皮和胃降逆气，以平息呕吐清涎之厄；木香、砂仁、干姜、吴茱萸温中暖胃止痛，还具有健脾醒脾，促进脾气运化之功；神曲、鸡内金消食导滞，有加强消化之力。病例 4 诊为萎缩性胃炎。该证型胃黏膜多伴有肠上皮化生和不典型增生变化，现代医学认为是胃癌的癌前病变。辨证属胃痛日久伤阴，胃阴亏虚夹瘀，运化失健。处方选用益胃汤（《温病条辨》）合芍药甘草汤加减，方中沙参、麦冬、玉竹、石斛、白芍、太子参益气养阴生津，加入乌梅与养阴药相伍，起到酸甘化阴，以增强养阴益胃之效能，另外白芍重用，既能养阴又能缓急止痛，具有一药多效之功；白花蛇舌草清热解毒，抑杀幽门螺杆菌，还具抗癌治疗作用；素馨花、郁金行气止痛，尤以素馨花具有理气而不伤阴的特质，很适合本证使用；鸡内金消食导滞，火麻仁润肠通便，莪术活血化瘀，甘草调和诸药。诸药合用，共奏养阴生津、行气消痞、缓急止痛、消食益胃、活血化瘀、润肠通便之功。病例5诊为慢性胃窦炎伴隆起糜烂。本病例发病过程，呈现胃痛、胀，频频嗳气反酸的症状。反酸者，肝气也。肝在五行属木，酸味属肝，之所以嗳气反酸，是因为肝气犯胃之故，又因饮食不慎伤胃，乃至胃痛复发。辨证属肝气犯胃，食滞胃肠，中焦湿热，胃失和降。处方选用柴芍六君子汤合平胃散加减。六君子汤治脾胃不健，饮食不思，胸膈不利，或脘胀呕吐吞酸，大便不调等。柴胡、白芍疏肝柔肝，以平肝旺犯胃；平胃散以苍术燥湿健脾，厚朴除满宽胸，陈皮理气化湿，甘草调和脾胃，合用成为燥湿健脾之主方。脾胃湿胜，积滞胃呆，出现上述诸证，是属土气敦阜之象，故药用辛香温燥，祛其湿滞，理其脾胃，使中运得复，则诸证自除。但须注意，舌苔白腻而厚，口和不渴，心下痞满，倦怠恶食等，为本方主要适应证。但本例舌质略红，苔薄黄微腻，已有湿从热化之势，故方中加入黄芩、蒲公英之苦寒清热药，企使湿热两清。方中加用延胡索、大腹皮、莱菔子、木香之辛燥行气之品，旨在增强健脾燥湿、行气止痛作用。

（三）慢性腹泻

【病例1】程某某，女，46岁。2004年6月18日初诊。腹痛腹泻反复发作5年。曾在市某医院做X线钡餐检查提示结肠痉挛激惹。刻诊：脐周腹痛阵作，心情不舒或情绪紧张时易发，肠鸣矢气多，腹痛则泻，泻下清稀或黏冻，泻后痛减，日行3～4次，胸满痞闷，食少纳呆。舌淡苔白，脉弦细。大便常规检查无异常。诊为肠道激惹综合征。辨证：情志失调，肝郁气滞，横逆侮脾，脾失健运。治宜抑肝扶脾，理气止泻。处方：自拟调肝健脾止泻方加减［柴胡10 g、党参15 g、苍术10 g、白芍30 g、茯苓15 g、陈皮6 g、防风10 g、芡实15 g、石榴皮10 g、木香10 g（后下）、川连6g、炒枳壳10g、香附10g、甘草6g〕。5剂，日1剂，水煎分3次服。

二诊：腹痛矢气频率明显减少，肠鸣亦轻，大便稍烂成堆状，日2次，纳稍增。舌淡苔白，脉弦细。上方去川连，加炒升麻10g、山楂10g。5剂，日1剂，水煎分3次服。

三诊：腹痛肠鸣、胸脘痞闷全消，大便呈条状，日1次，纳增。舌淡苔薄白，脉弦细。上方去柴胡，续用10剂，巩固疗效。

【病例2】苏某某，男，38岁。2006年8月4日初诊。腹痛腹泻反复发作3年余。曾在本院做肠镜检查示溃疡性结肠炎。诉某日与朋友聚餐后，次日即腹痛腹泻，泻下急迫，粪色黄褐而臭，带有黏冻，泻而不爽，里急后重，肛门灼热，烦热口渴，小便短赤。舌尖边红，苔黄腻，脉滑数。诊为慢性溃疡性结肠炎急性发作。辨证：旧有肠疾，不慎伤食，酿生湿热，雍阻肠胃，传化失常。治宜清热燥湿，调气行血。处方：葛根芩连汤合芍药汤（《素问病机气宜保命集》）加减〔葛根30g、黄芩10g、黄连6g、白芍30g、当归10g、木香10g（后下）、槟榔10g、苍术10g、白头翁15g、茯苓15g、枳壳10g、甘草6g〕。5剂，日1剂，水煎分3次服。

二诊：腹痛腹泻、里急后重大减，大便稍烂，少许黏冻，肛门灼热已退，口不渴，尿淡黄。舌尖边红，苔微黄腻，脉滑略数。上方加乌药10g、车前子10g。5剂，日1剂，水煎分3次服。

三诊：腹痛腹泻、里急后重全消，大便呈条状，日行1次，无黏冻，尿淡黄。守上方继服10剂。病情稳定后，改用自拟调肝健脾止泻方15剂，制成膏方，分45日服，以期巩固远期疗效。

【病例3】余某某，女，65岁。2010年5月14日初诊。脐腹隐痛、泄泻反复发作5年。有慢性结肠炎病史。刻诊：脐腹隐隐作痛，绵绵不已，尤以早晨5～6时，腹痛肠鸣，泻下清稀，泻后腹痛暂缓解，大便夹杂少许黏液，日行3～4次。倦怠乏力，面色萎黄，饮食少思，厌食油腻。舌淡胖，边有齿痕，苔白略腻，脉弦细。诊为慢性结肠炎。辨证：脾肾阳虚，运化无能，传导失司。治宜温肾暖脾，固肠止泻。处方：附子理中汤合四神丸加减（红参10g、熟附子15g、白术10g、干姜6g、破故纸12g、五味子10g、肉豆蔻8g、吴茱萸3g、升麻10g、茯苓15g、鸡内金8g、炒麦芽15g、罂粟壳6g、白芍30g、甘草6g）。7剂，日1剂，水煎分3

次服。

二诊：腹痛减轻且时间缩短，水样便已消失，便质稍烂，日行 2 次，纳稍增。舌淡胖，边有齿痕，苔白略腻，脉弦细。上方去茯苓，加诃子 10 g。7 剂，日 1 剂，水煎分 3 次服。

三诊：腹痛基本消除，大便成形，日行 1 次，纳增。舌淡胖，边有齿痕，苔薄白，脉弦细。上方去升麻、罂粟壳，加芡实 15 g、黄芪 30 g。7 剂，日 1 剂，水煎分 3 次服。

四诊：腹痛全消，大便稍烂，日行 1 次，稍觉咽干，尿稍黄。舌淡红，苔薄白，脉弦细。上方去干姜，熟附子改为 10 g，加禹余粮 10 g。7 剂，日 1 剂，水煎分 3 次服。

五诊：腹痛止，大便呈条状，日行 1 次，纳食恢复如常，气力增，面色稍润泽，略显华色。舌淡红，苔薄白，脉弦细。守上方续用 10 剂，巩固疗效。

【病例 4】苏某某，男，38 岁。2009 年 8 月 20 日初诊。诉腹痛、腹泻 3 年余。曾在外院做肠镜检查，诊为慢性溃疡性结肠炎。刻诊：近感倦怠乏力，时有头晕，下腹部疼痛，大便稀烂，日行 3～4 次，有里急后重感，便下或见黏液脓血，便后腹痛减轻，不思饮食，口干口苦，小便微黄。舌质略红，舌苔白厚，舌根黄苔，舌边有齿印，脉濡数。诊为慢性溃疡性结肠炎。辨证：脾虚失运，内生湿热，蕴结大肠，热伤肠络，气滞肉腐。治宜清热解毒，理气化湿。处方：葛根芩连汤合香连丸加减［党参 15 g、木香 10 g（后下）、葛根 15 g、黄芩 10 g、黄连 6 g、木棉花 15 g、槐花 15 g、白芍 15 g、槟榔 12 g、土茵陈 15 g、乌药 10 g、神曲 10 g、甘草 6 g］。7 剂，日 1 剂，水煎分 3 次服。

二诊：腹痛、便脓血明显好转，大便溏，日行 1～2 次，有少许黏液，口干、口苦减轻，胃纳稍增。舌质略红，舌苔白略厚，舌边有齿印，脉濡略数。上方去葛根、木棉花，加苍术 10 g、茯苓 15 g。7 剂，日 1 剂，水煎分 3 次服。

三诊：腹痛、便脓血基本消失，大便成形，日行 1～2 次，未见黏液，口干口苦消除，纳增如常，头晕乏力稍好转。舌淡红，苔薄白略腻，舌边略有齿印，脉细濡。上方去黄芩、土茵陈，加薏苡仁 15 g、芡实 15 g。7 剂，日1剂，水煎分3次服。

四诊：腹痛、便脓血完全消除，大便呈条状，日行1次，无黏液，头晕乏力明显好转。舌淡红，苔薄白，脉细濡。守上方15剂，以健脾燥湿、顾护肠胃，巩固疗效。

【病例5】梁某某，女，41岁。2008年9月10日初诊。大便时溏时泻反复发作4年余，曾做结肠镜检查未发现异常。刻诊：大便时溏时泻，日行3～4次，无腹痛但腹胀闷不适，泻下水谷不化之物，稍进油腻之品则便次增多，饮食减少，面色萎黄，肢倦乏力。舌淡苔白，脉细弱。诊为慢性吸收不良综合征。辨证：脾胃虚弱，运化无权，水谷不化，清浊不分，气血化生乏源。治宜益气升清、健脾止泻。处方：参苓白术散合补中益气汤加减（红参10g、白术10g、茯苓15g、山药15g、莲肉15g、炒扁豆15g、薏苡仁30g、砂仁10g、鸡内金8g、炒麦芽15g、陈皮6g、炒枳壳10g、黄芪15g、芡实15g、甘草6g）。7剂，日1剂，水煎分3次服。

二诊：泄泻改善，大便稍烂，日行1～2次，腹胀闷减轻，纳食稍增。舌淡苔白，脉细弱。守上方7剂，日1剂，水煎分3次服。

三诊：大便稍烂，日行1次，腹胀闷消失，纳食恢复如常，肢倦乏力减轻。舌淡苔薄白，脉细稍弱。上方去炒扁豆、薏苡仁，加诃子10g、当归10g。7剂，日1剂，水煎分3次服。

四诊：大便软成条状，肢倦乏力基本恢复正常，面色稍红润有光泽。守上方续用10剂，以巩固疗效。

【病例6】李某某，男，61岁。2007年11月20日初诊。腹痛腹泻反复发作6年。曾于市某医院做结肠镜检查示慢性溃疡性结肠炎。刻诊：脐周腹痛，时发时止，大便稀溏，日行3～4次，有时夹杂脓血黏冻，无里急后重，脘腹痞满，纳食呆滞，疲倦乏力，口苦尿黄。舌质略红，苔黄腻，脉弦滑。诊为慢性溃疡性结肠炎。辨证：脾气亏虚，运化失常，寒热错杂，壅滞肠胃，伤络腐肉。治宜健脾行气，平调寒热，祛腐生肌。处方：乌梅丸加减（乌梅25g、黄连10g、黄柏10g、当归10g、炒枳壳10g、党参15g、干姜10g、熟附子10g、细辛3g、山药30g、炒扁豆15g、白头翁15g、神曲10g、甘草6g）。7剂，日1剂，水煎分3次服。另外用珍珠层粉5g、白芨25g、血竭3g、三七粉5g、黄连10g。7剂，日1剂，水煎浓缩 150 mL，保留灌肠。

二诊：腹痛大减，大便稍烂，日行 2～3 次，夹杂脓血黏液减少，脘腹痞满稍减轻。舌质略红，苔微黄腻，脉弦略滑。上方加厚朴 10 g。7 剂，日 1 剂，水煎分 3 次服。灌肠药如上法，隔日灌肠 1 次。

三诊：腹痛已除，大便成形，日行 1～2 次，无脓血黏液，痞满大减，唯纳食欠佳，口苦尿黄未已，稍觉疲倦乏力。舌质略红，苔微黄略腻，脉弦略滑。上方去干姜、细辛，加山楂 10 g、鸡内金 8 g、槐花 15 g，乌梅减量至 10 g。7 剂，日 1 剂，水煎分 3 次服。停用灌肠药。

四诊：脘腹痞满基本消失，大便软成条状，日行 1～2 次，纳食增，口苦消除，尿淡黄，疲倦乏力渐减，精神体力基本恢复。舌质淡红，苔薄白，脉弦细。上方去乌梅、黄柏，加苍术 10 g、白芍 15 g。10 剂，日 1 剂，水煎分 3 次服。

五诊：腹痛痞满全消，大便条状，日行 1 次，纳增，无口苦，尿淡黄或清，精神体力恢复。舌淡红，苔薄白，脉弦细。续守上方 15 剂，巩固疗效。

【病例 7】李某某，女，58 岁。2008 年 9 月 29 日初诊。腹痛腹泻反复发作 4 年余。曾于本院做结肠镜检查示慢性溃疡性结肠炎。刻诊：脐周腹痛，时发时止，大便稀溏，日行 3～4 次，有时夹杂脓血黏冻，里急后重，便后腹痛减缓，口干口苦，纳呆尿黄，有时头晕乏力。舌边尖红，边有齿印，舌根黄腻，脉细濡略数。诊为慢性溃疡性结肠炎。辨证：脾气亏虚，运化失常，湿热蕴结大肠，瘀滞腐肉。治宜健脾行气，清热化湿和血，祛腐生肌。处方：香连丸合芍药汤加减［党参 15 g、白芍 25 g、当归 10 g、木香 10 g（后下）、川连 6 g、黄芩 10 g、茯苓 15 g、炒枳壳 10 g、白头翁 15 g、秦皮 10 g、乌药 10 g、槟榔 10 g、木棉花 15 g、神曲 10 g、甘草 6 g］。7 剂，日 1 剂，水煎分 3 次服。另外用川连 10 g、白头翁 30 g、白芨 20 g、珍珠层粉 5 g、三七粉 5 g。7 剂，每日 1 剂，水煎浓缩成 150 mL，保留灌肠。

二诊：腹痛大减，大便稍烂，日行 2 次，夹杂脓血黏液减少，里急后重明显减轻，口干口苦、尿黄稍减缓，纳食稍增。舌边尖稍红，边有齿印，舌根稍黄腻，脉细濡略数。口服中药续上方 7 剂，日 1 剂，水煎分 3 次服。

灌肠中药续上方3剂，隔日1剂，保留灌肠。

三诊：腹痛基本消除，大便稍烂，日行2次，偶见便中脓血黏液，已无里急后重感，口干口苦轻微，纳食增，尿淡黄。舌淡红，边有少许齿印，舌根稍黄腻，脉细濡。上方口服中药去黄芩、白头翁、槟榔，加苍术10 g、山药15 g、芡实15 g。7剂，日1剂，水煎分3次服。停用灌肠中药。

四诊：腹痛消除，大便成形，日行1～2次，便中脓血黏液消失，无里急后重，已无口干口苦，纳食恢复正常，尿淡黄。舌淡红，苔薄白，脉细略濡。守上方续用15剂，巩固疗效。

【按】慢性腹泻临床多见于慢性结肠炎、肠道激惹综合征及吸收不良综合征，其基本病机为脾虚湿盛。在脾虚情况下，容易导致肝旺乘脾、命门火衰之变而泄泻；湿盛多由外邪侵袭以及脾失健运、湿邪内生所致，慢性泄泻以湿邪内生多见。湿邪表现为寒湿或湿热两种。临床一般以运脾化湿为治疗大法。泻重者，以温燥或清化，佐以分利。久泻以益气健脾为主，若脾虚肝气乘脾，或脾虚及肾，致肾阳虚衰，当分别予以健脾渗湿、抑肝扶脾、温肾补脾为治法。本组7例病例均属于慢性腹泻范畴。病例1诊为肠道激惹综合征。辨证：情志失调，肝郁气滞，横逆侮脾，脾失健运所致。处方：以自拟调肝健脾止泻方加减。方中柴胡、白芍柔肝抑肝，党参、苍术、茯苓、陈皮、炒枳壳健脾扶脾，木香、香附行气止痛，防风燥湿止泻，芡实收敛止泻，石榴皮酸涩止泻，川连清热燥湿止泻，甘草调和诸药。诸药相伍，共奏抑肝扶脾、理气止泻之功。病例2诊为慢性溃疡性结肠炎急性发作。辨证：旧有肠疾，不慎伤食，酿生湿热，壅阻肠胃，传化失常。处方：选用葛根芩连汤合芍药汤（《素问病机气宜保命集》）加减。方中黄芩、黄连、白头翁苦寒燥湿止泻，葛根升阳止泻，白芍、当归、甘草和营以治泻便中之黏液，木香、槟榔、枳壳调气行滞以止腹痛，苍术、茯苓燥湿利湿以健脾止泻。诸药合用，以达清热燥湿，调气行血之目的。病例3诊为慢性结肠炎。辨证：脾肾阳虚，运化无权。治宜温肾暖脾，固肠止泻。处方：附子理中汤合四神丸加减。方中附子理中汤温中健脾化湿；四神丸暖脾温肾、固肠止泻；升麻升清阳，茯苓健脾祛湿；鸡内金、炒麦芽健脾消食；罂粟壳涩肠止泻功专力宏，不宜久用；白芍缓急止痛，安脾止泻。病例4诊为慢性溃疡性结肠炎，其病情发生与病例2基本相同。病例2在急性发作期过后，改用调肝健脾止泻方加减治疗，重在治本。而病例4则肠道湿热贯彻始终，因此清化湿热之用药亦为始终，只不过由重而轻，逐渐减少而已。病例5诊为慢性吸收不良综合征。辨证：脾胃虚弱，运化无权，水谷不化，清浊不分，气血化生乏源。处方：参苓白术散合补中益气汤加减。方中红参、白术、山药、莲肉健脾益气，黄芪助红参补中益气，茯苓、炒扁豆、薏苡仁健脾祛湿，砂仁温中醒脾，鸡内金、炒麦芽消食以运脾，陈皮、炒枳壳行气导滞，芡实收敛止泻，甘草调和诸药。病例6诊为慢性溃疡性结肠炎。辨证：脾气亏虚，运化失常，寒热错杂，壅滞肠胃，伤络腐肉。处方：乌梅丸加减。乌梅丸本为温脏安蛔方剂，此方在《伤寒论》中本为厥阴病出其治法。厥阴内寄相火，阴中有阳，及其为病，每厥热相兼，寒热错杂；同时风木之病，常影响中土。前人尝谓厥阴病是寒热错杂、土虚木克之证，因此乌梅丸移治寒热错杂、中土虚弱之泄泻亦属合拍。方中重用乌梅，涩肠止泻，正气虚弱久泻尤宜，黄连、黄柏、白头翁苦寒清热止泻，干姜、熟附子、细辛温中散寒，党参、山药、炒扁豆、神曲健脾益气、消食养胃，当归养血，甘草调和诸药。病例7诊为慢性溃疡性结肠炎。辨证：脾气亏虚，运化失常，湿热蕴结大肠，瘀滞腐肉。处方：香连丸合芍药汤加减。党参健脾益气，白芍缓急止痛，川连、黄芩、白头翁清热止泻，木香、炒枳壳、秦皮、乌药、槟榔行气止痛，茯苓健脾祛湿，木棉花化湿止泻，神曲消食和胃，当归养血，甘草调加诸药。该病例与病例6相比较，病例6为寒热错杂、土虚木克之证，而该病例则为湿热偏盛、脾土虚弱之证，二者均有肠络损伤，瘀滞肉腐较重之象。

另外，此类慢性腹泻病例，尤其是慢性溃疡性结肠炎，在其发病过程中，出现腹痛，里急后重，便下黏液脓血，有的较轻，有的较重。如病例1、病例2、病例4较轻，病例6、病例7较重，口服用药上根据前代名医刘河间指出的"调气则后重自除，行血则便脓自愈"。故在一诊或二诊时选用木香、枳壳、乌药、槟榔等行气药，以及当归、白芍等养血药，不仅理气止痛，而且能祛腐生新。病例6、病例7里急后重、脓血便较明显，因此两例均予白芨、珍珠层粉、三七粉、血竭、黄连等祛腐生肌、清热解毒之中药保留灌肠，与内服药相辅相成，达到提高治疗效果之目的。

四、风湿类病案

（一）风湿性关节炎、类风湿性关节炎、痛风性关节炎

【病例1】汪某某，女，38岁。1998年4月8日初诊。诉四肢关节疼痛1月余。诊见：四肢关节疼痛，肩、肘、膝关节明显，关节无畸形，左膝关节稍红肿，触之稍热，口渴。舌稍红，苔微黄略腻，脉弦细滑。查：血沉46 mm/h，抗"O"1260 IU/mL，类风湿因子阴性。诊为风湿性关节炎。辨证：外感风湿，郁而化热，痹阻经络。治宜清热解毒、祛风除湿、通经活络。处方：自拟清热解毒祛湿通络方加减 [黄柏10 g、薏苡仁15 g、牛膝15 g、苍术10 g、防风10 g、寻骨风10 g、伸筋草15 g、秦艽10 g、威灵仙10 g、忍冬藤15 g、知母15 g、制川乌15 g（先煎半小时）、羌活10 g、独活10 g、甘草6 g]。7剂，日1剂，水煎分3次服。服用时加蜂蜜约50 mL。

二诊：四肢关节疼痛减轻，左膝关节红肿略退，局部热感消失，稍觉口干渴。舌淡红，苔微黄腻，脉弦细滑。上方加白芍15 g。7剂，日1剂，水煎分3次服。服用时加蜂蜜约50 mL。

三诊：四肢关节疼痛轻微，活动自如，左膝关节红肿全消，口干渴减轻。苔薄微黄腻，脉弦细。上方去黄柏、制川乌、忍冬藤，加豨莶草30 g、络石藤15 g、玄参15 g。7剂，日1剂，水煎分3次服。

四诊：四肢关节疼痛全消，活动自如，口干渴消失。苔薄白，脉弦细。续上方10剂，巩固疗效。复查血沉、抗"O"均正常。

【病例2】李某某，男，43岁。2009年2月下旬初诊。四肢关节疼痛反复发作5年，近周复发。既往有急性关节炎病史。诊见：四肢关节疼痛，肘膝关节明显，遇寒冷易发或加重，局部不红，触之稍冷，热敷则安，肢体活动稍僵，关节无肿大变形，脘痞纳呆，二便调。舌淡苔白略腻，脉弦细。查：血沉38 mm/h，抗"O"380 IU/mL，类风湿因子阴性。诊为慢性风湿性关节炎。辨证：外感风寒湿，痹阻经络，气血不畅，胃气不和。治宜温经通络、祛风散寒除湿、佐以健脾和胃。处方：乌头汤加味 [制川

乌 15 g（先煎半小时）、白芍 15 g、麻黄 10 g、黄芪 15 g、细辛 3 g、秦艽 10 g、威灵仙 10 g、络石藤 15 g、鸡血藤 15 g、乌药 10 g、厚朴 10 g、神曲 10 g、甘草 6 g]。7 剂，日 1 剂，水煎分 3 次服。服用时加蜂蜜约 50 mL。

二诊：关节疼痛大轻，局部触之不冷，活动尚灵活，脘痞减轻，纳稍增。舌淡苔白，脉弦细。上方制川乌减至 10 g，麻黄减至 6 g，加炒麦芽 15 g。7 剂，日 1 剂，水煎分 3 次服。服用时加蜂蜜约 50 mL。

三诊：关节疼痛全消，局部温暖，活动自如，脘痞轻，纳增。舌淡苔薄白，脉弦细。复查血沉 20 mm/h。继用上方 7 剂，巩固疗效。

【病例 3】钟某某，男，32 岁。2012 年 3 月 22 日初诊。诉右脚踝关节红肿疼痛 3 天，局部灼热，不能任地，行走痛甚。诊见：右脚踝关节红肿疼痛，触之灼热痛甚，行走困难，关节无畸形，无外伤史。舌边尖红，苔微黄厚腻，脉弦滑略数。查血尿酸：684 μmol/L。诊为痛风性关节炎。辨证：饮食不节，聚湿化热，肾泄不畅，湿热流串足踝，瘀阻经脉。治宜清热解毒、祛湿通络、化瘀止痛。处方：自拟清热解毒祛湿通络方加减（黄柏 10 g、薏苡仁 15 g、牛膝 15 g、苍术 10 g、防风 10 g、寻骨风 10 g、伸筋草 15 g、秦艽 10 g、威灵仙 10 g、忍冬藤 15 g、鸡血藤 15 g、羌活 10 g、独活 10 g、金钱草 30 g、甘草 6 g）。7 剂，日 1 剂，水煎分 3 次服。

二诊：右踝关节红肿疼痛明显减轻，行走时稍痛，触摸局部微热。舌淡红，苔薄白略腻。上方去忍冬藤、鸡血藤，加木瓜 15 g、萆薢 15 g。7 剂，日 1 剂，水煎分 3 次服。

三诊：右踝关节红肿疼痛消失，行走自如，局部无灼热压痛。舌淡红，苔薄白。复查血尿酸 468 μmol//L。改六味地黄汤加味：熟地 15 g、山茱萸 15 g、山药 15 g、丹皮 10 g、泽泻 10 g、茯苓 15 g、苍术 10 g、薏苡仁 15 g、伸筋草 15 g、秦艽 10 g、威灵仙 10 g、鸡血藤 15 g、木瓜 15 g、甘草 6 g。7 剂，日 1 剂，水煎分 3 次服，以益肾祛湿，活血通络，巩固疗效。

【病例 4】龙某某，男，62 岁。四肢关节肿大疼痛，反复发作 6 年余。手指关节僵硬，屈伸不利，双踝关节外侧肿块坚硬如石。近周右手指红肿疼痛再发，于 2014 年 11 月 13 日就诊。既往有痛风病史。刻诊：右手指暗红稍肿，拇指较显，触之灼热，屈伸疼痛加重。舌暗红，苔薄微黄腻，脉弦细略数。查血尿酸：656 μmol//L。诊为慢性痛风性关节炎并痛风性关节结石。辨证：饮食不节，聚湿化热，肾泄不畅，湿热延伸至手足踝关节，瘀结成石，阻滞经脉。治宜清热解毒、祛湿通络、化瘀止痛。处方：自拟清热解毒祛湿通络方加减（黄柏 10 g、薏苡仁 15 g、牛膝 15 g、苍术 10 g、防风 10 g、寻骨风 10 g、伸筋草 15 g、秦艽 10 g、威灵仙 10 g、忍冬藤 15 g、羌活 10 g、独活 10 g、金钱草 30 g、乳香 10 g、没药 10 g、甘草 6 g）。7 剂，日 1 剂，水煎分 3 次服。

二诊：右手拇指红肿疼痛明显减轻，灼热感基本消失，其余关节僵硬稍减。舌暗红，苔薄白，脉弦细。上方去忍冬藤、金钱草，加络石藤 15 g、海风藤 15 g。7 剂，日 1 剂，水煎分 3 次服。

三诊：右手拇指肿痛、灼热感全消，余关节僵硬减轻。舌暗淡，苔薄白，脉弦细。痛风急性发作期缓解。复查血尿酸：426 μmol//L。上方去黄柏、乳香、没药，加海浮石 15 g、鸡内金 15 g、宽筋藤 15 g。10 剂，冀以软坚散结、舒筋活络，缓以图功。

【病例 5】梁某某，女，38 岁。周身关节疼痛反复发作 3 年余，曾在外院诊为类风湿性关节炎。于 2013 年 12 月初在我处就诊。刻诊：周身关节疼痛，双手腕关节、指关节痛甚，阴雨天气加重，晨起手指僵硬，右手腕关节稍红肿微热，活动受限。舌质略红，苔薄微黄，脉弦细略数。查：血沉 46 mm/h，抗 "O" 500 IU/mL，类风湿因子阳性。诊为类风湿性关节炎。辨证：外感风湿，郁而化热，痹阻经络。治宜祛风除湿，清热凉血，通经活络。处方：桂枝芍药知母汤加减［桂枝 10 g、白芍 15 g、知母 30 g、地龙 15 g、秦艽 15 g、威灵仙 15 g、海风藤 15 g、络石藤 15 g、忍冬藤 15 g、制川乌 10 g（先煎 20 min）、制草乌 10 g（先煎 20 min）、羌活 10 g、独活 10 g、甘草 6 g］。15 剂，日 1 剂，水煎分次服。服用时加蜂蜜约 50 mL。

二诊：关节疼痛大减，晨僵轻微，局部已无热感，右手腕关节微肿，活动尚可。舌淡红，苔薄白，脉弦细。知母用量减至 15 g，加鸡血藤 15 g、木瓜 15 g。15 剂，日 1 剂，水煎分 3 次服。服用时加蜂蜜约 50 mL。

三诊：关节痛止，晨僵消失，局部热肿全消，活动自如。舌淡红，苔薄白，脉弦细。复查：血沉 18 mm/h，抗 "O" 400 IU/mL，类风湿因子阴性。

病情好转，续守上方10剂，巩固疗效。

【病例6】袁某某，男，56岁。四肢关节及腰脊疼痛8年，近2年双膝双腕关节逐渐肿大变形。于2010年2月末在我处就诊。刻诊：四肢及腰脊关节疼痛，双腕双膝尤甚，局部肿大变形，活动受限，晨起手指僵硬，肢节寒冷，每遇阴寒天气易发作或加重。纳食二便可，眠欠佳。舌淡苔白，边有齿痕，脉弦细。查：血沉50 mm/h，抗"O"320 IU/mL，类风湿因子阳性。诊为慢性类风湿性关节炎。辨证：外感风寒湿，痹阻经络，血行不畅，久痹内舍肝肾，筋骨失养。治宜温经散寒除湿，舒筋活络，养肝益肾。处方：乌头汤加味［熟地15 g、当归15 g、制川乌15 g（先煎30 min）、细辛3 g、麻黄10 g、白芍15 g、黄芪15 g、秦艽10 g、威灵仙10 g、络石藤15 g、蜂房10 g、乌梢蛇10 g、蜈蚣3 g、甘草6 g］。7剂，日1剂，水煎分3次服。服用时加蜂蜜约50 mL。

二诊：关节疼痛大减，活动尚可，肢节有暖感，手指僵硬减轻，眠稍安。舌淡苔薄白，边有齿痕，脉弦细。上方制川乌减量至6 g，麻黄6 g，加巴戟天10 g、夜交藤15 g。7剂，日1剂，水煎分3次服。

三诊：关节疼痛基本消失，活动尚可，手指晨僵大减，肢节温暖，眠安。舌淡苔薄白，脉弦细。守上方7剂，日1剂，水煎分3次服。

四诊：关节痛全消，能自如活动，手指晨僵轻微，双腕双膝关节肿大减轻，纳食二便如常。舌淡苔薄白，脉弦细。上方去制川乌、麻黄、细辛、夜交藤，加海风藤15 g、宽筋藤15 g、桑寄生15 g、千斤拔15 g。14剂，日1剂，水煎分3次服。

五诊：关节痛消，活动自如，手指晨僵好转，腕膝关节轻度肿大，手足温暖。舌淡苔薄白，脉弦细。复查：血沉16 mm/h，抗"O"300 IU/mL，类风湿因子阴性。病情好转。上方去乌梢蛇、蜈蚣，加山茱萸15 g、川芎10 g。14剂，日1剂，水煎分3次服，巩固疗效。

【按】本组6例病例中，病例1诊为风湿性关节炎，病例2为慢性风湿性关节炎，病例3为痛风性关节炎，病例4为慢性痛风性关节炎，病例5为类风湿性关节炎，病例6为慢性类风湿性关节炎。病例1、病例3、病例5为急性发病，病程时间短；病例2、病例4、病例6为慢性发病，病程时间长。究其病因，病例1、病例2、病例5、病例6，其外因是由于风寒湿热等外邪侵袭人体，痹阻经络，气血运行不畅；内因则是气血亏虚，脏腑亏损，致使外邪乘虚侵袭人体、肌肉、筋骨、关节而发病。而病例 3、病例 4 其病因主要为湿邪引发，多由饮食肥甘厚腻之品，导致内湿壅盛，郁而化热，热毒痹阻经络关节而发。6 例病例均属中医痹病范围。痹者，闭也。经脉闭阻不通使然。正如《类证治裁》指出"诸痹……良由营卫先虚，腠理不密，风寒湿乘虚内袭，正气为邪所阻，不能宣行，因而留滞，气血凝滞，久而成痹"。治疗原则是祛邪通络、活血止痛。首选辨别风寒湿热之证。风邪偏胜者，则关节疼痛游走不定，痛无定处；寒邪偏胜者，则疼痛比较剧烈，痛处固定；湿邪偏胜者，则疼痛不甚，肢体重着，活动不灵；热邪偏胜者，则关节红肿灼热，疼痛较剧，痛处固定。如病例 1 辨证为风湿热痹，予自拟清热解毒祛湿通络方加减治疗。病例 3 为痛风性关节炎，病例 4 为慢性痛风性关节炎，均属湿热痹范围，只不过其湿邪不是外邪之湿引发，而是由饮食肥甘厚味，酿湿生热，肾泄失畅所致，因此亦用自拟清热解毒祛湿通络方加减治疗。病例 2 及病例 6 均属寒痹范畴，均用乌头汤加味治疗。

类风湿性关节炎，中晚期出现关节僵硬变形，病邪累及筋骨，病涉肝肾，病情顽固。《金匮要略》中名其为"历节"，又有医书名其"尪痹"。属于湿热者，用桂枝芍药知母汤加味治疗，重用知母，以行清热泻火、滋阴润燥之功。筋脉挛缩、关节变形，病程时间较长，属于寒湿者，宜加用蜂房、乌梢蛇、蜈蚣等虫类药，以加强搜剔通络之效。

由于各痹痛较剧，使用制川乌、制草乌止痛者，服药时宜加蜂蜜少许，以防药毒反应，增强止痛作用。《神农本草经》谓蜂蜜"主心腹邪气，诸惊痫痉，安五脏诸不足，益气补中，止痛解毒，除众病，和百药，久服强志轻身"。《本草纲目》进一步总结本品"入药之功有五：清热也，补中也，解毒也，润燥也，止痛也"。因此诸痹疼痛较甚者，尤其是类风湿性关节炎后期，关节肿大变形，顽痼性疼痛，活动僵硬，伴气血亏虚，须长期使用制川乌、制草乌者，更宜加蜜服用。尤其是制川乌、制草乌用量在 10 g 或 10 g 以上者，还须久煎，降低药物毒副作用，保证用药安全。

（二）退行性骨关节炎

【病例 1】黄某某，男，73 岁。2004 年 4 月 19 日初诊。时值春暖乍寒，早上外出锻炼身体时，汗出脱衣受冷，腰痛突发，转侧弯腰时痛甚。腰椎正侧位摄片示第 3～6 椎间骨质增生，椎间隙狭窄。刻诊：舌稍暗淡，苔薄白，脉弦细。诊为腰椎退行性骨关节炎。辨证：肾气亏虚，腰骨失养，复因汗出受寒，痹阻经脉，血行不畅。治宜益肾壮骨，疏风温经散寒，通经活络。处方：左归丸合桂枝汤加减（熟地 15 g、山药 15 g、枸杞子 10 g、山茱萸 15 g、菟丝子 10 g、川牛膝 15 g、龟板 15 g、桂枝 10 g、白芍 15 g、防风 10 g、鸡血藤 15 g、乳香 10 g、没药 10 g、甘草 6 g）。7 剂，日 1 剂，水煎分 3 次服。

二诊：腰痛明显减轻，转侧弯腰少痛。舌稍暗淡，苔薄白，脉弦细。上方加杜仲 10 g、千斤拔 15 g。7 剂，日 1 剂，水煎分 3 次服。

三诊：腰痛完全好转，转侧弯腰无碍，活动自如。上方去桂枝、白芍、防风，加续断 15 g、田七粉 3 g（冲服）。7 剂，日 1 剂，水煎分 3 次服，以资益肾壮骨，巩固疗效。

【病例 2】劳某某，女，62 岁。2015 年 6 月 16 日初诊。腰痛痠软，喜按喜揉，腿膝无力，遇劳更甚，卧则减轻，少腹拘急，手足冷，反复发作已半年，近周加重。腰椎正侧位摄片示第 3～6 椎间骨质增生，椎间隙狭窄。刻诊：舌淡，苔薄白，脉沉细。诊为腰椎退行性骨关节炎。辨证：肾阳精气亏虚，腰脊筋脉失养。治宜温补肾阳，和络止痛。处方：右归丸加减 [熟地 15 g、山茱萸 15 g、枸杞子 10 g、菟丝子 10 g、杜仲 10 g、熟附子 10 g、肉桂 8 g、当归 10 g、鹿角胶 10 g（烊化）、补骨脂 10 g、千斤拔 15 g、乳香 10 g、没药 10 g、全蝎 3 g、甘草 6 g]。7 剂，日 1 剂，水煎分 3 次服。

二诊：腰痛痠软减轻，少腹拘急消失，腿膝稍有力，手足温暖。舌淡苔薄白，脉沉细。守上方续用 7 剂。

三诊：腰痛痠软基本消失，腿膝有力，活动如常。舌淡苔薄白，脉沉细。上方去肉桂、补骨脂、全蝎，加巴戟天 10 g、续断 15 g、鸡血藤 15 g。7 剂，日 1 剂，水煎分 3 次服。

四诊：腰痛痠软完全消失，肢体活动恢复正常。舌淡苔薄白，脉沉细。守上方续用 7 剂，巩固疗效。

【病例 3】孙某某，男，52 岁。2014 年 3 月 31 日初诊。因长期于建筑工地打工，久卧湿地，腰部冷痛重着，转侧不利，逐渐加重，静卧痛不减，遇阴雨天气加重。反复发作已3月余，近2天加重。既往有腰椎骨质增生史。舌淡苔白腻，脉沉弦。诊为腰椎退行性骨关节炎。辨证：肾精气亏虚，复因寒湿侵袭腰部，腰脊筋骨收引凝滞，脉络不畅。治宜散寒祛湿，温经通络。处方：肾着汤合独活寄生汤加减（干姜10 g、茯苓15 g、白术15 g、熟地15 g、山茱萸15 g、独活10 g、秦艽10 g、续断15 g、杜仲10 g、牛膝15 g、桂枝10 g、千斤拔15 g、桑寄生15 g、木瓜15 g、甘草6 g）。7剂，日1剂，水煎分3次服。

二诊：腰冷痛重着减轻，肢体温暖，转侧可。舌淡苔略腻，脉沉弦。上方去白术、桑寄生、续断，加苍术10 g、巴戟天10 g。7剂，日1剂，水煎分3次服。

三诊：腰痛全消，肢体转侧自如。舌淡苔薄白，脉弦细。上方去干姜、桂枝、木瓜，加菟丝子10 g、山药15 g、沙苑子10 g。7剂，日1剂，水煎分3次服，以顾护脾肾收功。

【病例4】朱某某，男，56岁。2008年9月10日初诊。因提水淋菜时，突然腰刺痛难忍，不能弯腰转侧，满头大汗，面白肢凉。既往有腰椎间盘脱出史。腰椎正侧位摄片示第3～5椎间骨质增生，椎间隙狭窄，第5椎向右稍突出。刻诊：舌稍暗淡，苔薄白，脉弦细。诊为腰椎退行性骨关节炎、腰椎间盘突出。辨证：肾气亏虚，腰骨筋脉失养，复因劳作，腰脊闪挫，瘀阻经脉，血行不畅。治宜益肾壮骨、活血化瘀、舒筋活络止痛。处方：予左归丸加减［熟地15 g、山药15 g、枸杞子10 g、山萸肉10 g、龟板10 g、川牛膝15 g、菟丝子10 g、杜仲10 g、续断15 g、制川乌10 g（先煎20分钟）、乳香10 g、没药10 g、田七粉3 g（冲服）、甘草6 g］。7剂，日1剂，水煎分3次服。服用时加蜂蜜约50 mL。

二诊：腰痛明显减轻，稍能弯腰转侧，四肢温暖。舌稍暗淡，苔薄白，脉弦细。上方制川乌用量减至5 g，加千斤拔15 g。7剂，日1剂，水煎分3次服。

三诊：腰痛完全消失，弯腰转侧自如。舌淡苔薄白，脉弦细。上方去制川乌、乳香、没药，加鸡血藤15 g。7剂，日1剂，水煎分3次服，巩固疗效。

【病例5】韦某某，男，52岁。1998年4月7日初诊。拖地板时腰部突然刺痛，转侧加剧，由家属护送到当地县医院诊治。经摄片检查，发现第4至第5腰椎明显增生、腰椎间隙狭窄变形，给服消炎痛及中药身痛逐瘀汤均无效。患者要求手法推拿治疗，但因患者有"冠心病"和"陈旧性心肌梗死"病史未敢施术。刻诊：面容憔悴，头晕耳鸣，拄杖而坐，腰痛不能转侧，眠食甚差。舌暗红，苔薄微黄而干。脉弦细尺弱，偶有结代。第4至第5腰椎间压痛，活动受限。诊为腰椎退行性骨关节炎。辨证：肾精气亏虚，腰脊闪失，瘀阻经脉，血行不畅，筋骨失养。治宜益肾壮骨、活血化瘀、舒筋活络止痛。处方：予左归丸加减［熟地15g、山药15g、枸杞子10g、山萸肉10g、龟板胶10g（烊化）、川牛膝15g、菟丝子10g、杜仲10g、续断15g、乳香10g、没药10g、田七粉3g（冲服）、甘草6g］。7剂，日1剂，水煎分3次服。用白酒3～5匙炒内服中药渣，纱布包裹热烫患处，每天1次；另用制马钱子3g、乳香15g、没药15g、制川乌6g，砂锅炒黄研末，醋调外敷腰痛部位，2日1换。

二诊：腰部疼痛明显减轻，弯腰转侧接近正常，已能弃杖行走，食欲稍振，夜能安寐。舌暗红，苔薄微黄，脉弦细尺弱，偶结代。上方加黄柏10g。7剂，日1剂，水煎分3次服。外用烫药、敷药同上。

三诊：腰痛全消，活动恢复正常，唯头晕耳鸣，体虚未复，局部敷药皮肤微痒。停用外烫、外敷药，原内服药去川牛膝、乳香、没药、田七粉，加党参15g、黄芪30g、神曲10g、千斤拔15g。15剂，日1剂，水煎分3次服，以益肾壮骨，病愈收功。

【按】腰椎增生所致腰痛，屡见不鲜，尤以中老年者多见。究其发病之因，多由内外之因引发。内因与肾虚相关。腰为肾之府，乃肾之精气所溉之域。《素问·脉要精微论》指出："腰者，肾之府，转摇不能，肾将惫矣。"足太阳经过之，任、督、冲、带诸脉亦布其间，故内伤不外乎肾虚。外因则多为感受风寒湿热诸邪及闪挫伤腰等。由于久居冷湿之地，或劳汗当风，衣着湿冷，都可感受寒湿之邪。寒邪凝滞收引，湿邪黏聚不化，腰腿经脉受阻，故腰痛。或长夏之际，岁气湿热行令之时，感受湿热，腰部经脉受到阻遏，亦致腰痛。或因跌仆闪挫，腰部用力不当，导致经络气血阻滞不通，瘀血留着腰部而发生疼痛。临床所见，多由内外之因合并而发。

如《杂病源流犀烛·腰痛病源流》指出："腰者，精气虚而邪客病也。……肾虚其本也，风寒湿热痰饮，气滞血瘀闪挫其标也，或从标，或从本，贵无失其宜而已。"本组病例 1 为腰椎退行性骨关节炎，感受寒邪引发，故以左归丸合桂枝汤酌加乳香、没药、鸡血藤等化瘀通络止痛之品，标本兼顾而愈。病例 2 为腰椎退行性骨关节炎，遇劳诱发。辨证为肾阳亏虚，筋脉失养。以右归丸加续断、千斤拔、全蝎、乳香、没药等，温补肾阳，壮腰强骨，和络止痛，重在治本而愈。病例 3 为腰椎退行性骨关节炎，感受寒湿诱发，标证较明显，故以肾着汤合独活寄生汤加减治疗，酌加续断、千斤拔、山茱萸、木瓜等，以健脾温化祛湿为主，兼顾益肾强筋壮骨而取效。病例 4 为腰椎退行性骨关节炎，因腰脊闪挫而诱发，疼痛较显，故以左归丸补益肾精气为主，加杜仲、续断、制川乌、乳香、没药、田七粉等，以助强壮腰骨、行气活血、和络止痛之功。病例 5 为腰椎退行性骨关节炎，因腰脊闪挫诱发，疼痛较剧烈，并合并心脏病变，治疗宜须慎重。其腰痛以刺痛为主，不能转侧，瘀滞之象甚显。前医被此表象所惑，只顾及瘀血结果，而忽略了导致瘀血之因。顾此失彼，是故治之罔效。盖患者平素头晕耳鸣，尺脉弱，病后腰腿乏力，拄杖而坐，已隐伏肾精亏虚之重候。本虚标实之证较明显。根据本案虚实错杂之病机，拟左归丸加减补肾填精以治本虚；用白酒炒热内服中药之药渣，热烫腰痛处，借用白酒辛散走窜之力，增强药效；另用马钱子、乳香、没药、制川乌研末，外敷以活血化瘀、行气止痛治标实，且此四味治瘀痛功专效宏，虽有毒性，但外用无虞。如此内外合治，药证合拍，故应手而获良效。

五、肺系疾病案

（一）外感咳嗽

【病例 1】易某某，男，38 岁。2014 年 9 月 4 日初诊。恶寒发热，头痛咽痛，鼻塞流浊涕，咳嗽气急，痰稍黄稠，已 3 日。体温 39.6 ℃，曾在社区医疗站给予布洛芬、头孢克洛片、强力枇杷露等治疗，发热稍退，咽痛好转，咳嗽未减。刻诊：舌尖边红，苔薄黄而干，脉浮数。诊为上呼吸道感染。辨证：外感风热，邪犯于肺，肺失宣肃，痰热内蕴。治宜疏风清热解表，宣肺化痰止咳。处方：自拟柴蒿银翘退热方合止咳方加减［柴胡15 g、青蒿30 g、金银花15 g、连翘10 g、大青叶15 g、薄荷10 g（后下）、荆芥10 g（后下）、牛蒡子10 g、桔梗10 g、鱼腥草15 g、法半夏10 g、桑白皮10 g、浙贝母10 g、蝉蜕6 g、桑叶10 g、甘草6 g］。5剂，日1剂，水煎分3次服。

二诊：恶寒发热消退，鼻塞流涕、头痛咽痛好转，咳嗽减轻，痰量减少。舌淡红，苔薄微黄，脉弦细。体温36.7 ℃。上方去柴胡、青蒿、荆芥、大青叶，加枇杷叶10 g、百部10 g、射干10 g。4剂，日1剂，水煎分3次服。药后咳嗽瘥，外感症状全消。病愈。

【病例2】刘某某，女，46岁。2015年3月20日初诊。咳嗽半月余，夜间咳重，痰白质稀，喉间痰鸣，咳甚则呕吐，纳呆。舌淡红，苔白厚，脉弦细。胸部平片示两肺纹理粗乱。诊为上呼吸道感染。辨证：外感风寒，犯于肺卫，肺失宣肃，痰浊内蕴。治宜疏风散寒，化痰止咳。处方：自拟止咳方合三拗汤加减（鱼腥草15 g、法半夏10 g、桑白皮10 g、桔梗10 g、枇杷叶10 g、蝉蜕6 g、川贝母6 g、百部10 g、炙麻黄10 g、杏仁10 g、葶苈子10 g、前胡10 g、厚朴10 g、甘草6 g、姜片3片）。3剂，日1剂，水煎分3次服。

二诊：咳嗽大减，痰鸣消失，痰量减少，不再呕吐，饮食欠佳。舌淡红，苔稍白厚，脉弦细。上方去姜片，加神曲10 g、麦芽15 g。3剂，日1剂，水煎分3次服。

三诊：咳嗽消减大半，夜间偶咳，纳食增。舌淡红，苔薄白，脉弦细。上方去葶苈子、麦芽，加白前10 g。3剂，日1剂，水煎分3次服。药毕，咳嗽痊愈，诸症消失。

【病例3】李某某，男，58岁。2014年5月19日初诊。咳嗽5日，鼻塞流浊涕，咽喉痒痛，痰少色黄，质黏难出，尿黄。舌质红，苔薄黄，脉浮弦数。诊为上呼吸道感染。辨证：风热犯肺，肺失宣肃，痰热内蕴。治宜疏风宣肺，清热利咽，化痰止咳。处方：自拟止咳方合麻杏石甘汤加减［鱼腥草 15 g、法半夏 10 g、桑白皮 10 g、桔梗 10 g、枇杷叶 10 g、蝉蜕 6 g、川贝母 6 g、薄荷 10 g（后下）、麻黄 8 g、杏仁 10 g、石膏 30 g（先煎）、牛蒡子 10 g、射干 10 g、桑叶 10 g、辛夷花 10 g、甘草 6 g］。3 剂，日 1 剂，水煎分 3 次服。

二诊：咳减，鼻塞流涕好转，咽喉痛消失，仍觉微痒，黄痰易咯出。舌稍红，苔薄微黄，脉弦略数。上方去薄荷、射干、辛夷花，加前胡 10 g、白前 10 g。3 剂，日 1 剂，水煎分 3 次服。

三诊：咳嗽消减大半，咽喉痛痒全消，尿淡黄。舌淡红，苔薄白，脉弦细。上方去麻黄、牛蒡子、石膏，加金银花 15 g、芦根 10 g、百部 10 g。3 剂，日 1 剂，水煎分 3 次服。药毕，咳嗽痊愈，诸症消失。

【病例 4】朱某某，女，32 岁。2011 年 10 月 7 日初诊。咳嗽半月，痰白量少质黏，偶见痰中带血丝，咽干，口微渴，纳呆，鼻塞涕清。舌淡红，苔薄白少津，脉浮细。诊为上呼吸道感染。辨证：外感风燥，肺气失宣，燥伤津液。治宜疏风润燥，宣肺止咳。处方：自拟止咳方合桑杏汤加减［鱼腥草 15 g、法半夏 10 g、桑白皮 10 g、蝉蜕 6 g、防风 10 g、桔梗 10 g、枇杷叶 10 g、川贝母 8 g、杏仁 10 g、苏叶 10 g（后下）、梨皮 20 g、玄参 15 g、苍耳子 10 g、辛夷花 10 g、甘草 6 g］。3 剂，日 1 剂，水煎分 3 次服。

二诊：咳减，鼻塞流涕好转，咽干轻。舌淡红，苔薄白少津，脉浮细。上方去苍耳子、辛夷花，加金银花 15 g、前胡 10 g。3 剂，日 1 剂，水煎分 3 次服。

三诊：咳嗽大轻，未见痰中血丝，纳增。舌淡红，苔薄白，脉弦细。上方去苏叶、梨皮、玄参，加百部 10 g、白前 10 g。3 剂，日 1 剂，水煎分 3 次服。药毕，咳嗽痊愈。

【病例 5】杨某，女，43 岁。2014 年 3 月 21 日初诊。咳嗽 5 天，痰少色白质稀，鼻塞涕清，微发热畏寒，纳呆腹胀，恶心时吐。舌淡红，苔薄白，脉弦细紧。查体温 37.5 ℃。诊为上呼吸道感染。辨证：风寒袭肺犯胃，肺失宣畅，胃失和降。治宜疏风散寒，宣肺止咳，和胃止吐。处方：自拟止咳方合三拗汤加减［鱼腥草 15 g、法半夏 10 g、桑白皮 10 g、蝉蜕 6 g、桔梗 10 g、枇杷叶 10 g、川贝母 8 g、麻黄 10 g、杏仁 10 g、苏叶 10 g（后下）、藿香 10 g、枳壳 10 g、苍耳子 10 g、辛夷花 10 g、甘草 6 g]。3 剂，日 1 剂，水煎分 3 次服。

二诊：咳嗽明显减轻，鼻塞流涕止，未再呕吐，仍纳呆。舌淡红，苔薄白，脉弦细。查体温 36.7 ℃。上方去苍耳子、辛夷花、苏叶、藿香，加神曲 10 g、鸡内金 8 g、百部 10 g、前胡 10 g。4 剂，日 1 剂，水煎分 3 次服。药毕，咳止，纳增，恢复如故。

【病例 6】张某某，男，49 岁。2008 年 10 月 27 日初诊。咳嗽憋气 6 天，痰多质稠，咽痒痰鸣，纳呆，自汗，平素易感冒。舌淡红，苔薄白，脉浮细。诊为上呼吸道感染。辨证：肺卫气虚，风寒袭肺，肺失宣畅，痰浊内蕴。治宜益气固表，疏风散寒，化痰止咳。处方：自拟止咳方合玉屏风散、三拗汤加减（黄芪 30 g、白术 10 g、防风 10 g、鱼腥草 15 g、法半夏 10 g、桑白皮 10 g、蝉蜕 6 g、桔梗 10 g、枇杷叶 10 g、川贝母 8 g、炙麻黄 10 g、杏仁 10 g、厚朴 10 g、射干 10 g、葶苈子 10 g、白芥子 10 g、甘草 6 g）。5 剂，日 1 剂，水煎分 3 次服。

二诊：咳嗽憋气、咽痒痰鸣大减，饮食稍增。舌淡红，苔薄白，脉弦细。上方加浮小麦 15 g、神曲 10 g。5 剂，日 1 剂，水煎分 3 次服。

三诊：咳嗽基本消失，自汗消除，纳增。上方去射干、葶苈子、白芥子，加蛤蚧 10 g、白前 10 g。5 剂，日 1 剂，水煎分 3 次服。药毕，咳嗽痊愈。以玉屏风散加味（黄芪 30 g、防风 10 g、白术 15 g、党参 15 g、茯苓 15 g、山茱萸 15 g、蛤蚧 10 g、山药 15 g、黄精 10 g、甘草 6 g），嘱连用 30 剂，益气固表，健脾益肾，以增强体质，提高抗病能力，预防再感冒咳嗽。

【病例 7】孙某某，女，36 岁。2003 年 10 月 21 日初诊。因发热咳嗽曾在市某医院诊为急性肺炎，静脉滴注青霉素等药后好转，近周因感冒复发。刻诊：咳嗽憋气，痰微黄量多质稠，易咯出，咳甚则胸胁痛，口干欲饮，小便短黄。舌尖边红，苔薄白，边有齿痕，脉弦细。查胸部正位片示左下肺炎。诊为左下肺炎。辨证：风邪袭肺，郁而化热，肺气失宣，痰热内聚。治宜疏风宣肺，清热解毒，化痰止咳。处方：定喘汤合麻杏石甘汤加减 [白果 10 g、黄芩 15 g、法半夏 10 g、桑白皮 10 g、款冬花 10 g、苏子 10 g、枇杷叶 10 g、蝉蜕 6 g、川贝母 6 g、麻黄 10 g、杏仁 10 g、石膏

30 g（先煎）、桔梗 10 g、百部 10 g、甘草 6 g］。5 剂，日 1 剂，水煎分 3
次服。

二诊：咳嗽憋气明显减轻，咳时未见胸胁痛，仍口干尿黄。舌尖边
红，苔薄白，边有齿痕，脉弦细。上方去桔梗、百部，加蚤休 10 g、茅根
30 g。5 剂，日 1 剂，水煎分 3 次服。

三诊：咳嗽憋气消减大半，痰量减少，口干尿黄消失。舌淡红，苔薄
白，脉弦细。上方去茅根，加前胡 10 g、白前 10 g。5 剂，日 1 剂，水煎
分 3 次服。药毕病愈，3 个月后来诊，未见复发。

【按】咳嗽是肺系疾患的一个常见症状。外感或内伤的多种病因，导
致肺气失于宣发肃降时，均会使肺气上逆引起咳嗽。本组 7 例咳嗽病例均
属于外感引起。多因肺的卫外功能减退或失调，以致在天气冷热失常、气
候突变的情况下，六淫外邪或从口鼻而入，或从皮毛而受。《河间六书·咳
嗽论》中谓"寒、暑、燥、湿、风、火六气，皆令人咳嗽"即是此意。风
为六淫之首，六淫之中，又当是风邪为先。其他外邪多随风邪侵袭人体，
所以外感咳嗽常以风邪为先导，多挟有寒、热、燥等邪。临证时分辨病邪
的兼挟至关重要。本组病例如病例 1、病例 3、病例 7，其外感病邪为风
邪挟热。病例 1 在咳嗽同时，兼见体温 39.6 ℃之高热症状，此时治疗重
点以退热为第一要务。故自拟柴蒿银翘退热方中重用柴胡、青蒿，热退后
除去柴胡、青蒿，重点治疗咳嗽。病例 3、病例 7 虽同感受风热之邪，但
仅有咽痛、痰黄稠、口干、尿黄、舌红等热象，而无高热之症状，故两病
例在同用麻杏石甘汤的基础上选加止咳药。病例 4 为外感风燥致病，因此
在使用防风、苏叶疏风祛邪的同时，尚须兼顾加用梨皮、玄参之类生津润
燥之品，然后再议止咳用药。此外，应注意咳嗽发病时病理产物——痰量
增多与否。痰量多者，喉间痰鸣，咯痰不止，痰阻气道，气逆加重，更难
止咳。本组病例 2、病例 6 痰量较多，但二者仍有些差别，即病例 2 痰白
质稀，病例 6 痰白质黏，均使用川贝母、杏仁等化痰药，还使用泻肺逐饮
药葶苈子。从临证经验分析，痰质清稀者，使用葶苈子效果更好。但与川
贝、杏仁化痰之品同用，即使痰质黏稠亦可化为清稀，以便于葶苈子发挥
最好的效能。还应注意咳嗽是否兼见咽痒咽痛之症。肺主气，司呼吸，上
连气道、喉咙，开窍于鼻，外合皮毛，内为五脏华盖，其气贯百脉而通它

脏，不耐寒热，称为"娇脏"，易受内外之邪侵袭而为病。而咽喉为气道之门户，咽痒咽痛的发生，多为风邪热毒所致。本组病例1、病例3、病例6均见咽痒、痛之症。痒者风邪作祟，宜选用蝉蜕祛风为宜；痛者热毒为害，宜选用牛蒡子或射干解毒利咽。对于体质较差，容易感冒咳嗽者，多为肺卫气虚，外邪乘虚入侵。后期或咳嗽好转后，应注意益气固表之治。本组病例6即以玉屏风散为基本方，后期加用蛤蚧、山萸黄、山药等健脾益肾药，以增强益气固表、健脾强肾之功。

（二）慢性支气管炎

【病例1】雷某某，男，72岁。2005年12月1日初诊。咳嗽反复发作5年，常于冬季加重。早上频咳，咳声重浊，痰白量多，呈泡沫状，质较黏，咯痰后咳减轻。胸闷憋气，气短乏力，体倦自汗，饮食少思，大便时溏。舌淡红，苔白略腻，脉弦细。既往有慢性支气管炎病史。诊为慢性支气管炎。辨证：脾虚湿盛，聚湿生痰，上渍于肺，壅阻肺气。治宜健脾燥湿，化痰止咳。处方：自拟止咳方合三子养亲汤加减（鱼腥草15 g、法半夏10 g、蝉蜕6 g、川贝母6 g、桔梗10 g、细辛3 g、枇杷叶10 g、苏子10 g、白芥子10 g、莱菔子10 g、紫菀10 g、款冬花10 g、神曲10 g、黄芪15 g、甘草6 g）。7剂，日1剂，水煎分3次服。

二诊：咳嗽大减，痰量减少质稀，憋气除，纳稍增，自汗减少。舌淡红，苔白略腻，脉弦细。上方去细辛、苏子、莱菔子，加炒麦芽15 g、芡实15 g、麻黄根15 g。7剂，日1剂，水煎分3次服。

三诊：偶咳，痰净，纳增，白汗除，大便调。舌淡红，苔薄白，脉弦细。上方去麻黄根、白芥子，加白前10 g、百部10 g。7剂，日1剂，水煎分3次服。药毕，咳嗽已，诸症全消。隔日服1剂，继服10剂，巩固疗效。

【病例2】向某某，女，65岁。2008年3月18日初诊。咳嗽反复发作3年，常于冬季加重。近日早上受冷，鼻塞流清涕，咳嗽加重，咽喉作痒，咽痒则咳甚。咳声重浊，痰白量多，质较稀，咯痰后咳减轻，胸闷憋气。舌淡红，苔白略腻，脉沉细。既往有慢性支气管炎病史。诊为慢性支气管炎。辨证：肺脾两虚，复感风寒，肺失宣肃，脾失健运，痰湿渍肺。治宜解表散寒，健脾燥湿，化痰止咳。处方：自拟止咳方合三拗汤加减（鱼腥草15 g、法半夏10 g、蝉蜕6 g、川贝母6 g、桔梗10 g、防风10 g、枇杷叶10 g、麻黄10 g、杏仁10 g、细辛3 g、干姜10 g、紫菀10 g、款冬花10 g、射干10 g、甘草6 g）。5剂，日1剂，水煎分3次服。

二诊：咳嗽减轻，痰量减少，鼻塞流涕瘥，憋气除。舌淡红，苔白略腻，脉沉细。上方去防风、射干，麻黄改炙麻黄，加白前10 g、百部10 g。5剂，日1剂，水煎分3次服。

三诊：偶咳，痰净。舌淡红，苔薄白，脉沉细。续上方7剂，日1剂，水煎分3次服。药毕，咳嗽已，诸症全消。续用7剂，隔日1剂，巩固疗效。

【病例3】张某某，男，59岁。2002年3月4日初诊。咳嗽气喘反复发作9年，有慢性支气管炎、肺气肿病史。近月咳喘尤甚，咳嗽咯痰不爽，痰多白沫，夹有黄稠痰，夜间咳喘加重，胸脘窒闷，不能平卧，间有鼻塞流涕，不思饮食。舌淡胖，边有齿痕，苔白腻，脉细滑数。诊为慢性支气管炎、肺气肿。辨证：肺脾两虚，复感风寒，肺失宣肃，脾失健运，痰湿渍肺，邪从热化。治宜解表散寒，宣清肺气，健脾燥湿，化痰止咳。处方：自拟止咳方合三拗汤加减（鱼腥草15 g、法半夏10 g、蝉蜕6 g、川贝母6 g、桔梗10 g、地龙10 g、黄芩10 g、麻黄10 g、杏仁10 g、天竺黄10 g、苍耳子10 g、紫菀10 g、款冬花10 g、射干10 g、甘草6 g）。5剂，日1剂，水煎分3次服。

二诊：咳嗽气喘减轻，已能平卧，胸闷渐舒，鼻塞流涕减而未除，胃纳略振。舌淡胖，边有齿痕，苔白腻，脉细滑。续上方5剂，日1剂，水煎分3次服。

三诊：咳嗽大减，气喘已平，鼻塞流涕已止，痰量减少，纳食已香。舌淡胖，边有齿痕，苔薄白略腻，脉细滑。上方去黄芩、麻黄、地龙、苍耳子，加蜜炙麻黄10 g、葶苈子10 g、枇杷叶10 g。5剂，日1剂，水煎分3次服。

四诊：咳喘均平，夜能安卧，间或咳几声较轻微，痰白量少易咯出。舌淡苔薄白，脉细略滑。上方去葶苈子、射干，加白前10 g、百部10 g。10剂，隔日1剂，巩固疗效。

【病例4】熊某某，男，49岁。2004年11月12日初诊。咳嗽反复发作4年，常于秋冬换季时节发作。两天前气候突变转冷，咳嗽加重，气息粗促，喉间有痰鸣声，痰多质黏稠，咳痰不爽，痰有腥味，咳时胸胁引痛，面赤口干。舌红，苔薄黄腻，脉滑略数。既往有慢性支气管炎病史。诊为慢性支气管炎。辨证：气候突变，外邪袭肺，痰郁化热，痰热壅阻，肺失清肃。治宜清热解毒、化痰肃肺。处方：自拟止咳方合清金化痰汤加减（鱼腥草 15 g、法半夏 10 g、蝉蜕 6 g、川贝母 6 g、桑白皮 10 g、桔梗 10 g、黄芩 10 g、枇杷叶 10 g、山栀 10 g、知母 10 g、杏仁 10 g、葶苈子 10 g、芦根 15 g、甘草 6 g）。7 剂，日 1 剂，水煎分 3 次服。

二诊：咳嗽减轻，痰量减少，痰质稍稀，咳时胸胁少痛，痰仍有腥味。舌红苔薄黄腻，脉弦滑。上方去山栀、知母，加蚤休 10 g、天花粉 15 g。7 剂，日 1 剂，水煎分 3 次服。

三诊：咳嗽大减，痰净无腥味，咳时胸肋不痛，稍觉口干。舌淡红，苔薄微黄，脉弦略滑。上方去葶苈子、芦根，加沙参 15 g、百部 10 g。7 剂，日 1 剂，水煎分 3 次服。药毕，咳嗽全消。续用 7 剂，隔日 1 剂，巩固疗效。

【病例5】李某某，男，42 岁。2006 年 10 月 12 日初诊。咳嗽反复发作 5 年，常于秋燥季节发作。近期咳嗽加重，干咳少痰难咯出，咳声短促，声音嘶哑，口干咽燥，手足心热，有时夜间盗汗，神疲体倦。既往有慢性支气管炎病史。舌质红苔少，脉弦细略数。诊为慢性支气管炎。辨证：患咳多年，肺卫气虚，适逢秋燥，邪伤肺阴，肺失润降。治宜滋阴润肺，止咳化痰。处方：自拟止咳方合沙参麦冬汤加减（鱼腥草 15 g、法半夏 10 g、蝉蜕 6 g、川贝母 6 g、桑白皮 10 g、桔梗 10 g、枇杷叶 10 g、百部 10 g、桑叶 10 g、杏仁 10 g、沙参 15 g、麦冬 15 g、玉竹 15 g、天花粉 15 g、甘草 6 g）。7 剂，日 1 剂，水煎分 3 次服。

二诊：咳嗽减轻，声音嘶哑、口干咽燥稍好转，能咯出少许白痰。舌红苔薄白，脉弦细略数。上方去百部、玉竹，加天竺黄 10 g、天冬 10 g。7 剂，日 1 剂，水煎分 3 次服。

三诊：咳嗽大减，咯痰顺畅，声嘶咽燥好转，夜无盗汗，手足心热消失。舌淡红苔薄白，脉弦细。续用上方 7 剂，咳嗽全失。再予 7 剂，巩固疗效。

【按】本组 5 例病例，均有慢性咳嗽史，诊为慢性支气管炎。其病多呈慢性反复发作过程，病久致肺脾两伤。脾伤易聚湿生痰，上聚于肺。每因季节交替之时，气候突变，虚邪贼风乘虚侵袭而发咳嗽。如病例1、病例2、病例3就是属于此类痰湿渍肺之久咳，但三者发病仍有所不同。病例2、病例3发病时有鼻塞流清涕之风寒表征，病例1则无，因此选方用药亦有些差异。即病例2、病例3选用自拟止咳方合具有解表散寒功效之三拗汤加减治疗，寒温并用，一则以三拗汤宣肺散寒，一则自拟自咳方之鱼腥草、桑白皮清肺，余药则化痰止咳。而二者在其病情发展过程中变化有些差异，即病例3感受风寒表邪后诱发咳喘，病情较重，白泡沫痰中夹黄稠痰，说明邪已热化，即寒包火状，故用麻黄、杏仁、苍耳子等以疏风散寒宣肺通窍，鱼腥草、黄芩清肺热，川贝母、法半夏、杏仁、天竺黄等化痰，再配以紫菀、款冬花等肃肺降气之品，使风寒得以外达，肺气得以宣降，痰热得以蠲除，咳喘得以平息。而病例2即以寒痰蕴肺为主，并无寒热夹杂之象。病例1在无表征的情况下，选用自拟止咳方合三子养亲汤加减治疗，以止咳化痰用药为主，兼顾健脾益气敛汗之用药。故三病例辨证虽同，但同中仍有异之处，辨证精准，故效果较好。病例4辨证为外邪袭肺，痰郁化热，肺失清肃。本病例的治疗，一是清热解毒药选用鱼腥草、黄芩、蚤休等精专力猛之品，使热毒之邪降伏。二是化痰之药选用法半夏、川贝母、杏仁、葶苈子，寒温并用，相反相成，使化痰尽显其效能。其实清热解毒与化痰逐饮二者正是本病例治疗的关键所在，即清肺热有助防止痰浊产生，化痰逐饮有助阻断肺热加重，疏通气道，使咳嗽尽快痊愈。病例5辨证为燥邪伤肺，损伤肺阴，肺失润降。使用自拟止咳方之鱼腥草、桑白皮、蝉蜕旨在清肺之虚热，以川贝母、杏仁、桔梗、枇杷叶化痰止咳，配合沙参麦冬汤之沙参、麦冬、天花粉、玉竹，滋阴润肺，使肺气得以润降而达止咳之功。

六、泌尿系结石案

【病例1】庞某某，男，38岁。2012年7月19日初诊。右腰剧烈绞痛伴恶心呕吐2小时到本院门诊急诊，经彩超检查，诊为右输尿管上段结石并右肾积水，予止痛治疗后，疼痛逐渐缓解而转入外科病房，医师建议手术治疗而病者不从，转我处中药治疗。刻诊：右腰时痛，连及同侧腹部疼痛，尚可忍受，小便艰涩，尿色深黄，右腰叩击痛。舌红苔薄黄，脉弦数。查尿常规：白细胞（2+），隐血（+）。诊为右输尿管上段结石并右肾积水。辨证：湿热蕴结，聚积下焦，久炼成石，阻塞尿道，不通则痛。治宜清热利湿、通淋排石。处方：石苇散合八正散加减［石苇15 g、冬葵子10 g、瞿麦10 g、萹蓄10 g、金钱草30 g、海金沙15 g、穿破石15 g、鸡内金10 g、滑石15 g、车前子10 g、白茅根30 g、琥珀末3 g（冲服）、乌药10 g、甘草6 g］。7剂，日1剂，水煎分3次服。

二诊：腰腹疼痛减轻，尿淡黄通畅，右腰叩击痛轻微。舌淡红，苔薄微黄，脉弦略数。上方去滑石，加通草6 g、三七粉3 g。14剂，日1剂，水煎分3次服。

三诊：腰腹疼痛完全消失，尿色清淡而通畅，右腰已无叩击痛。复查肾、输尿管、膀胱彩超，结石已消失。查尿常规（－）。病愈。嘱服六味地黄丸1周而停药。

【病例2】凌某某，女，42岁。2013年8月7日初诊。腰痛反复发作伴尿频急半个月。刻诊：腰痛阵作，时或胀痛，时或刺痛，尿短色黄，尿频艰涩。右腰叩击痛。舌淡红，苔薄黄稍干，脉细滑。肾、输尿管彩超检查示右肾结石（4 mm×3 mm）。查尿常规：白细胞（2+），红细胞（+）。诊为右肾结石并尿道感染。辨证：湿热蕴结，久炼成石，阻塞于肾，不通则痛，膀胱气化不利。治宜清热解毒、利湿、通淋排石。处方：石苇散合八正散加减［石苇15 g、冬葵子10 g、瞿麦10 g、萹蓄10 g、金钱草30 g、海金沙15 g、穿破石15 g、鸡内金10 g、金银花15 g、车前草15 g、蒲公英15 g、琥珀末3 g（冲服）、乌药10 g、甘草6 g］。7剂，日1剂，水煎分3次服。

二诊：腰痛减轻，以胀痛为主，未见刺痛，尿淡黄通畅，右腰叩击痛轻微。舌淡红，苔薄微黄，脉细稍滑。守上方续用7剂，日1剂，水煎分3次服。

三诊：腰痛消除，晨起尿淡黄，午后尿清，尿通畅，右腰叩击痛消除。舌淡红，苔薄白，脉细稍滑。复查尿常规（－）。上方去金银花、蒲公英，车前草改车前子 10 g，加怀牛膝 15 g、通草 6 g。7 剂，日 1 剂，水煎分 3 次服。

四诊：腰痛尿涩全消。舌淡红，苔薄白，脉细稍滑。复查肾、输尿管彩超，未见结石。病愈。嘱服六味地黄丸 1 周，以善其后。

【病例 3】张某某，男，47 岁。2013 年 11 月 13 日初诊。腰腹绞痛剧烈难忍，伴呕吐、出冷汗。曾到市某医院急诊，诊为肾绞痛，右输尿管下段结石并右肾积水。予镇痛药止痛后，建议住院手术治疗，病人不从而转中医治疗。既往有长期饮酒史。刻诊：右腰时痛，小腹胀满疼痛，时发时止，日轻夜重，小便艰涩，偶见尿中夹有血块排出。舌质暗红，舌边有瘀斑，苔薄微黄，脉弦涩。查尿常规：隐血（2+）。诊为右输尿管下段结石并右肾积水。辨证：长期饮酒，过食肥甘，酿生湿热，聚积下焦，久炼成石，瘀石互结，阻塞尿道，不通则痛。治宜清热利湿、利气破瘀、通淋排石。处方：沉香散合石苇散加减［沉香 10 g、石苇 15 g、滑石 15 g、冬葵子 10 g、王不留行 15 g、瞿麦 10 g、萹蓄 10 g、金钱草 30 g、海金沙 15 g、三七粉 3 g（冲服）、莪术 10 g、延胡索 10 g、琥珀末 3 g（冲服）、乌药 10 g、甘草 6 g］。7 剂，日 1 剂，水煎分 3 次服。

二诊：腰腹疼痛明显减轻，尿涩稍顺畅，尿中未见夹有血块。舌质暗红，舌边有瘀斑，苔薄微黄，脉弦稍涩。上方去王不留行、延胡索，加鸡内金 10 g、石苇 15 g。7 剂，日 1 剂，水煎分 3 次服。

三诊：药后第 10 天，突发尿道急胀疼痛，排出 1 粒如小花生仁大小的结石，腰腹疼痛顿失。舌质暗红，舌边有瘀斑，苔薄微黄，脉弦细。肾输尿管复查彩超，未见结石及肾积水。查尿常规：隐血（+）。改用六味地黄丸合二至丸加味［熟地 15 g、山茱萸 15 g、山药 15 g、丹皮 10 g、泽泻 10 g、茯苓 15 g、旱莲草 30 g、女贞子 10 g、三七粉 3 g（冲服）、侧柏叶 15 g、紫珠草 15 g、白茅根 30、杜仲 10 g、甘草 6 g］。7 剂，日 1 剂，水煎分 3 次服。

四诊：尿顺畅，尿清，无腰腹痛。舌质稍暗红，舌边有少许瘀斑，苔薄白，脉弦细。复查尿常规（-）。上方去侧柏叶、紫珠草、白茅根，加莪术 10 g、桃仁 10 g。10 剂，以助补肾化瘀之功。

【病例 4】谢某某，男，62 岁。2011 年 10 月 17 日初诊。腰痛反复发作 3 年余。有肾结石病史。曾于 2 年前做过 4 次左肾体外震波碎石治疗。刻诊：腰痛时轻时重，时发时止，时或隐痛，时或瘦胀不适，头晕耳鸣，腿膝瘦软乏力，口干不喜饮，心烦多梦，尿短黄而频数，夜尿 4～5 次。舌红苔少，脉弦细数。肾、输尿管、膀胱彩超示：左肾多发性结石。查尿常规：隐血（±）。诊为左肾多发性结石。辨证：多次震波碎石，结石破碎，亦损伤肾脏，肾阴亏虚，肾气失固，虚火内生。治宜滋肾养阴，通淋排石。处方：知柏地黄汤合石苇散加减（知母 10 g、黄柏 10 g、熟地 15 g、山茱萸 15 g、丹皮 10 g、泽泻 10 g、茯苓 15 g、龟板 15 g、石苇 15 g、瞿麦 10 g、冬葵子 10 g、金钱草 30 g、海金沙 15 g、杜仲 10 g、甘草 6 g）。7 剂，日 1 剂，水煎分 3 次服。

二诊：腰痛稍减轻，尿淡黄而稍长，有少量泥沙样结石排出，夜尿 3～4 次，口少干，余症如前。舌红苔少，脉弦细数。上方去丹皮、泽泻、茯苓，加玄参 15 g、女贞子 10 g、琥珀末 3 g（冲服）。7 剂，日 1 剂，水煎分 3 次服。

三诊：腰痛续减，口干消除，心烦多梦已除，余症如前。舌淡红，苔薄微黄，脉弦细略数。上方去知母、黄柏，加怀牛膝 15 g、千斤拔 15 g。7 剂，日 1 剂，水煎分 3 次服。

四诊：腰痛消除，腿膝瘦软乏力改善，尿淡黄，见少量泥沙样结石排出，夜尿仍 3～4 次，头晕耳鸣减轻。舌淡红，苔薄微黄，脉弦细略数。复查肾、输尿管。膀胱彩超示有少量泥沙样结石。守上方去金钱草、海金沙，加乌药 10 g、益智仁 10 g。7 剂，日 1 剂，水煎分 3 次服。

五诊：尿淡黄，夜尿 2～3 次，仍见 2～3 粒泥沙样结石排出，余症明显好转。舌淡红，苔薄白，脉弦细。守上方续用 14 剂，以巩固疗效。

【病例 5】林某某，女，65 岁。2010 年 11 月 16 日初诊。腰痛反复发作 5 年。有肾结石左输尿管结石病史。曾于 3 年前做 3 次左肾左输尿管结石体外震波碎石治疗。刻诊：腰痛时轻时重，时发时止，时或隐痛，时或瘦胀不适，头晕耳鸣，形寒肢冷，腿膝瘦软乏力，尿清长，夜尿 3～4 次。舌淡胖，边有齿痕，苔白润，脉沉细。肾、输尿管、膀胱彩超示双肾结石（左肾 3 mm×4 mm，右肾 4 mm×5 mm），左输尿管狭窄（似为粘连）并左肾轻度积水。诊为双肾结石、左输尿管狭窄并左肾轻度积水。辨证：

多次震波碎石，结石破碎，亦损伤肾脏，肾阳亏虚，肾气失固。治宜温补肾阳，通淋排石。处方：金匮肾气丸合石苇散加减（熟附子 10 g、肉桂 10 g、熟地 15 g、山茱萸 15 g、丹皮 10 g、泽泻 10 g、茯苓 15 g、巴戟天 10 g、杜仲 10 g、石苇 15 g、瞿麦 10 g、冬葵子 10 g、乌药 10 g、益智仁 10 g、甘草 6 g）。7 剂，日 1 剂，水煎分 3 次服。

二诊：肢体寒冷、腰痛稍减轻，夜尿减至 2～3 次，余症如前。舌淡胖，边有齿痕，苔白润，脉沉细。守上方 7 剂，日 1 剂，水煎分 3 次服。

三诊：肢体较暖，腰痛续减，余症稍减轻。舌淡胖，边有齿痕，苔薄白，脉沉细。上方去泽泻、丹皮，加鹿角胶 10 g（烊化）、金钱草 30 g。7 剂，日 1 剂，水煎分 3 次服。

四诊：腰痛消除，腿膝痠软乏力改善，形寒肢冷基本消失，头晕耳鸣减轻。舌淡稍胖，苔薄白，脉沉细。复查肾、输尿管、膀胱彩超示右肾结石消失，左肾结石如前，左肾积水消失。上方去肉桂、茯苓，加肉苁蓉 10 g、石苇 15 g。14 剂，日 1 剂，水煎分 3 次服。

五诊：上症全消，夜尿 2 次。舌淡稍胖，苔薄白，脉沉细。病情好转，守上方续用 14 剂停药。

【按】尿道结石，中医称为石淋。其发病乃因多食辛辣肥甘酒肉，酿生湿热，下注于肾，湿热煎熬，与杂质相混，久炼成砂石。砂石阻塞尿道，气机阻滞，不通则痛。证见腰腹疼痛，尿道窘迫，少腹拘急，重则腰腹绞痛难忍，尿中带血。若病久砂石不去，或因手术取石，或多次体外震波碎石，损伤肾脏，致使肾阴阳亏虚，病情复杂化。本组肾、输尿管结石病案 5 例。病例 1 诊为右输尿管上段结石并右肾积水，其病位在输尿管，结石完全阻塞右侧尿道，气机不畅，故引起腰绞痛并右肾积水。病属实证、湿热蕴结成石之证。治宜清热利湿、通淋排石。处方选用石苇散合八正散加减治疗。方中石苇、冬葵子、瞿麦、萹蓄、金钱草、海金沙、穿破石通淋排石，鸡内金化石，滑石、车前子、茅根利尿以助排石，琥珀末利尿通淋、散瘀止痛，乌药行气止痛，甘草调和诸药。病例 2 诊为右肾结石并尿道感染，病位在右肾，其病属实证，病性亦为湿热蕴结成石、膀胱气化不利之证，治宜清热解毒、利湿、通淋排石。故同选石苇散合八正散加减治疗。与病例 1 不同之处在于，病例 1 结石在右输尿管，完全阻塞排尿管道，致使右肾积水、疼痛较剧；而本病例所在结石病位疼痛较轻，但合并尿道感染，故与病例1加减用药略有不同。即病例2湿热蕴结较重，膀胱气化不利较显，故方中加用金银花、车前草、蒲公英，清热解毒、以化湿热，其他通淋排石、行气止痛药与病例1基本相同。病例3诊为右输尿管下段结石并右肾积水，根据其病况及舌脉之象，辨证其要，为瘀石互结。治宜清热利湿、利气破瘀、通淋排石。处方选用沉香散合石苇散加减。方中沉香、延胡索、乌药，行气止痛；王不留行、莪术、三七，破瘀活血；石苇、冬葵子、瞿麦、萹蓄、金钱草、琥珀末，清热利湿、通淋排石。病例4诊为左肾多发性结石，因于多次震波碎石，结石虽已震碎，但亦损伤肾脏，肾阴亏虚，肾气失固，虚火内生。治宜滋肾养阴，通淋排石。处方选用知柏地黄汤合石苇散加减。方中六味地黄汤加龟板，滋肾养阴；知母、黄柏，清降虚火；石苇、瞿麦、冬葵子、金钱草、海金沙，通淋排石；杜仲壮腰强肾，甘草调和诸药。病例5诊为双肾结石、左输尿管狭窄并左肾轻度积水，亦由于多次震波碎石，结石虽已震碎，但亦损伤肾脏，致使左输尿管狭窄并左肾轻度积水。辨证为结石内阻、肾阳亏虚、肾气失固。治宜温补肾阳，通淋排石。处方选用金匮肾气丸合石苇散加减。方中熟附子、肉桂，温肾助阳；六味地黄丸去山药，加巴戟天、杜仲，强肾壮腰；石苇、瞿麦、冬葵子，通淋排石；乌药、益智仁益肾缩尿；甘草调和诸药。由于病例4、病例5在结石的同时，出现肾阴虚及肾阳虚的虚损症候，实为正虚邪实证，病情较为复杂。故用药在扶正的基础上，通淋排石攻下药不宜过猛，以防伤及正气，后期多以扶助正气、佐以通淋排石为主。

七、男性不育案

（一）精子活率低下不育

【病例1】林某某，男，29岁。2005年7月6日初诊。结婚5年未育，其妻妇科检查无异常。夫妻性生活正常。平素腰酸腿软，容易疲劳，时觉头晕眼花耳鸣，纳食可，大便如常，尿清，夜尿 2 次。舌淡红，苔薄白，脉弦细。精液常规检查：精液量 3 mL，色乳白，活率 30%，死精 50%，畸形 20%。诊为不育症。辨证：肝肾不足，精气亏虚。治宜滋养肝肾，补益肾精。处方：左归丸合五子衍宗汤减［熟地 15 g、山药 15 g、山茱萸 15 g、菟丝子 30 g、鹿角胶 10 g（烊化）、龟板胶 10 g（烊化）、枸杞子 10 g、复盆子 10 g、黄精 10 g、五味子 10 g、杜仲 10 g、甘草 6 g］。7 剂，日 1 剂，水煎分 3 次服。

二诊：腰腿痠软、头晕眼花耳鸣稍减，夜尿仍 2 次。舌淡红，苔薄白，脉弦细。上方加太子参 10 g。14 剂，日 1 剂，水煎分 3 次服。

三诊：腰腿痠软、头晕眼花耳鸣大减，夜尿 1 次。舌淡红，苔薄白，脉弦细。复查精液常规：精液量 3.5 mL，色乳白，精子活率 60%，死精 10%，畸形 30%。上方去五味子，加鸡血藤 15 g、女贞子 10 g。14 剂，日 1 剂，水煎分 3 次服。

四诊：腰腿痠软、头晕眼花耳鸣完全消失，已无夜尿，自我感觉甚佳。舌淡红，苔薄白，脉缓。守上方续服 14 剂，日 1 剂，水煎分 3 次服。复查精液常规：精液量 3.5 mL，色乳白，精子活率 85%，死精 5%，畸形 10%。半年后其妻检查怀孕，于 2006 年 7 月顺产 1 女婴。

【病例 2】陈某某，男，32 岁。2006 年 5 月 8 日初诊。2000 年生育 1 胎后迄今未育。自觉腰膝痠软，疲倦乏力，夫妻性生活较淡漠，经常早泄，有时阳痿难举，眼花耳鸣时作，纳可，尿清长，夜尿 2～3 次。舌淡苔薄白，脉弦细。精液常规检查：精液量 3 mL，色乳白，质稀，精子活率 25%，死精 65%，畸形 10%。诊为不育症。辨证：肾阳亏虚，精气虚乏。治宜温肾壮阳，补益精气。处方：五子衍宗丸合右归丸加减［熟地 15 g、山药 15 g、山茱萸 15 g、枸杞子 10 g、菟丝子 10 g、鹿角胶 10 g（烊化）、杜仲 10 g、肉桂 10 g、熟附子 10 g、复盆子 10 g、五味子 10 g、淫羊藿 10 g、乌药 10 g、益智仁 10 g、甘草 6 g］。7 剂，日 1 剂，水煎分 3 次服。

二诊：腰膝痠软，疲倦乏力，眼花耳鸣减轻，夜尿 1～2 次。舌淡苔薄白，脉弦细。守上方续用 7 剂，日 1 剂，水煎分 3 次服。

三诊：腰膝痠软，疲倦乏力，眼花耳鸣续减，早泄、阳痿改善，夜尿

0～1次。舌淡苔薄白，脉弦细。上方去乌药、益智仁，加黄精10g、肉苁蓉10g。14剂，日1剂，水煎分3次服。

四诊：性欲增进，偶有早泄，腰膝疲软、疲倦乏力、眼花耳鸣基本好转，已无夜尿。舌淡苔薄白，脉弦细。复查精液常规：精液量4mL，色乳白，质黏稠，精子活率45%，死精55%，畸形10%。守上方续用14剂，日1剂，水煎分3次服。

五诊：除偶觉腰酸累、耳鸣外，上述诸症基本消失，精神气力大增。舌淡苔薄白，脉缓有力。守上方去肉桂、熟附子、五味子，加沙苑子10g、桑椹子10g、巴戟天10g。14剂，日1剂，水煎分3次服。

六诊：上述诸症完全消除，无不适。舌淡苔薄白，脉缓有力。复查精液常规：精液量4mL，色乳白，质黏稠，精子活率75%，死精10%，畸形15%。续守上方14剂停药。随访药毕后不久，其妻已妊娠，于2007年6月顺产1男婴。

【病例3】凌某某，男，30岁。2006年12月20日初诊。结婚已5年，最初2年夫妻两地分居，近3年夫妻同居，性生活正常，但迄今未育。自婚后经常早泄，平素亦常感腰酸腿软，易疲劳。工作压力增大时，经常心情不畅而忧郁，失眠多梦。纳食正常，尿短黄，口干而不欲饮。舌边尖红，苔薄白，脉弦细略数。精液常规检查：精液量3mL，色乳白，精子活率35%，死精15%，畸形50%。诊为不育症。辨证：情志不畅，伤及肝气，肝肾阴虚，精气亏损。治宜疏肝解郁，滋养肝肾，补益精气。处方：选逍遥散合五子衍宗丸加减（柴胡10g、当归10g、白芍15g、茯苓15g、熟地15g、山药15g、山茱萸15g、菟丝子10g、枸杞子10g、复盆子10g、五味子10g、夜交藤15g、芡实15g、甘草6g）。7剂，日1剂，水煎分3次服。

二诊：眠较安，腰腿疲软稍减。舌脉如上。上方加黄柏10g。14剂，日1剂，水煎分3次服。

三诊：早泄减少，眠安，余症轻。舌淡红，苔薄白，脉弦细略数。复查精液常规：精液量3mL，色乳白，精子活率45%，死精10%，畸形40%。续守上方14剂，日1剂，水煎分3次服。

四诊：上述诸症基本消除。舌淡红，苔薄白，脉弦细。上方去柴胡、白芍、当归、黄柏，加杜仲 10 g、女贞子 10 g、龟板胶 10 g（烊化）、鹿角胶 10 g（烊化）。14 剂，日 1 剂，水煎分 3 次服。

五诊：无不适。舌淡红，苔薄白，脉弦细。复查精液常规：精液量 3 mL，色乳白，精子活率 78%，死精 5%，畸形 17%。服药 45 剂后，其妻受孕，于 2007 年 11 月，足月分娩 1 女婴。

【按】该病案 3 例均为精子活率低下导致不育。但病因与病性各不相同，所发生的症候也各异，治疗用药上亦有所差别。根据脉证所得，病例 1 辨证为肝肾不足、精气亏虚。中医以为，肾藏精为水火之脏、生殖之本；肝藏血，其功能生发条达，肝血充养肾精，精血互相资生，则肾精充盈。若肝肾不足，精血亏损，水不济火，虚火内炽，煎熬精血，使精子难以生存而死亡或畸形，故交而不育。治宜滋养肝肾，补益肾精。处方选用左归丸合五子衍宗汤加减：方中熟地、山药、山茱萸、枸杞子、黄精，滋养肝肾；菟丝子、鹿角胶、龟板胶、复盆子、五味子、山茱萸、枸杞子、黄精，补肾生精；杜仲益肾壮腰。服药 55 剂，肝肾亏损恢复，精子健壮，精子活率正常，故其妻受孕生子。病例 2 辨证为肾阳亏虚，精气虚乏。之所以出现肾阳虚证，也是在肝肾阴虚的基础上发展而来，即阴损及阳，致使肾阴阳两虚，肾精化生乏源。故治疗在滋阴补肾的基础上，温肾壮阳，补益精气。处方选用右归丸合五子衍宗丸加减。方中鹿角胶、淫羊藿、肉桂、熟附子，温肾壮阳；其余滋肾养阴生精药与病例 1 基本相同。后期用药宜注意熟附子、肉桂的使用，以避其温散太过，不适宜精子的生长，应予适时撤减，而加用沙苑子、巴戟天等温阳补肾之药代之。服药 70 剂，肝肾阴阳恢复平衡，肾精充足，精子活率正常，故能育子。病例 3 辨证为情志不畅，伤及肝气，肝肾阴虚，精气亏损。中医认为，肝肾同源，肝气损伤，势必耗损肝阴，致肝肾阴虚；肝郁则条达失司，不能济肾以生精，则精子活率低而畸形；肾阴亏损，心火内炽，心肾不交，则失眠多梦。治宜疏肝解郁，滋养肝肾，补益精气。处方选用逍遥散合五子衍宗丸加减，方中柴胡、当归、白芍，疏肝柔肝、疏解肝气，使肝气条达，则能助肾以生精。但柴胡等疏肝之药较辛散，不宜久用，对滋养肝肾生精不利，故于四诊时撤除，加用女贞子、龟板胶、鹿角胶等补肾生精之品；五子衍宗丸主以补肾生精；五味子、夜交藤养心安神，交通心肾，有助肾生精之作用。共服药 49 剂，精液检查基本正常，当服药至 45 剂时，闻其妻已怀孕，而后足月生子。

（二）男性性激素低下不育

【病例 1】苏某某，男，28 岁。2004 年 5 月 19 日初诊。结婚已 5 年不育。婚前经常遗精，阳具萎软难举，曾在某医院检查示丙酸睾丸酮低下而注射丙酸睾丸酮针 10 余支，疗效不显。婚后虽能勉强房事，但阳具软而不坚，精液清稀而量少，性欲淡漠，神疲体倦，腰膝酸软乏力，夜尿 3 ～ 4次。形体瘦弱，面色苍白少华，胃纳一般。舌淡红苔少，脉弦细。化验检查：血浆睾丸酮 10.2 nmol/L；精液常规：精液量 1.5 mL，质清稀，活率 32%。诊为男性性激素低下不育。辨证：肾阴肾阳亏虚，精气虚乏。治宜滋肾壮阳，益气健脾生精。处方：五子衍宗丸合右归丸加减［熟地 15 g、山药 15 g、山茱萸 15 g、枸杞子 15 g、菟丝子 20 g、鹿角胶 10 g（烊化）、党参 20 g、肉桂 10 g、淫羊藿 10 g、仙茅 10 g、复盆子 10 g、黄精 30 g、甘草 6 g］。7 剂，日 1 剂，水煎分 3 次服。

二诊：阳痿稍好转，性欲稍增，可以房事，但持续时间短，射精量少。咽喉微痛，余症稍减轻。舌淡红而润，苔少，脉弦细。上方去肉桂，加黄柏 10 g、玄参 15 g。14 剂，日 1 剂，水煎分 3 次服。

三诊：阳痿已除，射精量稍增，性欲稍旺，精神好，咽喉已不痛，腰膝酸软乏力好转，面有润色。舌淡红而润，苔薄白，脉弦稍缓。上方去淫羊藿、黄柏、玄参，加女贞子 10 g、桑椹子 10 g。14 剂，日 1 剂，水煎分 3 次服。

四诊：能正常房事，性欲大增，阳具已坚挺，极少遗精，腰膝酸软乏力消除，夜尿 1 次。舌淡红而润，苔薄白，脉弦稍缓。复查血浆睾丸酮 14.8 nmol/L；精液常规：精液量 3 mL，质黏稠，活率 62%。上方去仙茅、鹿角胶，加龟板胶 10 g（烊化）。14 剂，日 1 剂，水煎分 3 次服。共服药 49 剂，当服至近 40 剂时，询问得知其妻已受孕。

【病例 2】罗某某，男，32 岁。成年后未长过胡须。26 岁结婚，与妻能勉强房事，6 年未育。尔后性欲明显减退，阳痿难举。近 3 个月来，双侧乳房逐渐胀大疼痛，挤压时有少量乳白色液体溢出。疑为乳痈，自服红霉素、四环素等药未效，而于 2003 年 7 月 6 日来我处就诊。诊见：面色少华，无胡须，喉结不明显，两乳房胀大如婚前成年女性，乳晕色素加深，摸到核桃大小的乳腺结节，触挤有痛感并有少量乳汁溢出。阴毛稀疏，阴茎较短小，两侧睾丸等大偏小，无结节，无压痛。舌淡红、苔薄白、脉沉细。检查血浆睾丸酮为 9.6 nmol/L。既往无大恙。诊为男性性激素低下不育。辨证：先天不足，肾精亏虚，阳衰阴盛，肝经瘀阻。治宜补肾益精壮阳，疏肝活血祛瘀。拟右归丸合柴胡疏肝散化裁。处方：熟地、白芍、炒麦芽各 15 g，狗鞭 1 条（先焗），柴胡 8 g，山萸肉、枸杞子、菟丝子、鹿角胶（烊化）、川芎、香附、延胡索、鳖甲（醋炙）、莪术各 10 g，甘草 6 g。15 剂，日 1 剂，水煎分 3 次服。

二诊：乳房胀痛减轻，挤压未见乳汁分泌，乳房结节较前柔软。舌淡红、苔薄白，脉沉细。上方去炒麦芽、延胡索，加黄精、淫羊藿各 10 g。20 剂，日 1 剂，水煎分 3 次服。

三诊：乳房逐渐缩小平坦，接近正常男性，胀痛消失，乳晕色素变淡，未触到乳腺结节，已长出稀疏绒毛状胡须。性欲增进，唯阳具举起不坚。仍以右归丸化裁。处方：熟地 15 g、枸杞子 10 g、山萸肉 15 g、菟丝子 15 g、淫羊藿 10 g、鹿角胶 10 g（烊化）、杜仲 10 g、龟板胶 10 g（烊化）、沙苑子 10 g、黄精 15 g、女贞子 10 g、狗鞭 1 条（先焗）、蛤蚧 3 g（研冲）、甘草 6 g。20 剂，日 1 剂，水煎分 3 次服。药毕，阳痿、乳房胀大消失，病告痊愈。复查血浆睾丸酮为 14.6 nmol/L。次年 12 月，其妻怀孕，足月顺产 1 女婴。

【按】病例 1 以结婚 5 年不育及阳痿为主诉就诊。究其不育之因，乃因阳痿。阳痿多与肾、肝、阳明三经有关。该患者面色苍白、神疲体倦、腰膝痠软乏力诸症，乃元阳不足，故以淫羊藿、仙茅、肉桂、鹿角胶温肾壮阳，补益命火；又因其形体较瘦，舌苔少，真阴亦不足，故以熟地、黄精、枸杞子，滋益肾阴；以山茱萸、菟丝子、鹿角胶、黄精、复盆子，益肾生精；党参、山药，益气补脾，补而不腻。张景岳说："善补阳者，必于阴中求阳，阳得阴助则生化无穷；善补阴者，必于阳中求阴，阴得阳助，则泉源不竭。"实为至理名言。阳痿症，不能只知其火之不足，应知其肾水亦亏，只壮阳而不滋阴，则真阴益亏，阴阳不能资生和协调，则阳痿之病亦难痊愈。此例阴阳双补，益气养肝，使阴阳调和，肝肾得养，阳明气盛，宗筋不弛，则阳痿可除。肾水充足，生精力旺，则可生育矣。

病例 2 以婚后 6 年不育、性功能减退为主诉就诊。以乳房胀大疼痛、分泌少量乳汁、不长胡须为主要临床特征。属中医"不育""阳痿""乳癖"范畴。考其发病之因，乃因先天不足，肾阳亏虚，阳痿不举；肝肾同源，乳房为肝经所过，阴精不循正途，淫溢于上而为浊乳；阳虚精亏，肝经失养，血脉枯涩，瘀血凝聚而致乳房胀大疼痛。因此，拟右归丸补肾益精壮阳，并加血肉有情之狗鞭，补肾壮阳之力更宏，以柴胡疏肝散加莪术、鳖甲疏肝理气化瘀，炒麦芽涩乳。全方旨在标本兼顾，攻补兼施，攻不伤正，补不留瘀为原则，并取消补二法相反相成，互相为用之意，既补肾壮阳又能助温化以祛瘀，理气化瘀则血脉通畅，精血易生，有助于补肾壮阳，故能收到较好疗效。

八、口腔溃疡案

【病例 1】李某某，男，26 岁。2009 年 11 月 17 日初诊。诉咽痛、口腔溃烂疼痛已 1 周，自服罗红霉素无效而就诊。发病前曾与朋友聚餐食烧烤鱼肉及饮酒较多。刻诊：口腔及舌体疼痛，两侧黏膜均有 1 枚溃疡，左侧溃疡大小约 0.4 cm×0.3 cm，右侧约 0.3 cm×0.2 cm，呈卵圆形，颜色潮红，舌咽稍红肿，饮食时疼痛加甚，大便秘结，尿短黄。舌尖边红，苔薄黄而干，脉细数。诊为急性口腔溃疡并咽喉炎。辨证：过食酒肉，聚湿生热，热毒上炎，熏灼口咽。治宜清热解毒化湿，凉血降火。处方：玉女煎加减［石膏 50 g（先煎）、生地 15 g、麦冬 15 g、知母 10 g、牛膝 15 g、大黄 6 g（后下）、玄参 15 g、佩兰 15 g、金银花 15 g、丹皮 10 g、枳实 10 g、川朴 10 g、甘草 6 g］。3 剂，日 1 剂，水煎分 3 次服。

二诊：口腔、咽喉疼痛稍减，大便稍烂，日 1 次。舌尖边红，苔薄黄而干，脉细数。上方去大黄、川朴，加牛蒡子 10 g、火麻仁 15 g。7 剂，日 1 剂，水煎分 3 次服。

三诊：口腔、咽喉疼痛消除，口腔右侧黏膜溃疡消失，左侧黏膜溃疡缩小，大便软，日1次。上方去石膏、生地、牛蒡子，加沙参15 g、熟地15 g、灯芯草3 g。7剂，日1剂，水煎分3次服。药后诸症消失，口腔溃疡愈合。

【病例2】王某某，男，34岁。2010年11月16日初诊。诉咽痛、口腔溃疡疼痛已10年。时愈时发，服多种中西药，效果不佳。刻诊：唇内及两侧颊部黏膜各有1～2个绿豆大溃疡面，其色白黄，周围微红不肿，咽喉充血干痛。有时脘腹痞闷不适，嗳气时作，纳少欠馨，口干少饮，小便短黄。舌淡红，苔薄微黄腻，脉弦细略数。既往有慢性胃炎史。诊为慢性复发性口腔溃疡并咽喉炎。辨证：脾胃湿热，久郁伤阴，虚火内生，上灼口咽。治宜清热化湿，滋阴降火，愈疡利咽。处方：自拟清热解毒养阴愈疡方加减（生地15 g、丹皮10 g、知母10、金银花15 g、连翘10 g、野菊花15 g、山豆根10 g、茵陈15 g、玄参15 g、佩兰15 g、竹叶10 g、灯芯草3 g、甘草6 g）。7剂，日1剂，水煎分3次服。

二诊：口腔、咽喉疼痛稍减，余症未变。舌淡红，苔薄微黄腻，脉弦细略数。上方去知母、连翘、野菊花、竹叶，加石斛10 g、麦冬15 g、枳实10 g、七叶一枝花8 g。7剂，日1剂，水煎分3次服。

三诊：口腔、咽喉疼痛基本消除，口干、脘腹痞闷减轻，口腔溃疡面缩小，唇内及左颊黏膜溃疡已消失。舌淡红，苔薄白，脉弦细。上方去生地、山豆根、茵陈，加熟地15 g、沙参15 g、百合10 g。7剂，日1剂，水煎分3次服。

四诊：口腔、咽喉疼痛完全消除，口腔内溃疡全部愈合，口干消失，偶觉脘腹痞闷但极轻微，纳增，尿清。舌淡红，苔薄白，脉弦细。守上方续用7剂，以巩固疗效。

【病例3】凌某某，男，30岁。2010年5月4日初诊。诉口腔糜烂，龈肿舌痛，反复发作已3年。曾在市某医院口腔科就诊，诊为复发性口腔溃疡，予服维生素C、维生素B_2及多种抗生素治疗均无效。刻诊：口唇红肿，口腔开合疼痛，只能饮食凉流质及半流质，舌尖舌边可见红色疮面，两侧口腔黏膜有多个白色绿豆大溃疡，咽红，两侧下大牙龈稍红肿。既往有慢性非萎缩性胃炎病史。每遇胃脘不适之时，则易致口腔溃疡复发。舌质红，苔薄黄而干，脉弦细数。诊为复发性口腔炎并溃疡。辨证：脾胃湿热，久郁伤阴，阴虚火旺，虚火上炎，燔灼口舌。治宜清热解毒，滋阴降火。处方：自拟清热解毒养阴愈疡方加减（生地15g、丹皮10g、知母10g、金银花15g、连翘10g、野菊花15g、玄参15g、佩兰15g、竹叶10g、灯芯草3g、牛膝15g、麦冬15g、甘草6g）。7剂，日1剂，水煎分3次服。另用冰硼散吹撒患处，日3次。

二诊：口唇红肿稍减轻，口腔开合疼痛稍缓解，能顺利进食半流质，舌边尖红色疮面变小变淡，口腔两侧黏膜溃疡减少，牙龈红肿稍消，咽红。舌红苔薄黄少津，脉弦细略数。守上方14剂，日1剂，水煎分3次服。停用冰硼散。

三诊：口唇红肿消退，口腔开合疼痛缓解，口腔黏膜仍见两个小溃疡，饮食正常，舌边尖疮面已消失，牙龈红肿消退，咽淡红。舌淡红，苔薄白而润，脉弦细。上方去生地、金银花、连翘、野菊花，加熟地15g、石斛10g、莲子心10g、沙参15g。14剂，日1剂，水煎分3次服。

四诊：上述诸症完全好转，据病人述，服药至20剂时口腔溃疡全部消失。为防止复发，嘱续用上方14剂，巩固疗效。1年后因感冒就诊时，随访口腔溃疡未见复发。

【病例4】林某某，男，38岁。2012年5月11日初诊。诉口腔糜烂，舌红肿痛，反复发作已4年。既往有慢性胃肠炎史。刻诊：口腔开合疼痛，舌体稍红肿，只能进食流质及半流质食物，脘腹不适，矢气多，大便稍烂伴有黏液，日行2～3次。检查，口腔右侧黏膜有1个卵圆形溃疡约0.3 cm×0.2 cm，右侧舌边溃疡如黄豆大，均为中心白而周边发红。舌边尖红，苔黄腻，脉滑略数。诊为慢性复发性口腔溃疡。辨证：胃肠湿热，化火伤阴，虚火上燔。治宜清热解毒，滋阴化湿敛疡。处方：芍药汤加减［白芍15g、黄芩10g、黄连6g、当归10g、木香10g（后下）、枳壳10g、槟榔10g、苍术10g、玄参15g、佩兰15g、槐花15g、茯苓15g、甘草6g］。7剂，日1剂，水煎分3次服。

二诊：口腔疼痛减轻，脘腹较舒，矢气减少，大便稍烂，日行1～2次，口舌溃疡如前。舌边尖红，苔微黄薄腻，脉滑略数。上方去当归，加金银花15g、滑石15g、白芷10g。7剂，日1剂，水煎分3次服。

三诊：口腔疼痛消失，脘腹舒适，饮食恢复正常，大便成形，无黏液，口舌溃疡缩小。舌淡红，苔薄白，脉略滑。守上方7剂，日1剂，水煎分3次服。

四诊：口舌溃疡消除，脘腹舒适，纳便正常。舌淡红，苔薄白，脉略滑。上方去黄芩、滑石、白芷，加石斛10g、葛根15g。14剂，以健脾化湿，祛肠胃湿热，杜绝湿热上扰之势，预防口舌溃疡复发。

【病例5】方某某，女，60岁。2011年6月22日初诊。诉口腔糜烂，舌体疼痛已两月余。既往有慢性胃炎病史。曾在市某医院门诊，诊为慢性口腔炎并溃疡，予服维生素C、维生素B₂及交沙霉素，外用冰硼散治疗均无效。刻诊：口腔舌体疼痛，口干引饮，多言更痛，两耳昼夜轰鸣，心烦眠差，小便短赤，胃脘灼热，偶有嗳气，饮食欠佳，多为流质饮食。舌尖舌边可见2个红色疮面如黄豆大，左侧面颊黏膜有1个边红中心白色大溃疡，大小约0.6 cm×0.4 cm。舌红苔薄白腻，脉细。诊为慢性复发性口腔溃疡。辨证：水亏火旺，心肾不交，虚火熏蒸，上灼于口舌。治宜益水制火，养阴愈疡。处方：玉女煎合知柏地黄汤加减（生地15g、石膏30g、麦冬15g、知母10g、牛膝15g、黄柏10g、山茱萸15g、丹皮10g、玄参15g、佩兰15g、石斛10g、天花粉15g、灯芯草3g、金银花15g）。7剂，日1剂，水煎分3次服。

二诊：口腔舌体疼痛、口干、胃脘灼热、耳鸣减轻，尿淡黄，仍眠差。舌红苔薄白略腻，脉细。上方去石膏、黄柏，加夜交藤15g、莲心10g。14剂，日1剂，水煎分3次服。

三诊：口腔舌体疼痛、口干、胃脘灼热、耳鸣继续减轻，能进食半流质或软食，尿清，眠可。舌尖边溃疡消失，左侧面颊黏膜溃疡缩小。舌淡红，苔薄白，脉细。上方去生地、知母、天花粉，加熟地15g、枸杞子10g、女贞子10g。14剂，日1剂，水煎分3次服。

四诊：口腔舌体疼痛、口干、胃脘灼热、耳鸣消除，纳可，舌及口腔黏膜溃疡消失。舌淡红，苔薄白，脉细。守上方续用14剂，巩固疗效，以防复发。

【病例6】李某某，女，36岁。2011年10月7日初诊。经期口腔溃疡3年，并发外阴溃疡半年。开始每于月经前3～5天口腔溃疡，溃疡以舌面及两颊黏膜多见，溃面大小不一，疼痛灼热，饮食时疼痛加甚。月经干净后，口腔溃疡逐渐愈合。近半年来出现经前口腔溃疡，同时伴发阴部溃疡渗液，疼痛难忍，行动不便，急躁不安，经前乳房胀痛，月经干净后未见溃疡愈合。曾于市某医院门诊予内服谷维素、维生素 B_2 及于外阴溃疡处外涂红霉素软膏均无效。近年两目干涩，视物昏花，口干苦而不多饮，尿短黄赤。正值月经来潮第 3 天，经量较多，色暗红，带下色黄稠，有腥臭味。舌淡红，苔薄黄，脉弦细。诊为复发性经期口腔溃疡并阴部溃疡。辨证：肝胆湿热，郁而化火，循经上燔，下灼阴部。治宜清热化湿、疏肝解郁。处方：柴胡疏肝散加减（柴胡 10 g、白芍 30 g、枳实 10 g、川芎 10 g、香附 10 g、茵陈 30 g、丹皮 10 g、玄参 15 g、佩兰 15 g、灯芯草 3 g、山栀 10 g、生地 15 g、薏苡仁 15 g、莲心 10 g、甘草 6 g）。7 剂，日 1 剂，水煎分 3 次服。

二诊：经净已 2 天，乳房胀痛消失，口腔及阴部溃疡疼痛、口干苦减轻，尿淡黄。舌淡红，苔薄黄，脉弦细。守上方 7 剂，日 1 剂，水煎分 3 次服。

三诊：口腔及阴部溃疡疼痛明显减轻，口干苦基本消退，尿淡黄。舌淡红，苔薄白，脉弦细。上方去香附、山栀、生地，加菟丝子 10 g、女贞子 10 g、熟地 15 g。14 剂，日 1 剂，水煎分 3 次服。

四诊：口腔及阴部溃疡消失，疼痛消除，两目干涩、视物昏花明显好转，二便正常。舌淡红，苔薄白，脉弦细。再次月经来潮时未见口腔及阴部溃疡复发。守上方续用 14 剂，巩固疗效，以防复发。

【按】口腔溃疡属中医口疮，生于唇、舌、颊、上腭等处，分急性、慢性两种。口疮为病，正如《内经》所云："火气内发，上为口糜。"证之临床，"火"有实火、虚火之分。实火多见急性口腔溃疡，虚火多见于慢性复发性口腔溃疡。其发病与心、肺、脾、胃、心、肾等脏腑有关。舌为心之苗，咽为肺之门户，口为脾之窍，脾与胃燥湿相济，升降相因，脾虚不能散津，胃失滋养，虚火上炎，故龈痛、口腔生疮；肾水不能上承，心火独亢，则舌边、舌尖溃疡疼痛；火热刑肺，门户受灼，则咽痛咽燥。总言之，心、肺、胃、肾之火，包括实火及虚火，火气上炎，燔灼口舌，则口舌生疮，形成溃疡。若为阴虚火旺，虚火上燔，反复发作，缠绵不已，则成慢性复发性口腔溃疡。

　　本组病案6例，除病例1外，其余5例均属于慢性复发性口腔溃疡。病例1因过食酒肉伤胃，聚湿生热，热毒上炎，熏灼口咽所致。治宜清热解毒化湿、凉血降火。处方选用玉女煎加减。方中石膏、金银花、玄参，清热解毒；生地、丹皮、玄参、大黄、麦冬、知母，凉血降火；牛膝清热凉血、引血下行，消除上浮之火；大黄、佩兰、枳实、川朴，行气导滞化湿、通便泻火；甘草调和诸药。病例2至病例6均诊为慢性复发性口腔溃疡。其中病例2及病例3均有慢性非萎缩性胃炎史，每次口腔溃疡复发，均与胃脘不适有关。治宜清热解毒、滋阴降火。两例均选用自拟清热解毒养阴愈疡方加减。方中金银花、连翘、野菊花，清热解毒；生地、丹皮、知母、玄参、麦冬，养阴凉血降火；灯芯草、竹叶，清心降火。病例2除口腔溃疡外，尚兼咽喉炎、咽喉干痛之症，初诊使用牛蒡子，以清热解毒利咽，效果不很理想时，二诊时加用七叶一枝花，与金银花、连翘、野菊花共伍，既加强清热解毒之功，又能降火愈疡利咽之作用。病例4诊为慢性复发性口腔溃疡。辨证：胃肠湿热，化火伤阴，虚火上燔。治宜清热解毒，滋阴化湿敛疡。处方：选用芍药汤加减。方中黄芩、黄连，清热解毒；白芍、当归、茯苓、木香、佩兰、槐花、枳壳、槟榔、苍术，健脾行气、化湿导滞；玄参、白芍，养阴敛疡止痛；甘草调和诸药。病例5诊为慢性复发性口腔溃疡。辨证：水亏火旺，心肾不交，虚火熏蒸，上灼于口舌。治宜益水制火，养阴愈疡。处方：选用玉女煎合知柏地黄汤加减。方中黄柏、金银花，清热解毒；生地、石膏、麦冬、知母、丹皮，凉血泻火；山茱萸、玄参，养阴愈疡；石斛、天花粉，益水生津、清凉和胃；生地、麦冬、灯芯草，清心降火；佩兰芳香化湿；牛膝引血下行，以除火热；全方共奏益水制火、清心凉胃、养阴愈疡之功。病例6诊为复发性经行口腔溃疡并阴部溃疡。辨证：肝胆湿热，郁而化火，循经上燔，下灼阴部。治宜清热化湿、疏郁柔肝。处方：选用柴胡疏肝散加减。方中柴胡、白芍、枳实、川芎、丹皮、香附，疏肝解郁柔肝；茵陈、薏苡仁、佩兰、山栀，清肝利胆、清化湿热；玄参、生地、莲子心养阴生津；甘草调和诸药。

　　另外，需要注意的是：口腔溃疡，尤其是复发性口腔溃疡，其发病与心、肺、脾、胃、肾等脏腑有关。本组病例6例，大多与胃肠病变相关，即胃肠湿热，久郁化火上炎，燔灼口舌而致溃疡；病例6则与肝胆湿热相关，其发病与情志因素、月经来潮前几天发病有密切关系，不仅口腔有溃疡，而且阴部亦有溃疡，因此，治宜清热化湿、疏肝解郁，处方选用柴胡疏肝散加减。

复发性口腔溃疡，无论是胃肠湿热、下焦湿热，还是肝胆湿热等引发，致使湿热化火伤阴，虚火上炎所致。从治疗角度而言，既清利湿热，又要滋阴降火；清利湿热易伤阴津，而滋阴降火有助湿滞之虞；二者治法互为矛盾。此时选药应有所斟酌，即清利药不宜过于峻猛，养阴药不宜过于腻滞，以平和为宜。

本组病例治疗还注重选用专用药玄参、佩兰、灯芯草三味。考玄参性能甘、苦、咸，微寒，主归肺、胃、肾经，具有清热凉血、滋阴解毒之功效，滋阴而不腻滞；佩兰性能辛、平，主归脾、胃、肺经，具有芳香化湿解毒功效，与玄参配合相得益彰，化湿于无形而不碍玄参养阴之功；灯芯草性能甘、淡，微寒，主归心、肺、小肠经，具有利湿、清心泻火功效；三味药相伍，性味虽平淡，但功专效宏。据个人长期临床观察，无论用于急性、慢性口腔溃疡，大多取得意想不到的效果。尤其是用于慢性复发性口腔溃疡，在辨证选方的基础上，加用此三味专药，更具有助而济急、提高临床疗效的重要意义。

九、带状疱疹案

【病例1】雷某某，男，22岁。2006年6月6初诊。左胸胁部疼痛3天。刻诊：左胸胁疼痛如刺，灼热，局部皮肤平整光滑，触碰时疼痛加甚而拒按，口干口苦，夜不能眠。为排除心肌梗死病变，急查心电图未见异常。疼痛处为肝经所过部位，疑为肝郁气滞之胁痛，暂予柴胡疏肝汤加减3剂治疗。3天后复诊，胁下疼痛稍减，左胁肋部皮肤见红粟状疱疹，呈带状分布，根足部为紫红斑，周围皮肤赤㿠，触碰疼痛明显。舌边尖红，苔薄黄，脉弦滑略数。当即改诊为带状疱疹。辨证：肝经火郁，热蕴血分。治宜清肝泻火，活血解毒。处方：龙胆泻肝汤加减［龙胆草 10 g、黄芩 10 g、山栀 10 g、泽泻 10 g、金银花 15 g、柴胡 10 g、生地 15 g、木通 10 g、灯芯草 3 g、青黛 10 g、丹皮 10 g、延胡索 10 g、三七末 3 g（冲服）、甘草 6 g］。5 剂，日 1 剂，水煎分 3 次服。另用青黛末以冷开水调糊，涂搽患处，每日 2 次。

二诊：左胸胁疼痛大减，水疱已见结痂，患部潮红减退，唯活动时稍感疼痛，口干口苦消失，夜能安眠。舌边尖红，苔薄黄，脉弦滑略数。效不更方，守上方 5 剂，日 1 剂，水煎分 3 次服。外用药同上。

三诊：胸胁疼痛基本消除，患处完全结痂，皮肤潮红全失。舌淡红，苔薄白，脉稍弦。改用知柏地黄汤加减：知母 10 g、黄柏 10 g、生地 15 g、山茱萸 15 g、丹皮 10 g、泽泻 10 g、女贞子 10 g、茵陈 15 g、三七末 3 g（冲服）、郁金 10 g、白芍 15 g、甘草 6 g。5 剂，日 1 剂，水煎分 3 次服。以养阴清热善后。

【病例 2】李某某，男，56 岁。2008 年 4 月 16 日初诊。诉于两周前开始右侧胁肋部皮肤发红疹，瘙痒，继则发为疱疹，并自右向后背皮肤漫延，缠绕右胁及右侧背部，痒痛难忍，恐拒触碰。刻诊：患者面容痛苦，疱疹红肿痒痛，疮面有黄水渗出，局部皮肤灼热，触摸疼痛加剧，心烦不宁，夜不安寐，口干口苦，溲黄。舌暗红，苔薄黄微腻，脉弦细数。诊为带状疱疹。辨证：风邪入侵，未袭肺金，反克肝木，肝郁化火，热毒外泛。治宜疏风解毒，清肝泻火，凉血活血。处方：龙胆泻肝汤合犀角地黄汤加减［龙胆草 10 g、黄芩 10 g、山栀 10 g、金银花 15 g、柴胡 10 g、生地 15 g、水牛角 15 g、赤芍 15 g、防风 10 g、荆芥 10 g、地肤子 10 g、青黛 10 g、丹皮 10 g、三七末 3 g（冲服）、甘草 6 g］。5 剂，日 1 剂，水煎分 3 次服。另用青黛末以冷开水调糊，涂搽患处，每日 2 次。

二诊：疱疹处痒痛减轻，疱疹根盘仍红，未再扩展，口干苦减缓。舌暗红，苔薄黄微腻，脉弦细数。上方去山栀、丹皮，加延胡索 10 g、蒲公英 15 g。5 剂，日 1 剂，水煎分 3 次服。外用药同上。

三诊：疮面已干，部分结痂，痒痛大减，口干苦基本消除，夜能安寐，溲淡黄。舌暗红，苔微黄，脉弦细。守上方续用 5 剂，日 1 剂，水煎分 3

次服。外用药同上。

四诊：疱疹已全部结痂，痒痛基本消失。舌暗红，苔薄白，脉弦细。上方去金银花、荆芥，加丹参 15 g、紫草 15 g。5 剂，日 1 剂，水煎分 3 次服，以加强凉血活血，巩固疗效。

【病例 3】朱某某，男，46 岁。2008 年 11 月 18 日初诊。诉左下胁肋部起红粟疹块已月余，在当地医院诊为带状疱疹，打针服药罔效。刻诊：左胁下疼痛灼热，有如刺割，动则尤甚。查其患处，相当于左腋中线第 4～5 肋间，有密集成簇、大小不等的水疱，呈带状分布，水疱根足部为紫红斑，周围皮肤亦赤嫩，但未破溃糜烂。口干口苦，心烦焦躁，夜不能寐，尿短赤。舌边尖红，苔薄黄，脉弦滑数。诊为带状疱疹。辨证：肝经火郁，热毒炽盛，血热内蕴。治宜清热解毒，疏肝泻火，凉血活血。处方：龙胆泻肝汤合四逆散加减［龙胆草 10 g、黄芩 10 g、山栀 10 g、柴胡 10 g、白芍 15 g、枳实 10 g、连翘 15 g、忍冬藤 18 g、三七末 3 g（冲服）、青黛 10 g、赤芍 10 g、丹皮 10 g、乳香 10 g、没药 10 g、甘草 6 g］。5 剂，日 1 剂，水煎分 3 次服。另用青黛末以冷开水调糊，涂搽患处，每日 2 次。

二诊：左胁下疼痛大减，水疱部分已结痂，患处皮肤潮红减退，口干口苦渐减，夜能安寐。舌边尖红，苔薄黄，脉弦滑略数。守上方 5 剂，日 1 剂，水煎分 3 次服。外用药同上。

三诊：左胁下疼痛消失，水疱完全结痂，患处皮肤潮红消退，口干口苦消除，尿淡黄，夜能安寐。舌淡红，苔薄白，脉稍弦。续守上方 5 剂，巩固疗效。

【病例 4】张某，女，50 岁。2011 年 11 月 25 日初诊。诉左胁腹疼痛反复发作 1 年余。曾在多家医院诊治，或诊为肠功能紊乱症，或疑为外伤后遗症，中西药治疗均罔效。经人介绍，就诊于我处。刻诊：左胁腹疼痛呈持续性，有时刺痛，有时灼痛，有时胀痛，无规律性，触碰按压时痛增。大便正常，肠鸣音未亢进。查痛处皮肤较暗滞，按诊：触到皮下条状硬结并触痛。询其既往病史得知，1 年前曾在痛处患过带状疱疹，在当地医院治疗疱疹结痂脱落后不久，患处疼痛虽然减轻，但持续未已。心烦焦躁，夜不安寐。舌暗红，苔薄微黄而干，脉弦细略数。诊为带状疱疹后遗症。辨证：肝经郁热，阴虚瘀结。治宜清肝解郁、养阴化瘀。处方：一贯煎加减［沙参 15 g、麦冬 15 g、生地 15 g、当归 10 g、枸杞子 10 g、川楝子 10 g、鳖甲 15 g、三七末 3 g（冲服）、柴胡 10 g、郁金 10 g、莪术 10 g、白芍 15 g、甘草 6 g］。7 剂，日 1 剂，水煎分 3 次服。

二诊：左胁腹疼痛稍减，多为胀痛，刺痛、灼痛已少见。舌暗红，苔薄微黄而干，脉弦细略数。上方加枳实 10 g、延胡索 10 g。7 剂，日 1 剂，水煎分 3 次服。

三诊：左胁腹疼痛续减，持续性痛转为间接性痛，时发时止，触摸皮下硬结较软。舌暗红，苔薄微黄，脉弦细略数。上方去生地、当归，加桃仁 10 g、三棱 10 g。7 剂，日 1 剂，水煎分 3 次服。

四诊：左胁腹疼痛轻微，不痛时间延长，触摸皮下硬结变软变小，夜能安寐。舌暗红，苔薄白，脉弦细。续上方 7 剂，日 1 剂，水煎分 3 次服。

五诊：左胁腹疼痛基本消失，唯触摸时小痛，痛处皮肤暗滞变淡，皮下硬结软而小。舌暗红，苔薄白，脉弦细。上方去川楝子、延胡索，加女贞子 10 g、菟丝子 10 g。14 剂，日 1 剂，水煎分 3 次服。以柔肝养阴化瘀，善后收功，巩固疗效。

【按】带状疱疹多发于胸胁及腰腹部，中医称之为缠腰火丹。胸胁为肝经所布之地，病发时多为肝火热毒、血分蕴热所致。若未能根治，阴血既损，瘀积已成，则留下后遗症。本组病例 4 例，前 3 例诊为带状疱疹，后 1 例诊为带状疱疹后遗症。一般来说，疾病的发生，症候与征象同时发生为常见，但本组病例 1 则较特殊，即左胸胁疼痛 3 天后，带状疱疹征象才出现。就临证而言，只能据症试探治疗，待征象显现后，即修正诊断，更方以治。证治合拍，用药精准，故速以取效。病例 2 带状疱疹出现的症状，不仅局部疼痛，还出现瘙痒。痒者与风邪有关。《黄帝内经》在论及风邪中人时谓之"正风者，其中人也浅……搏于皮毛之间，其气外发，腠理开，毫毛摇，气往来行，则为痒"。治宜疏风解毒，清肝泻火，凉血活血。处方：龙胆泻肝汤合犀角地黄汤加减。方中除用龙胆草、黄芩、山栀、金银花、柴胡、生地、水牛角、赤芍、青黛、丹皮、三七末，清热解毒、清肝泻火、凉血活血外；还用防风、荆芥、地肤子，疏风祛邪止痒。风、火并治，痒痛均除。病例 3 诊为带状疱疹。辨证：肝经火郁，热毒炽盛，血热内蕴。治宜清热解毒，疏肝泻火，凉血活血。处方：选用龙胆泻肝汤合四逆散加减治疗。方中龙胆草、黄芩、连翘、忍冬藤，清热解毒；山栀、柴胡、龙胆草、青黛，清肝泻火；乳香、没药、三七末、枳实，行气活血、通络止痛；三七末、赤芍、白芍、丹皮，凉血活血敛疡；另外，青黛外用，据药理报道，其对炭疽杆菌、肺炎杆菌、志贺氏痢疾杆菌、葡萄球菌等皆有抑制作用。因此，病例1、病例2、病例3用青黛末以冷开水调糊外涂患处，对于促进疱疹结痂是有好处的。病例4由于前医者未能根治，以为疱疹结痂即治愈，留下患处疼痛未清，肝经郁热、气滞伤阴未解，瘀血积聚之后患。因此，治宜清肝解郁、养阴化瘀。处方选用一贯煎加减。方中柴胡、白芍、郁金、川楝子，清肝柔肝、理气解郁止痛；沙参、麦冬、生地、当归、枸杞子、鳖甲，滋阴养血；鳖甲、三七末、莪术，活血软坚化瘀；甘草调和诸药。药证合拍，月余病除。

十、汗证病案

【病例1】刘某某，女，16岁。2007年5月17日初诊。半年前感冒后自觉心悸汗多，气短神疲，咳嗽少痰，睡后易惊，惊则多汗心慌。曾在外院做心电图检查示窦性心律不齐，偶见过早搏动，诊为病毒性心肌炎。口服心得安、维生素B_6、维生素C等，心慌心悸好转，但出汗甚多，动则汗出如洗。刻诊：气短神倦，自汗出，咽干口渴，舌红苔少而干，脉细数。查心率：102次/分，偶有早搏；心电图：窦性心律不齐；白血球总数9.6×10^9/L，血红蛋白120 g/L，血沉18 mm/h；X线检查：心肺正常。诊为窦性心律不齐、植物神经功能紊乱。辨证：汗多伤阴，阴损及气，气阴两亏，心失所养。治宜益气养阴，敛汗宁神。处方：自拟敛汗方合生脉散加减［黄芪15 g、太子参10 g、麦冬15 g、五味子10 g、白术10 g、防风10 g、山茱萸15 g、阿胶10 g（烊化）、糯稻根30 g、浮小麦15 g、麻黄根10 g、炙甘草6 g］。7剂，日1剂，水煎分3次服。

二诊：心悸气短减轻，汗出已少，咽干口渴好转。舌红苔少，脉细略数。上方加桑椹子 10 g、女贞子 10 g。7 剂，日 1 剂，水煎分 3 次服。

三诊：心悸气短、咽干口渴，完全好转，汗出已少，病情稳定。舌淡红，苔薄白，脉沉细。上方去阿胶、麻黄根，加菟丝子 10 g、枸杞子 10 g。10 剂，日 1 剂，水煎分 3 次服，巩固疗效。

【病例 2】钟某某，男，48 岁。2007 年 10 月 11 日初诊。5 年前因干咳、盗汗 3 个月曾在外院 X 线胸片检查，确诊为肺结核，即用西药抗痨治疗。服药 6 个月后，肺结核已经钙化，干咳亦随之消失，唯盗汗未减且逐渐加重，夜间寐则汗大出，内衣湿透，醒来则汗止，常伴恶风，心悸，五心烦热，失眠多梦，大便干结，小便短黄。后兼服中药月余，亦未见好转。经朋友介绍求诊于余。刻诊：形体消瘦，面色萎黄，舌质红干少苔，脉细数无力。诊为肺结核钙化后植物神经功能紊乱——大汗症。辨证：久患肺痨，伤阴损气，气阴两亏，心火内扰，逼汗外出。治宜益气养阴，清心敛汗。处方：自拟敛汗方加减（黄芪 30 g、太子参 10 g、火麻仁 15 g、麦冬 10 g、山茱萸 15 g、白芍 15 g、五味子 10 g、酸枣仁 10 g、柏子仁 10 g、灯芯草 3 g、糯稻根 30 g、浮小麦 15 g、麻黄根 10 g、甘草 6 g）。7 剂，日 1 剂，水煎分 3 次服。

二诊：汗出减少，心悸、五心烦热、失眠多梦、大便干结减轻。舌质红干少苔，脉细数无力。守上方 7 剂，日 1 剂，水煎分 3 次服。

三诊：夜间偶有盗汗，且汗出量少，心悸已除，大便条状，日 1 次，余症悉减。舌质淡红，苔薄白，脉弦细。上方去灯芯草、麻黄根，加肉苁蓉 10 g、芡实 15 g。7 剂，日 1 剂，水煎分 3 次服。

四诊：夜间已无盗汗，能够安寐，诸症悉除。舌质淡红，苔薄白，脉弦细。守上方续用 10 剂，以巩固疗效。

【病例 3】覃某某，男，43 岁。2008 年 6 月 24 日初诊。诉大汗多汗、每遇吹风则大汗不止，反复发作 3 年余。既往有慢性过敏性鼻炎史。每因鼻炎发作时，医生常开解表发汗通窍之中药予服，殊不知服用解表发汗药后，鼻窍虽通，但大汗不止，疲倦乏力，伴心悸气短。病再发时，改诊我处。刻诊：形体肥胖，面色㿠白，气短乏力，动则汗出，吹风时则汗出如浸，时见微恶风、鼻塞流涕。纳食尚可。舌淡红，苔薄白，脉沉细。诊为植物神经功能紊乱——大汗症及慢性过敏性鼻炎。辨证：久患慢性过敏性鼻炎，肺气已伤，肺气失于固摄，汗液漏泄。治宜益气固摄，宣肺通窍。处方：玉屏风散加味（黄芪 30 g、防风 10 g、五味子 10 g、白术 10 g、太子参 10 g、芡实 15 g、白芍 15 g、山茱萸 15 g、煅牡蛎 15 g、浮小麦 15 g、麻黄根 15 g、糯稻根 30 g、苍耳子 10 g、辛夷花 10 g、甘草 6 g）。7 剂，日 1 剂，水煎分 3 次服。

二诊：大汗已明显减轻，活动时偶见，鼻塞流涕少发，心悸气短稍改善。舌淡红，苔薄白，脉沉细。守上方 7 剂，日 1 剂，水煎分 3 次服。

三诊：大汗好转，吹风时见少汗，余症基本消除。舌淡红，苔薄白，脉沉细。上方去麻黄根，加芡实 15 g。7 剂，日 1 剂，水煎分 3 次服。

四诊：大汗多汗已止，吹风时亦未见汗出，余症已消除。续守上方 14 剂，巩固疗效。追踪 1 年未见复发。

【病例 4】巫某某，男，40 岁。2009 年 8 月 20 日初诊。素体肥胖，心悸气紧，经常出大汗。忽于夏日炎热之际，大汗如浸，唇紫而绀，面色苍白，心悸气短乏力，四肢冰凉，尿黄量少。舌淡红，苔薄白，脉虚数无力。诊为植物神经功能紊乱。辨证：大汗亡阳。治宜扶阳敛汗。处方：参附汤加味［红参 10 g、熟附子 15 g（先煎半小时）、熟地 15 g、桂枝 10 g、山茱萸 15 g、白芍 15 g、五味子 10 g、黄芪 30 g、巴戟天 10 g、煅牡蛎 15 g、浮小麦 15 g、芡实 15 g、炙甘草 6 g］。3 剂，日 1 剂，水煎分 3 次服。

二诊：大汗已止，仍有小汗，唇紫减轻，面色淡红，四肢温暖，心悸、气短、乏力稍改善。舌淡红，苔薄白，脉虚略数。守上方续用 3 剂，日 1 剂，水煎分 3 次服。

三诊：汗止，口唇淡红，面色如常，精神转佳，心悸气短乏力消除，尿淡黄，尿量增多。舌淡红，苔薄白，脉弦细略数。上方去熟附子、桂枝，加肉苁蓉 10 g、麦冬 15 g，红参改太子参 15 g。7 剂，日 1 剂，水煎分 3 次服。

四诊：汗止，诸症消失。舌淡红，苔薄白，脉弦细。守上方 7 剂，日 1 剂，水煎分 3 次服，巩固疗效。

【病例 5】孙某某，女，38 岁。2010 年 7 月 22 日初诊。诉周身酸痛，发热口渴，微恶风寒。曾在外院按感冒风寒诊治，予辛温发汗之中药 3 剂，药后大汗淋漓，汗出不止，四肢抽搐，皮肤冷湿，少气乏力，小便不利，怕风，头痛如劈。由家人陪送来诊。刻诊：颜面苍白，两目青暗，呼吸气弱，手足冷。舌质淡，苔薄白，脉微细，重按似无。平素身体较虚弱，经常多汗。查体：血压 80/50 mmHg；尿常规（－）。诊为休克早期。辨证：素体虚弱，前医误用辛温发汗而伤卫阳，阴液大泄亡阳。治宜温阳固表，养阴和营增液。处方：桂枝加附子人参汤加味 [红参 50 g、桂枝 15 g、白芍 20 g、熟附子 15 g（先煎半小时）、大枣 10 g、麦冬 15 g、沙参 15 g、炙甘草 6 g]。2 剂，日 1 剂，1 剂 3 煎，煮取 400 mL，分 3 次服。

二诊：精神转佳，自能饮米粥，周身酸痛明显减轻，头痛消除，手足温暖，恶风泄汗已止，小便畅利。舌淡红，苔薄白，脉沉细缓和。查血压 110/70 mmHg。上方红参用量改 10 g、熟附子改 10 g、桂枝改 10 g，加山茱萸 15 g。3 剂，日 1 剂，水煎分 3 次服。

三诊：泄汗已止不再复发，诸症好转复常。舌淡红，苔薄白，脉沉细缓和。查血压 120/80 mmHg。上方改为自拟敛汗方加减：黄芪 15 g、太子参 10 g、麦冬 15 g、五味子 10 g、白术 10 g、防风 10 g、山茱萸 15 g、阿胶 10 g（烊化）、糯稻根 30 g、浮小麦 15 g、麻黄根 10 g、炙甘草 6 g。14 剂，日 1 剂，水煎分 3 次服。本方之意在于以温阳固表、益阴和营救治脱汗亡阳证，旨在以益气养阴敛汗为法，治疗多汗症旧疾。

【按】本组大汗症、多汗症病例 5 例，病例 1 及病例 2 诊为植物神经功能紊乱，辨证为气阴两虚，虚火内盛，逼汗外泄之大汗症，治法均以益气养阴、清心敛汗为宜，故选用自拟敛汗方或敛汗方合生脉散加减。方中黄芪、太子参，具有益气固表、防止阴液外泄之功；另太子参具养阴之性，为阴中之阳药；火麻仁、麦冬、山茱萸、白芍、五味子、酸枣仁、柏子仁，为滋阴安神之要药；灯芯草，为清心火之品；神志安，心神定，心火不易妄动则无泄汗之虞；糯稻根、浮小麦、麻黄根，为收涩敛汗之品。病例 3 诊为植物神经功能紊乱——大汗症及慢性过敏性鼻炎。辨证：久患慢性过敏性鼻炎，肺气已伤，肺气失于固摄，汗液漏泄。治宜益气固摄，宣通肺窍。处方：玉屏风散加味。方中黄芪、太子参、防风、五味子、白术，益气固表止汗；芡实、白芍、山茱萸、煅牡蛎、浮小麦、麻黄根、糯稻根，收涩敛汗；苍耳子、辛夷花，宣通肺窍。病例 4 诊为植物神经功能紊乱。辨证：大汗亡阳。病例 5 诊为休克早期。辨证：素体虚弱，前医误用辛温发汗而伤卫阳，阴液大泄亡阳。总之，两例均辨为大汗亡阳。治宜温阳固表，益阴敛汗。病例 4 平素心悸气短，经常自汗出，已是心气虚无疑，而于夏日突发大汗，唇绀而紫，面色苍白，脉虚数无力，已是气虚进一步发展成阳陷阶段，形成虚脱之危，故选用参附汤加味。方中以熟附子、红参、黄芪，益气扶阳、敛汗防脱；辅以白芍、桂枝，意在调和营卫以固肌表，在扶阳敛汗中，其发挥的作用亦极重要。病例 5 病发初始，符合张仲景《伤寒论》中记载的"太阳病，发热而渴，不恶寒者，为温病"的表征。前医误用辛温解表过汗亡阳。《伤寒论》又云："太阳病，发汗，遂漏不止，其人恶风，小便难，四肢微急，难以屈伸者，桂枝加附子人参汤主之。"该病例选用桂枝加附子人参汤加味正符合张仲景立方之意。患者因过汗心阴大伤，津液亏极，阳随津泄，脉象微细，重按似无，已有阳脱气散之险，故用药倍量红参，大补即将耗散之真气，以挽生机。阳虚脱汗治愈后，继以益气养阴敛汗法，以自拟敛汗方加减治疗旧疾。

十一、乳腺小叶增生案

【病例 1】冯某某，女，46 岁。2007 年 6 月 15 日初诊。左乳头内肿块硬如核桃，触之不移，不红不热，疼痛难忍，每与喜怒或情志不畅有关。平素月经不调，经期腹痛，经色较暗，血块较多，经前乳痛加重。乳痛反复发作已 1 年余。曾做彩超检查，诊为左乳腺小叶增生。某日赴诊外科，谓须手术方能根治。患者怯于手术，而转中医治疗。刻诊：左乳较右乳大，皮肤颜色无异常，触之痛甚，触到包块如核桃大，质较硬。纳食欠佳，心烦易怒，夜寐不安。舌暗淡，苔薄白，脉弦细。诊为左乳腺小叶增生。辨证：肝气郁滞，脾虚生痰，痰气互结，循经上聚，瘀滞不通。治宜疏肝健脾，化痰散瘀。处方：桃红四物汤加味（当归 10 g、川芎 10 g、赤芍 10 g、熟地 15 g、桃仁 10 g、红花 10 g、柴胡 10 g、莪术 10 g、神曲 10 g、三棱 10 g、郁金 10 g、延胡索 10 g、鳖甲 15 g、益母草 15 g、甘草 6 g）。7 剂，日 1 剂，水煎分 3 次服。

二诊：左乳疼痛减轻，纳增，夜寐较安。舌暗淡，苔薄白，脉弦细。守上方续用 7 剂，日 1 剂，水煎分 3 次服。

三诊：左乳疼痛续减，触摸乳房肿块变软，挤压微痛，夜寐较安。月经适来第 3 天，经色稍淡红，未见血块，无腹痛。舌淡红稍暗，苔薄白，脉弦细。上方去益母草，加菟丝子 10 g，赤芍改白芍 15 g。7 剂，日 1 剂，水煎分 3 次服。

四诊：左乳痛基本消失，触摸乳房肿块变小变软，挤压不痛，月经已净 4 天。舌淡红，苔薄白，脉弦细。守上方 7 剂，日 1 剂，水煎分 3 次服。

五诊：左乳痛完全消失，触摸乳房肿块变小变软，挤压不痛，心烦好转，夜能安寐。舌淡红，苔薄白，脉弦细。上方去三棱、红花、神曲、延胡索，加枸杞子 10 g、桑椹子 10 g、浙贝母 10 g、法半夏 10 g。15 剂，日 1 剂，水煎分 3 次服。意为疏肝柔肝养阴、祛痰化瘀，巩固疗效，以善其后。

【病例 2】钟某某，女，38 岁。2008 年 5 月 15 日初诊。诉 1 年前右侧乳房部起肿块如拇指大，随后逐渐增大如两指粗，疼痛。曾到 3 家医院诊治，疗效不显。近 3 个月来，左侧乳房亦起一肿块如拇指粗，疼痛难忍。曾在某医院做彩超检查示：双侧乳腺小叶增生。外科建议患者手术切除。患者因体质较弱，要求先行调养，以后再议手术。刻诊：面色萎黄，精神疲乏，诉两乳部肿痛，乳部两侧均触摸到肿块如两指大（左约 10 cm×8 cm、右约 12 cm×9 cm），质稍硬，推之活动度不大，按之痛甚。心悸气短，心烦，夜寐不安，纳食不振，二便如常。舌淡红稍暗，苔薄白，脉弦细。诊为双侧乳腺小叶增生。辨证：肝郁痰凝，痰气交阻，瘀阻乳络。治宜疏肝理气，化痰散结。处方：柴胡疏肝散加减［柴胡 10 g、赤芍 10 g、枳实 10 g、川芎 10 g、香附 10 g、郁金 10 g、当归 10 g、法半夏 10 g、莪术 10 g、炮山甲粉 5 g（冲服）、三棱 10 g、桃仁 10 g、三七末 3 g（冲服）、神曲 10 g、甘草 6 g］。7 剂，日 1 剂，水煎分 3 次服。

二诊：双侧乳痛稍减，纳稍增，余无明显变化。舌淡红稍暗，苔薄白，脉弦细。上方去三棱、桃仁，加浙贝母 10 g、瓜蒌仁 10 g。7 剂，日 1 剂，水煎分 3 次服。

三诊：双乳痛明显减轻，肿块触摸稍软，触痛稍减，心悸、心烦亦随之改善。舌淡红稍暗，苔薄白，脉弦细。守上方 14 剂，日 1 剂，水煎分 3 次服。

四诊：双乳偶觉胀痛，肿块逐渐缩小，质较前软，触痛不明显。舌淡红，苔薄白，脉弦细。上方去赤芍、神曲，加鳖甲 15 g、黄芪 15 g。14 剂，日 1 剂，水煎分 3 次服。

五诊：乳痛基本消失，肿块明显缩小，已无触痛。舌淡红，苔薄白，脉弦细。上方去枳实、香附，加枸杞子 10 g、桑椹子 10 g，以图疏肝柔肝养阴，化痰消瘀，巩固疗效。

【病例 3】谢某某，女，40 岁。2008 年 11 月 18 日初诊。诉右乳房胀痛，尤以月经来潮前几天痛甚，触到肿块如核桃大，月经过后疼痛逐渐减轻，但疼痛始终未能根除。平素月经量偏少，色较暗，血块较多。曾在市某医院做彩超检查，诊为右乳腺小叶增生。刻诊：右乳触到肿块如核桃大，质较硬，推之稍能移动，触痛明显。心情不畅，忧郁寡言，脘腹痞闷，时时嗳气，饮食少思，经常失眠。舌淡红稍暗，苔薄白，脉弦细。诊为右乳腺小叶增生。辨证：肝气郁滞，犯脾生痰，痰气互结，循经上聚，瘀滞乳络。治宜疏肝健脾，化痰散瘀。处方：桃红四物汤加味（当归 10 g、川芎 10 g、赤芍 10 g、熟地 15 g、桃仁 10 g、红花 10 g、柴胡 10 g、莪术 10 g、神曲 10 g、法半夏 10 g、郁金 10 g、延胡索 10 g、鳖甲 15 g、甘草 6 g）。7 剂，日 1 剂，水煎分 3 次服。

二诊：右乳疼痛稍减，脘腹痞闷减轻，纳增，夜寐较安。舌淡红稍暗，苔薄白，脉弦细。上方加香附 10 g。7 剂，日 1 剂，水煎分 3 次服。

三诊：右乳疼痛续减，触摸乳房肿块变软，挤压微痛。舌淡红稍暗，苔薄白，脉弦细。上方去神曲，加益母草 15 g。14 剂，日 1 剂，水煎分 3 次服。

四诊：右乳疼痛基本消失，触摸乳房肿块变小变软，挤压不痛。舌淡红，苔薄白，脉弦细。上方去赤芍、神曲、延胡索，加素馨花 10 g、白芍 15 g、鸡血藤 15 g。14 剂，日 1 剂，水煎分 3 次服。

五诊：月经来潮畅利，色鲜红，无血块，亦无再发乳痛。舌淡红，苔薄白，脉弦细。续守上方。14 剂，日 1 剂，水煎分 3 次服，以图疏肝解郁，化痰消瘀，巩固疗效。

【病例4】李某某，女，45岁。2010年5月14日初诊。诉右乳部起条索样肿块，且胀痛已4个月。半年前，某医院诊断为右侧乳腺小叶增生，予以手术切除后，近半个月来右乳胀痛复发，经朋友推荐前来就诊。刻诊：右乳部有一手术疤痕，仍可扪及索样肿块如两指大，质稍硬，边缘不甚明显，触痛较甚。平素心情郁闷，常因小事与家人争吵。夜寐不安，口干口苦，尿短黄。舌边红稍暗，苔薄微黄略干，脉弦细略数。诊为右侧乳腺小叶增生术后复发。辨证：肝气郁结，疏泄不畅，聚津成痰，痰气互结，瘀阻乳络。治宜疏肝解郁，化痰散结。处方：柴胡疏肝散加减〔柴胡10g、赤芍10g、枳壳10g、川芎10g、香附10g、法半夏10g、牡蛎15g、莪术10g、猫爪草10g、浙贝母10g、延胡索10g、鳖甲15g、三七末3g（冲服）、甘草6g〕。7剂，日1剂，水煎分3次服。

二诊：右乳胀痛稍减，夜寐较安，口干苦减轻。舌边红稍暗，苔薄微黄，脉弦细略数。上方加山栀10g、郁金10g。7剂，日1剂，水煎分3次服。

三诊：右乳疼痛大减，口干苦消除，尿淡黄，夜能安寐，肿块触之变软，触痛减轻。舌淡红稍暗，苔薄白，脉弦细。守上方14剂，日1剂，水煎分3次服。

四诊：右乳胀痛基本消除，肿块明显缩小而质软，触痛消失。舌淡红，苔薄白，脉弦细。上方去赤芍、枳壳、香附、山栀，加桃仁10g、鸡血藤15g、瓜蒌仁10g、桑椹子10g。14剂，日1剂，水煎分3次服。

五诊：病情稳定，乳痛完全消除，肿块消失。舌淡红，苔薄白，脉弦细。续守上方14剂，以巩固疗效。嘱生活方面，调畅情志，保持心态乐观。1年后电话随访，未见复发。

【按】乳腺小叶增生症，中医称之为乳癖，以乳房胀痛、触到肿块为特征。其病因病机多为内伤七情，肝气郁结，气滞痰凝，痰气交阻，循经上窜，瘀阻乳络引起。简言之，即气滞、痰凝、血瘀，阻滞于乳络。治宜疏肝理气、解郁化痰、活血化瘀为主。本组病案4例，病例1及病例3，症候特征为经期腹痛，且经色晦暗，血块较多，乳房多于月经前疼痛加重，说明乳痛、痛经病位虽不同，但其病机均为肝郁血瘀使然，故处方选用桃红四物汤加柴胡、益母草、郁金、延胡索、三棱、莪术、鳖甲等，以疏肝解郁、活血化瘀为主治疗。病例2发病特点为先为右乳疼痛，不久左乳亦痛，彩超检查示乳腺小叶增生，且质地较硬、疼痛较显，佐证痰瘀互结于乳络较重，故处方选用柴胡疏肝散加郁金、莪术、三棱、炮山甲粉、三七末、法半夏、浙贝母、瓜蒌仁等，以疏肝解郁、活血化痰散瘀为主治疗。病例4发病特点为右乳腺小叶增生术后复发，说明肝郁气滞病因未解，痰气交结病机未除，手术切除仅半年即旧病复发如前，故处方选用柴胡疏肝散加莪术、猫爪草、鳖甲、三七末、延胡索、法半夏、浙贝母等，以疏肝解郁、活血化痰散瘀为主治疗。

本组病例值得总结的地方如下：①本组病例4例，病例1及病例3处方选用桃红四物汤加味，其治疗侧重活血化瘀；病例2及病例4处方选用柴胡疏肝散加味，其治疗侧重疏肝理气。②中医认为，乳癖形成过程与肝气、痰凝、血瘀的病机有密切关系，因此在选用处方的基础上，加用疏肝理气止痛药，如郁金、延胡索、香附等；痰凝方面，选用法半夏、浙贝母、瓜蒌仁等；血瘀方面，选用三棱、莪术、鳖甲、三七、赤芍、红花、桃仁、炮山甲、猫爪草等。③在选用活血化瘀药中，三棱、莪术、鳖甲、炮山甲、猫爪草侧重于软坚散结，尤其对病程较长、肿块较坚硬者更适宜；其他活血化瘀药则以活血化瘀功能为主，适用于病程较短、肿块较软者。④在软坚散结药中，炮山甲应为首选，但考虑到药源稀缺，况且价格昂贵，因此使用本品时，应权衡长期用药所涉及药源与患者经济承受能力等问题。

十二、荨麻疹案

【病例1】韦某某，男，28岁。2011年4月13日初诊。诉2周前坐电动车吹风后，次日面颈部及双臂肌肉皮肤发红色疹块，剧痒，微恶风寒。曾在当地医院诊治，诊为荨麻疹，给服抗过敏药，肤痒稍减，但3天后肤痒再发而转中医治疗。刻诊：面颈部及双臂肌肉皮肤有多处红色疹块，瘙痒难忍，搔抓红疹随手起，相融成片，并有明显搔抓痕迹，瘙痒皮肤有灼热感，压之不痛。舌边尖红，苔薄白，脉浮略数。诊为急性荨麻疹。辨证：

卫外失固，风寒外袭，客于肌腠，营卫不和，郁而化热，邪搏血分。治宜疏风解肌，调和营卫，佐以清热凉血。处方：银翘散合荆防败毒散加减[金银花15 g、连翘10 g、荆芥10 g（后下）、防风10 g、羌活10 g、独活10 g、蝉蜕6 g、柴胡10 g、薄荷10 g（后下）、苏叶10 g、丹皮10 g、赤芍10 g、蛇床子10 g、地肤子10 g、甘草6 g]。7剂，日1剂，水煎分3次服。

二诊：皮肤瘙痒明显减轻，红色疹块消退。舌边尖红，苔薄白，脉滑稍数。上方去柴胡、薄荷，加薏苡仁15 g、浮萍10 g、鸡血藤15 g。7剂，日1剂，水煎分3次服。

三诊：皮肤瘙痒消失，红色疹块消退后未见浮现。舌淡红，苔薄白，脉细稍滑。守上方7剂，以巩固疗效。

【病例2】宋某某，女，42岁。2011年10月27日初诊。诉于10天前月经期间受寒后，胸腹部皮肤多处暴起淡白色疹块，剧痒，搔抓后露出条条血痕，夜间痒甚，不能成眠，头痛，两侧为甚。曾到当地医院就诊，诊为荨麻疹，予抗过敏药及注射葡萄糖酸钙。药后剧痒立止，但两三天后病情复发如故。刻诊：胸腹部皮肤有多处淡白色疹块，并有搔抓后遗留多处红色血痕，压之不痛，仍觉微恶寒头痛。舌淡，苔薄白，脉细浮缓。诊为急性荨麻疹。辨证：卫外失固，风寒外袭，客于肌腠，营卫不和。治宜疏风散寒解肌，调和营卫止痒。处方：荆防败毒散加减[荆芥10 g（后下）、防风10 g、羌活10 g、独活10 g、川芎15 g、薄荷10 g（后下）、柴胡10 g、桂枝8 g、苏叶10 g、蝉蜕6 g、白芷10 g、蛇床子10 g、地肤子10 g、甘草6 g]。7剂，日1剂，水煎分3次服。

二诊：皮肤剧痒减轻，白色疹块消失，微恶寒头痛消除。舌淡，苔薄白，脉细浮缓。上方去羌活、独活，加当归10 g、鸡血藤15 g。7剂，日1剂，水煎分3次服。

三诊：皮肤瘙痒消失，淡白色疹块消除未见复发，夜能安寐。续上方7剂，以巩固疗效。

【病例3】农某某，男，46岁。2012年5月21日初诊。诉双臂及胸腹皮肤发红色疹块，每于饮酒后复发，反复发作已3年余。本次酒后皮疹复发瘙痒同时，还伴有腹痛肠鸣泄泻，日泻2～3次，恶心欲呕。刻诊：

胸腹及双臂外侧有多处淡红色疹块及搔抓痕迹，按压不痛。舌淡红，苔黄腻，脉滑略数。既往有荨麻疹病史。诊为慢性荨麻疹。辨证：饮食不慎，进食酒及荤腥动风之品，脾失运化，胃肠风湿热内蕴，通降失司，故作腹痛吐泻，风湿热浸淫皮肤而作疹块。治宜清热利湿祛风。处方：当归拈痛汤加减〔茵陈15 g、羌活10 g、葛根15 g、防风10 g、苍术10 g、法半夏10 g、木香10 g（后下）、川连6 g、乌药10 g、白芍15 g、党参15 g、当归10 g、蛇床子10 g、地肤子10 g、甘草6 g〕。5剂，日1剂，水煎分3次服。

二诊：腹痛及恶心欲呕基本好转，泄泻已止，大便条状，日1次。皮肤疹块稍淡，瘙痒减轻。舌淡红，苔微黄腻，脉滑略数。守上方5剂，日1剂，水煎分3次服。

三诊：腹痛及恶心欲呕泄泻消失，皮肤疹块时起时消，瘙痒减轻。舌淡红，苔微黄腻，脉弦细略滑。上方去法半夏、木香、川连、乌药，加五加皮15 g、蝉蜕6 g、茯苓15 g、荷叶15 g。7剂，日1剂，水煎分3次服。

四诊：皮肤疹块已消退，未见再起，瘙痒消除。舌淡红，苔薄白，脉弦细。守上方7剂，以巩固疗效。

五诊：病情稳定，继续守上方服14剂停药，并嘱戒酒，忌荤腥肉大餐。1年后电话随访，荨麻疹未再复发。

【病例4】王某某，女，45岁。2013年4月10日初诊。胸腹及颈项皮肤起红色疹块，瘙痒，反复发作已4年余。曾在当地医院予抗过敏西药治疗，只能暂时缓解而未能根治，故转中医诊治。刻诊：疹块瘙痒，反复发作，迁延不愈，午后面部时有潮红，入暮疹块加重，五心烦热，腰膝酸软乏力，每于月经周期疹块瘙痒发作。舌尖边红，苔少较干，脉细稍数。诊为慢性荨麻疹。辨证：肾阴亏虚，虚火内炽，血热化风，走于肌表，遂作疹块；肝肾不足，冲任失调，阴虚血弱而生风，故疹块随经期而复发。治宜滋阴泻火凉血熄风，补肾养血，调摄冲任。处方：知柏地黄汤加减（知母10 g、黄柏10 g、生地15 g、山茱萸15 g、山药15 g、丹皮10 g、泽泻10 g、茯苓15 g、赤芍10 g、僵蚕10 g、地龙10 g、蛇床子10 g、地肤子10 g、甘草6 g）。7剂，日1剂，水煎分3次服。

二诊：皮肤疹块变淡，瘙痒减轻。舌尖边红，苔少较干，脉细稍数。

上方加防风 10 g。7 剂，日 1 剂，水煎分 3 次服。

三诊：疹块消失，皮肤瘙痒明显减轻，午后面色潮红已消，五心烦热、腰膝痠软大减。舌尖边红，苔少，脉细稍数。上方去山药、茯苓，加鳖甲 15 g（先煎）、龟板 15 g（先煎）。7 剂，日 1 剂，水煎分 3 次服。

四诊：疹块及皮肤瘙痒消失，五心烦热、腰膝痠软消除。舌淡红，苔薄白，脉沉细。上方去知母、黄柏、生地、赤芍、地龙、僵蚕，加熟地 15 g、白芍 15 g、川芎 10 g、菟丝子 10 g、当归 10 g、鸡血藤 15 g。14 剂，日 1 剂，水煎分 3 次服，以滋肾养阴，调理冲任为主。1 年后电话随访，荨麻疹未见复发。

【按】荨麻疹，中医称之为"隐疹""风疹""风丹"，俗称"风疹块"。其发病特点是皮肤出现红赤色或白色的疹块，以突然发作，痒而不痛，时隐时现，消退后不留任何痕迹为特征。本组病例 4 例，病例 1 及病例 2 诊为急性荨麻疹。两例病因均为卫外失固，吹风后发病。病例 1 为风邪袭于肌表，郁而化热，搏于血分；病例 2 为风邪袭于肌表，营卫不和，风邪无以热化。故病例 1 治法以疏风解肌、调和营卫为主，佐以清热凉血，选用处方以银翘散合荆防败毒散加减为主。方中金银花、连翘、柴胡、薄荷，清热解表；荆芥、防风，宣散肌表风邪；蝉蜕、苏叶、蛇床子、地肤子，疏风止痒；羌活、独活，兼化湿邪以解肌；赤芍、丹皮，清热凉血以化疹块。病例 2 治法以疏风散寒解肌、调和营卫止痒为主，选用处方以荆防败毒散加减为主。方中荆芥、防风、桂枝，祛风散寒；羌活、独活、川芎，发散风寒湿之邪；柴胡、薄荷，升发透表；苏叶、蝉蜕、蛇床子、地肤子，祛风止痒；白芷、川芎止风寒头痛。病例 3 及病例 4 发病多次，诊为慢性荨麻疹。病例 3 发病原因为饮食不慎，进食酒及荤腥动风之品，脾失运化，胃肠风湿热内蕴，浸淫皮肤而发，治法宜清热利湿祛风。处方选用当归拈痛汤加减。方中羌活、葛根、防风、苍术，祛风燥湿；茵陈、川连，祛除肠胃湿热以止泻；法半夏和胃止呕；木香、乌药，行气以止腹痛；蛇床子、地肤子，祛风止痒；党参、当归、白芍，扶正固本。病例 4 经常于月经周期发病，此乃冲任亏虚之时，肾阴亏损，虚火内炽，血热化风，窜于肌表，遂成疹块。治宜滋阴泻火，凉血熄风，补肾养血，调摄冲任，处方选用知柏地黄汤加减。方中六味地黄汤滋阴补肾；知母、黄柏，清热泻火；僵蚕、地龙、赤芍，凉血熄风；蛇床子、地肤子，祛风止痒；后期治疗以滋阴补肾为主，加用龟板、鳖甲、菟丝子、当归、川芎、鸡血藤等，用以调摄冲任，防止月经周期旧病复发。

十三、跟骨骨质增生及跟部软组织发炎案

【病例1】苏某某，女，59岁。2006年11月1日初诊。诉于年初开始自觉两手指端发麻，晚间足底有热感，并未在意，生活如常。后来买菜走路时两足跟践地有痛感，晚间参加广场舞足跟疼痛加重，自以为广场舞伤损筋骨，之后戒舞休息亦未见好转，以至苦于步行，连买菜等家务未能顾及。刻诊：体态丰满，面色红润，时觉头晕目眩，腰膝痠软乏力，尿稍黄，夜尿2～3次，食欲良好，大便正常。舌边尖红，苔薄白，脉弦细，两尺重按无力。查体：血压不高，甘油三酯略偏高，两足跟部微发红稍肿，触摸稍热，压痛轻微，踝关节活动如常。足跟部正侧位摄片示足跟骨骨质增生伴跟部软组织炎症变。诊为足跟骨骨质增生伴跟部软组织炎症。辨证：肝肾阴虚，精气亏损，骨髓失充，肾经失养，兼夹下焦湿热。治宜滋阴清火、补肾壮骨，佐以清化湿热。处方：玉女煎加减（熟地15g、牛膝15g、石膏30g、麦冬15g、知母10g、黄柏10g、乳香10g、没药10g、威灵仙10g、鸡血藤15g、忍冬藤15g、三七末3g、技术10g、甘草6g）。7剂，日1剂，水煎分3次服。

二诊：双足跟痛减轻，局部红肿热已消大半，舌边尖红，苔薄白，脉弦细，两尺重按无力。上方去威灵仙，加山茱萸15g、菟丝子10g。7剂，日1剂，水煎分3次服。

三诊：跟痛明显减轻，局部红肿热完全消失，已能践地行走，头晕目眩、腰膝痠软减轻。舌淡红，苔薄白，脉弦细。上方去石膏、黄柏、忍冬藤，加杜仲10g、续断15g、千斤拔15g。7剂，日1剂，水煎分3次服。

四诊：足跟痛完全消失，行走自如，余症亦随之好转。舌淡红，苔薄

白，脉弦细。上方去乳香、没药，加枸杞子 10 g、沙苑子 10 g。7 剂，日 1 剂，水煎分 3 次服，以图补肾壮骨，巩固疗效。

【病例 2】马某某，男，56 岁。2007 年 3 月 29 日初诊。诉患高血压多年，服用降压药后，血压基本平稳，或有漏服，血压仍见波动。时觉头晕眼花，耳鸣，腰膝痠软乏力，夜尿 3～4 次，纳食佳。近年双足软弱，不耐久立、久行，行则痠痛，尤以足跟为重，休息后自行缓解。某日，气候转冷，双足跟痛甚，不能任地行走，遂由家人陪送来诊。刻诊：颜面红润，体丰而肥，双足稍削，膝关节、踝关节活动自如，双足不红不肿，足跟触痛。舌淡红，苔薄白，脉弦细尺弱。查体：血压 140/90 mmHg；双足跟骨正侧位片示跟骨骨质增生。诊为双足跟骨骨质增生。辨证：肝肾阴虚，精气亏损，骨髓失充，肾经失养，遇寒经脉痹阻，跟痛诱发。治宜滋养肝肾、壮骨化瘀通络。处方：左归饮加减〔熟地 15 g、山药 15 g、枸杞子 10 g、茯苓 15 g、山茱萸 15 g、女贞子 10 g、三七末 3 g（冲服）、乳香 10 g、没药 10 g、莪术 10 g、全蝎 3 g、鸡血藤 15 g、桂枝 8 g、甘草 6 g〕。7 剂，日 1 剂，水煎分 3 次服。

二诊：双足跟痛明显减轻，已能践地行走，久行尚痛，头晕眼花、耳鸣、腰膝痠软乏力稍减。舌淡红，苔薄白，脉弦细尺弱。上方去桂枝，加千斤拔 15 g、巴戟天 10 g。14 剂，日 1 剂，水煎分 3 次服。

三诊：双足跟疼痛消失，行走自如，头晕眼花、耳鸣、腰膝痠软乏力大减，夜尿 2～3 次。舌淡红，苔薄白，脉弦细尺弱。上方去三七末、乳香、没药、全蝎，加沙苑子 10 g、枸杞子 10 g、乌药 10 g、益智仁 10 g。7 剂，日 1 剂，水煎分 3 次服。

四诊：跟痛全消，行走自如，余症大为好转，夜尿 1 次。舌淡红，苔薄白，脉弦细尺稍弱。守上方 7 剂，以巩固疗效。

【病例 3】丘某某，男，61 岁。2007 年 12 月 10 日初诊。身体瘦削，饮食佳，时觉头晕耳鸣，腰膝痠软，夜间口干，喜饮凉水。两年前，体检血糖偏高，未用药物，以控制饮食为主，并无大碍。该年入冬以来，常发双足跟疼痛，逐渐加重，不耐久立、久行，行则痛甚。有时腰膝亦痠痛，下蹲起立较困难。舌淡红，苔薄白，脉弦细尺弱。查腰椎及双足跟骨正侧位片：两足跟骨骨质增生，腰椎第 4～6 椎间盘狭窄并骨质退行性改变。诊为两足跟骨骨质增生，腰椎第 4～6 椎间盘狭窄并骨质退行性改变。辨证：肝肾阴虚，精气亏损，营液暗耗，骨髓失充，经脉痹阻。治宜滋养肝肾、壮骨化瘀通络。处方：左归饮加减〔熟地 15 g、山药 15 g、枸杞子 10 g、茯苓 15 g、山茱萸 15 g、玄参 15 g、黄芪 15 g、天花粉 15 g、三七末 3 g（冲服）、乳香 10 g、没药 10 g、莪术 10 g、全蝎 3 g、鸡血藤 15 g、甘草 6 g〕。7 剂，日 1 剂，水煎分 3 次服。

二诊：双足跟痛明显减轻，已能跷地行走，久行尚痛，口干减轻，腰膝痠痛稍减，下蹲起立较顺畅。舌淡红，苔薄白，脉弦细尺弱。守上方 7 剂，日 1 剂，水煎分 3 次服。

三诊：双足跟疼痛消失，行走无碍，夜间口干基本消失，腰膝痠痛大减。舌淡红，苔薄白，脉弦细尺稍弱。上方去天花粉、三七末、乳香、没药、全蝎，加枸杞子 10 g、沙苑子 10 g、女贞子 10 g、千斤拔 15 g、杜仲 10 g。7 剂，日 1 剂，水煎分 3 次服。

四诊：足跟疼痛、腰膝酸痛全消，弯腰转侧、下蹲起立、行走均自如。舌淡红，苔薄白，脉弦细尺稍弱。续用上方 7 剂，以巩固疗效。

【按】足跟痛为多发的老年病之一，《诸病源候论》称之为"脚跟颓"，《丹溪心法》称之为"足跟痛"。其病机多为肾精亏损，营液久耗，骨髓失充，筋骨失于濡养，气血瘀阻脉络。多见于现代医学足跟骨质增生或伴跟部软组织炎症。本组病例 1 诊为足跟骨骨质增生伴跟部软组织炎症。辨证：肝肾阴虚，精气亏损，骨髓失充，肾经失养，伴下焦湿热。治宜滋阴清火、补肾壮骨，佐以清化湿热。处方：选用玉女煎加减。方中熟地、牛膝、石膏、麦冬、知母，滋阴清火；黄柏、忍冬藤，清热解毒化湿；乳香、没药、三七末、威灵仙，活血止痛；鸡血藤、莪术，活血化瘀；甘草调和诸药。本病例足跟部稍红肿，触之灼热，说明兼夹湿热较重，因此初诊治疗用药，侧重用石膏、知母、黄柏、忍冬藤等，以清热解毒、泻火化湿为主，并以乳香、没药、三七末、莪术等化瘀止痛为治标，待湿热清除后，二诊、三诊时，逐渐撤除石膏等清热泻火祛湿药，而加用山茱萸、枸杞子、菟丝子、沙苑子、杜仲、续断、千斤拔等养阴补肾壮骨药，最终达到补肾壮骨的目的。病例 2 诊为双足跟骨骨质增生。辨证：肝肾阴虚，精气亏损，骨髓失充，肾经失养，遇寒经脉痹阻，跟痛诱发。治宜滋养肝肾、壮骨化瘀通络。

处方：选用左归饮加减。方中熟地、山药、枸杞子、山茱萸、女贞子、茯苓，滋阴补肾；三七末、乳香、没药、莪术、全蝎、鸡血藤，活血化瘀止痛；独加一味桂枝，辛温散寒以解寒邪收引诱发跟痛之厄。寒邪消散及瘀血解除后，二诊、三诊时，即撤减桂枝及乳香、没药、三七、全蝎等，加用沙苑子、枸杞子、千斤拔、巴戟天等补肾壮骨药，以达益精充髓、"营则不痛"之目的。病例3诊为两足跟骨骨质增生，以及腰椎第4～6椎间盘狭窄并骨质退行性改变。本病例足跟痛及腰膝痛并作，痛处各异，但均为肾经脉经过之处，病机相同，均辨证为肝肾阴虚，精气亏损，营液暗耗，骨髓失充，经脉痹阻。治宜滋养肝肾、壮骨化瘀通络。此即异病同治。处方：亦选左归饮加减。方中用药基本与病例2相同。稍不同的是，病例3跟痛及腰膝痛过程中，伴见口干喜凉饮及血糖偏高之征，兼辨消渴之气阴两虚，故在左归饮的基础上，加用黄芪、玄参、天花粉等，以益气养阴生津为治。

十四、治疗精神病验案

【病例1】蒋某某，男，28岁，未婚。1987年6月因失恋，初起闷闷不乐，夜不成眠，继则狂乱奔走，面红目赤，妄言秽语不绝口，喜怒无常，甚则弃衣寻觅"对象"，每用冬眠灵、安定片等镇静剂，狂躁暂时收敛，不数日狂乱如故。病延半年，某日注射冬眠灵后由其家属带来就诊。刻诊：所问非所答，时或傻笑，以前所为一概不知，口气臭秽，尿黄便结，舌红稍绛，苔黄腻，脉弦滑数。诊为精神病。辨证：狂证（痰火扰心）。乃因所愿不遂，情怀不畅，肝郁化火，炼液成痰，痰火上扰神明，蒙蔽清窍。治宜清心开窍，镇肝泻火，逐痰安神。处方：予安宫牛黄丸（北京同仁堂产者效最佳），每日服1丸，并以礞石滚痰丸合生铁落饮化裁［青礞石6 g、大黄10 g（后下）、芒硝6 g（化服）、黄芩15 g、生铁落100 g（先煎）、胆南星10 g、石菖蒲10 g、钩藤20 g、远志10 g］。每日煎服1剂。药后逐渐安静，至第7天，狂乱未发作，大便稀烂，日行3～4次。停服安宫牛黄丸，原方去芒硝、钩藤，加天冬 10 g、麦冬 10 g，大黄减至 6 g，以清余火定志。续服 21 剂，停药至今未再发作，续操旧业。

【病例 2】黄某某，27 岁，已婚，农民。平素少言语，性格内向。因家事与其父发生口角、争斗，头部被棍棒击中跌倒，并被其兄弟捆绑强制下跪请罪。之后，精神抑郁，寡言呆滞，头痛头晕，心悸乏力，紧张恐惧，语无伦次，怀疑有人背后打"黑枪"，夜不能眠，常到野外游荡，或上山"避难"数日不归。病延年余，曾用镇静剂及针灸治疗，效果不佳。1990 年 10 月其父携带来诊治。刻诊：神情焦虑，两目凝视，口唇颤动，欲言又止，对答迟钝，面色暗滞，头痛胸闷，口苦而干，大便 3 ～ 4 日一行，小便短黄，舌暗尖红，苔黄干，脉弦略数。诊为精神病。辨证：狂证（气血凝滞）。乃因头部被击伤，气滞血瘀，加之被强行捆绑下跪受辱，肝气被郁，屈无所伸，怒无所泄，郁而化火，血气不畅，脑气与脏腑之气不相连接，灵机混乱，神态失常。治以清心开窍，泻火安神，活血化瘀。处方：予安宫牛黄丸，每日服 1 丸，并以癫狂梦醒汤化裁（赤芍 15 g、桃仁 10 g、柴胡 10 g、香附 10 g、青皮 10 g、大黄 6 g、石菖蒲 10 g、龙齿 30 g、磁石 30 g）。每日煎服 1 剂。至第 6 天，举止安静，夜能入睡，不再外出游荡，对答顺畅，唯头痛困乏未已。停服安宫牛黄丸，原方去大黄，加白芍 15 g、百合 15 g、延胡索 10 g，续服 30 剂，诸症悉除。最近来访，未再发作。

【病例 3】何某某，女，30 岁，小学教师，已婚。1988 年初，因疑其夫有外遇，经常发生口角，风言风语迭起。不久郁郁寡欢，昼夜不寐，时或引吭高歌，翩翩起舞，喜于人多热闹处谈其"才高貌美"，时或手拿"教鞭"指指点点，向围观者讲演，俨然向学生讲课，声音激昂，然语意不伦。1988 年 7 月其家人延余诊之。刻诊：面色潮红，口干而渴，烦躁少寐，小便短黄，大便干结，3 ～ 5 天一解，舌红少津，苔少，脉细数。诊为精神病。辨证：狂证（火盛伤阴）。乃因妒恶其夫另有外遇，情怀不畅，肝郁化火，神明被扰，神志溃乱而发狂，火盛伤阴，虚火迁延不辍而神乱未已。治以清心开窍，滋阴降火安神。处方：予安宫牛黄丸，每日服 1 丸，另以二阴煎化裁［生地 15 g、麦冬 10 g、玄参 15 g、酸枣仁 10 g、云苓 10 g、川连 6 g、灯芯草 3 g、磁石 30 g（先煎）、龙齿 30 g、石菖蒲 10 g、生铁落 60 g（先煎）、大黄 6 g］。每日煎服 1 剂。至第 4 天，神乱尽释，余症未了。停服安宫牛黄丸，为防苦寒太过伤阴，原方去大黄、川连，续服 3 个月，大便恢复正常，火盛伤阴之症全消，病告愈而恢复工作。

【按】安宫牛黄丸出自《温病条辨》，为叶天士从万氏牛黄清心丸巧妙加味而成。主治温邪内陷，热入心包之证。用于治疗狂证，似不成正统，细审狂证之发病机理，虽有痰火扰心、气血凝滞、火盛伤阴等区别，然其气郁化火、火扰神明、蒙蔽心窍之机转则无异。因此，狂证之治，重在泻火开窍安神。分析安宫牛黄丸之组方，以犀角、黄芩、黄连、山栀直折泻火，清热解毒，可捣毁狂乱之巢穴；牛黄、麝香、冰片、郁金清心开窍，恢复灵机混乱之序；辰砂、珍珠、金箔镇心安神，使亢奋之阳潜藏而不复萌动。合而用之，则泻火、开窍、安神功专效宏，诚与狂证之治则相契合，不失为移治之良方。但须注意，此药集苦寒泻火、芳香开窍于一方，长期使用有耗阴劫液之弊，且药价昂贵，一般神情复常后即停药，尤其是火盛伤阴者，更应防其药过病所。另外，结合辨证，运用逐痰开窍、行气活血、滋阴降火等法，针对各种变生之证论治，补安宫牛黄丸之不足，缓以图功，善后调理，则效果更佳。

第三章

临床论著精选

一、肾病辨治经验

（一）辨病与辨证相结合治疗难治性肾病综合征 48 例[*]

难治性肾病综合征（NS）是指因使用针对该病的激素治疗无效或出现激素依赖或反复发作，是肾病学界比较棘手的疑难病之一。近年来，我们在继续常规使用泼尼松或泼尼松加环磷酰胺的同时，以辨病与辨证相结合的方法，自拟肾复汤为基本方，随证加味治疗难治性 NS48 例，取得较好疗效，报道如下。

1. 资料与方法

（1）一般资料。

78 例患者均为 2005 年 5 月至 2007 年 5 月在我院肾内科诊疗的患者，其中，住院 52 例，门诊 26 例，均符合中华肾脏病学会 1992 年全国原发性肾小球疾病分型与治疗及诊断标准专题座谈会议纪要中肾病综合征的诊断标准[1]，并经过泼尼松标准疗程治疗无效，或有部分效应，或病程暂时缓解，但在 1 年内复发 3 次以上或半年内复发超过 2 次者。采用数字表法随机分为两组：治疗组 48 例，男 27 例，女 21 例；年龄 16～58 岁，平均（35.69±3.65）岁；病程 1.5～9 年，平均（3.51±1.29）年；30 例经过肾穿活检，其中 IgA 肾病 8 例，微小病变 5 例，局灶节段性肾小球硬化 14 例，系膜增殖性肾炎 3 例。对照组 30 例，男 17 例，女 13 例；年龄 15～60 岁，平均（33.58±4.19）岁；病程 2～8 年，平均（3.35±1.42）年；19 例经肾穿活检，其中 IgA 肾病 5 例，微小病变 3 例，局灶节段性肾小球硬化 9 例，系膜增殖性肾炎 2 例。两组患者一般资料比较差异无统计学意义，具有可比性。

（2）治疗方法。

两组患者继续按照原激素标准方案治疗，即泼尼松（天津药业制作有限公司生产，生产批号：041102）每日 1 mg/kg，清晨顿服，连服 8 周后

　*蒙木荣，崔杰，奉红梅，等.辨病与辨证相结合治疗难治性肾病综合征 48 例 [J].中国中西医结合杂志，2009，29（3）：271-273.

逐渐减量，每2周减原剂量的10%，减至每日0.5 mg/kg时，将2天剂量合为隔天清晨1次顿服，维持约4个月；以后继续按每2周减量10%至维持量，即隔日0.4 mg/kg，持续服用1年时间。如果首次激素治疗效果不理想者，于第9周开始减量时，同时使用环磷酰胺（上海华联公司生产，生产批号：0501062）200 mg加入生理盐水隔日静脉滴注，累积总剂量小于150 mg/kg。另外常规口服潘生丁（广东华南药业有限公司生产，生产批号：041101）300 mg/d，洛丁新（北京诺华制药有限公司生产，生产批号：05011）10 mg/d。

治疗组在上述治疗的基础上，按中医辨病与辨证相结合原则治疗，以自拟肾复汤为基本方：熟地15 g、山萸肉10 g、山药15 g、丹皮10 g、泽泻10 g、茯苓15 g、黄芪30 g、猫须草15 g、芡实15 g。偏肾阴虚者，熟地改生地，加女贞子10 g、桑椹子10 g；偏肾阳虚者加熟附子10 g、肉桂6 g；偏脾肾气虚者加党参15 g、白术10 g；偏湿热内盛者加白茅根30 g、金钱草30 g；偏瘀血阻滞者加益母草15 g、水蛭10 g；肾虚阴精遗泄较甚者加金樱子10 g、桑螵蛸10 g。每日1剂，水煎分3次饭后服。两组患者均以3个月为1个疗程，2个疗程结束后统计疗效，中西药继续治疗。

（3）观察指标及检验方法。

治疗前后查24 h尿蛋白定量（双缩脲比色法），血浆白蛋白（溴甲酚绿法），血脂变化（TC、TG：酶法；LDL-C、HDL-C：超速离心结合ALBK法），肾功能（CCr：Cockroft-Gault公式；SCr：采用酶法；BUN：脲酶法）。

（4）疗效判断标准。

①完全缓解：肾病综合征临床症状与体征完全消失，多次测定尿蛋白阴性，血白蛋白正常或接近正常（血浆白蛋白≥ 35 g/L），肾功能正常。②基本缓解：症状与体征基本消失，多次测定尿蛋白定量小于1 g/24 h，血浆白蛋白显著改善，肾功能正常或接近正常。③有效：症状与体征有所好转，多次测定尿蛋白减轻，尿蛋白定量小于1 g/24 h，血浆白蛋白有所改善，肾功能好转。④无效：症状体征、尿蛋白、血浆白蛋白及肾功能均无变化。

（5）统计学方法。

采用 t 检验及 x^2 检验。

2. 结果

（1）临床疗效。治疗组 48 例，完全缓解 28 例（58.3%），基本缓解 13 例（27.1%），有效 6 例（12.5%），无效 1 例（2.1%）；对照组 30 例，完全缓解 1 例（3.3%），基本缓解 2 例（6.7%），有效 12 例（40.0%），无效 15 例（50.0%）。两组疗效比较差异且有统计学意义（$P < 0.01$）。

（2）两组患者治疗前后 24 h 尿蛋白定量及血浆白蛋白变化比较见表 3-1。两组患者自身治疗前后比较，24 h 尿蛋白定量、血浆白蛋白均有明显改善（$P < 0.01$）。治疗后两组比较，两项指标治疗组均优于对照组（$P < 0.01$）。

表 3-1　两组患者治疗前后 24 h 尿蛋白定量及血浆白蛋白变化比较　（$\bar{x} \pm s$）

组别	例数	时间	24 h 尿蛋白定量（g/24 h）	血浆白蛋白（g/L）
治疗组	48	治疗前	6.13 ± 3.03	20.12 ± 9.12
		治疗后	$0.41 \pm 0.71^{*\triangle}$	$37.93 \pm 5.05^{*\triangle}$
对照组	30	治疗前	6.56 ± 3.85	21.08 ± 8.31
		治疗后	$3.85 \pm 1.22^{*}$	$28.34 \pm 7.54^{*}$

注：与本组治疗前比较，$*P < 0.01$；与对照组治疗后比较，$\triangle P < 0.01$。

（3）两组患者治疗前后血脂变化比较见表 3-2。两组患者自身治疗前后比较，各项指标均有明显改善（$P < 0.01$）。治疗后两组比较，各项指标治疗组均优于对照组（$P < 0.05$，$P < 0.01$）。

表 3-2　两组患者治疗前后血脂变化比较　（mmol/L，$\bar{x} \pm s$）

组别	例数	时间	TC	TG	LDL-C	HDL-C
治疗组	48	治疗前	7.28 ± 1.53	3.92 ± 1.36	4.56 ± 2.11	0.89 ± 0.25
		治疗后	$4.86 \pm 0.76^{*\triangle\triangle}$	$1.66 \pm 0.78^{*\triangle\triangle}$	$3.03 \pm 1.56^{*\triangle}$	$1.36 \pm 0.42^{*\triangle}$
对照组	30	治疗前	7.42 ± 1.24	3.87 ± 1.51	4.61 ± 2.02	0.85 ± 0.32
		治疗后	$5.71 \pm 1.06^{*}$	$2.36 \pm 1.23^{*}$	$3.66 \pm 2.18^{*}$	$1.04 \pm 0.34^{*}$

注：与本组治疗前比较，$*P < 0.01$；与对照组治疗后比较，$\triangle P < 0.05$，$\triangle\triangle P < 0.01$

（4）不良反应比较。两组使用激素后均出现不同程度的不良反应。治疗组 48 例，有 6 例次出现向心性肥胖，3 例次出现痤疮，3 例次出现烦躁、失眠等精神症状，1例次出现胃痛，共13例次；对照组30例，有13例次出现向心性肥胖，8例次出现痤疮，5例次出现烦躁、失眠等精神症状，2例次出现胃痛，共28例次。治疗组不良反应出现率低于对照组（x^2=32.497，P=0.000）。

3.讨论

难治性NS，由于激素治疗效果不理想，仍取之与中药为伍的中西医结合治疗。其主要原因是激素长期使用不能立即撤减，尤其是激素依赖型、频繁复发型难治性NS，使用激素并合用细胞毒药物，仍具有一定的抗炎及免疫抑制作用，但其毒副作用较大，因此结合中医中药治疗本病是当今的一种趋势。本病的病机特点为正虚邪恋，其发病及病情变化有其共性及个性。共性体现在疾病发生、发展、转归全过程均以蛋白尿为基本矛盾的病理变化，自然成为辨病治疗的科学依据；个性则体现在不同的病理类型、不同的病变阶段、个体体质差异等因素所致的不同症候。因此采取辨病与辨证相结合治疗当是更全面、针对性更强的首选对策。根据辨病，长期蛋白尿当责之于脾肾亏虚，封藏失职，阴精泄漏，为病之本；肾虚无以主水，水湿泛滥为病之标。故拟肾复汤为基本方，以补益脾肾、摄精利湿。方中六味地黄丸补中有泻，对于肾虚阴精亏损、微有水肿者尤宜；黄芪补气摄精利尿。现代药理研究证明，黄芪有利尿作用，还可扩张血管，增加毛细血管抵抗力，降低血肌酐，改善肾实质细胞代谢和肾衰动物的肾功能衰竭，与益母草合用可减少尿蛋白[3]。猫须草，又名肾茶，清热利水，消水肿而不易伤正，为治标要药。芡实益肾敛精，健脾除湿，《本草从新》释：芡实具"补脾固肾，助气涩精"之功。诸药相伍，其功效与治疗大法，甚为合拍。因此，以肾复汤为基本方，旨在针对本病的基本病机，治疗应持之以恒；但是根据患者的不同证候，随证加味治疗，应之以变。治疗上衡与变结合，即反映在辨病与辨证相结合的层面上。组方用药，补益与祛邪，治标与治本同施。长期用药以基本方贯穿始终，以药性平和，扶助正气为目标；短期加味用药，选药力较迅猛，以克邪即止、不留后患为目的。临床观察证明，以此法治疗难治性NS，能起到增效减毒作用，值得进一步深入研究。

参考文献

[1]王海燕，郑法雷，刘玉春，等.原发性肾小球疾病分型与治疗及诊断标准专题座谈会纪要［J］.中华内科杂志，1993，32（2）：131-134.

[2]叶任高，陈裕盛，方敬爱.肾脏病诊断与治疗及疗效标准专题讨论纪要［J］.中国中西医结合肾病杂志，2003，4（6）：355-357.

[3]李仪奎，刘青云，沈映君，等.中药药理学［M］.北京：中国中医药出版社，1997：95-96.

（二）蜈蚣鸡蛋为主综合治疗慢性肾炎40例疗效分析 *

我们于1982～1987年的6年间，参考1979年《新医药学杂志》第8期报导的侯士林医师以蜈蚣鸡蛋治疗急慢性肾炎的经验，治疗及观察部分急性、慢性肾炎患者。观察结果表明：侯氏单纯蜈蚣鸡蛋疗法，对于急性肾炎效果较好，但对于慢性肾炎效果不甚理想。为此，我们试以调整治疗方案，在侯氏治验的基础上，加以益气养阴的中药为基本法则，配合使用激素的综合治疗，观察了40例慢性肾炎，获得较满意的效果，现报告如下：

1. 临床资料

40例中，住院34例，门诊6例。其中男26例，女14例。年龄最小16岁，最大58岁，平均38岁。病程1～5年者30例，6～10年者10例。

40例中有36例经激素或环磷酰胺治疗无效或有小效但停药后不足1个月又复发，4例未经西药治疗。尿常规检查：尿蛋白定性（4+）者22例，（3+）者12例，（2+）者6例，尿红细胞超过正常者28例，有各种管型尿者13例。血液生化检查：血浆总蛋白低于正常者32例，白蛋白低于3克者29例，尿素氮增高29例，大于50毫克者15例，肌酐增高者21例，大于3毫克者5例。按1977年10月北戴河肾炎座谈会制定标准，本组40例中，普通型17例，肾病型18例，高血压型5例。

根据对本组病例的辨证，其基本证型为肾气阴两虚。证见腰痠足软，疲倦乏力，易感冒，口干咽痛，尿少，面目及下肢浮肿。偏阴虚者，舌质红、少苔，脉细数；偏气虚者，舌淡有齿印、苔白润，脉缓弱。本组纯属

---

*蒙木荣，蒙定水.蜈蚣鸡蛋为主综合治疗慢性肾炎40例疗效分析［J］.新中医，1989（7）：37-39.

此证型者 18 例，兼见面色晦暗，舌有紫斑，脉沉涩等瘀血证者 4 例；兼见浮肿明显，腰以下为甚，四肢冷，怯寒，面色㿠白或黧黑，舌淡胖苔白滑，脉沉迟等肾阳虚者 5 例；兼见面色萎黄，脘闷腹胀，恶心，纳呆便溏，舌淡苔滑等脾阳虚者 3 例；兼见头痛眩晕，耳鸣面红，口干口苦，舌红少苔，脉弦细数等肝肾阴虚、肝阳上亢者 4 例；兼见寒热，头痛，鼻塞流涕，咳嗽咽痒，尿少，浮肿明显，脉浮等表证者 6 例。

2. 治疗方法

取蜈蚣 1 条，焙干为末；新鲜鸡蛋 1 个，在气室端先打一小洞，纳入蜈蚣末搅匀，外用湿纸及黄泥包裹，放灶内煨熟，剥取鸡蛋，每日服 1 个，1 个月为 1 个疗程，隔 3～5 天再进行下一疗程。一般服 2 个疗程停药。

中药基本方：黄芪 20 克，党参、生地、泽泻、车前子、益母草各 15 克，枸杞子、女贞子、菟丝子、丹皮各 10 克，蝉蜕 6 克，赤小豆 30 克。兼血瘀者，重用益母草 30 克，加丹参、红花；兼肾阳虚者，加葫芦巴、熟附子、仙灵脾；兼脾阳虚者，适当减少滋阴药，另加干姜、鸡内金；兼肝肾阴虚、肝阳上亢者，加钩藤、怀牛膝、石决明；兼感冒诱发者，先以越婢加术汤或其他感冒药治疗，表证解后，复用基本方加减治疗。每日 1 剂，1 个月为 1 个疗程。一般服 2～3 个疗程后出院，改为 2 日 1 剂，巩固疗效，须 3～4 个疗程善后调理。

本组 36 例患者接诊前已用过激素治疗，不管有效无效，接诊后仍保持原用量，经本法综合治疗，病情基本稳定后，再逐渐减量乃至停药。

3. 疗效分析

根据治疗后临床症状及尿蛋白、肾功能的改变判定疗效。缓解：临床症状消失，尿常规检查正常，尿蛋白定性试验连续 6 个月（每月检查 2 次，连续 12 次）阴性，尿素氮、肌酐正常。显效：临床症状基本消失，尿常规接近正常，其中尿蛋白定性为（±～+），肾功能明显好转，尿素氮 30 毫克 % 以下，肌酐 2～3 毫克 %。好转：临床症状减轻，尿蛋白减少，定性试验在（+～2+）之间，肾功能有所改善。无效：临床症状、尿蛋白定性、肾功能均无改变或恶化者。

本组患者 40 例，治疗后获缓解 13 例，显效 17 例，好转 6 例，无效 4 例。总有效率为 90%。其中各型疗效，普通型 17 例，缓解 8 例，显效 7

例，好转 2 例；肾病型 18 例，缓解 4 例，显效 8 例，好转 3 例，无效 3 例；高血压型 5 例，缓解 1 例，显效 2 例，好转 1 例，无效 1 例。三型中以普通型疗效最好，肾病型次之，高血压型较差。45 岁以下年龄组 34 例，其中缓解 13 例，显效 16 例，好转 5 例；50 岁以上年龄组 6 例，其中显效 1 例，好转 1 例，无效 4 例，且无 1 例缓解。可见 45 岁以下年龄组的疗效远比 50 岁以上年龄组的疗效高。

本组患者，有 36 例经激素治疗不理想或无效的患者，接受本方案的综合治疗后，有 33 例取得不同程度的进步，尤其是 8 例治疗无效者，其中竟有 3 例达到缓解。36 例治疗有效的病例中，疗程最长为 8 个月，最短为 3 个月。在缓解的 13 例病例中，有 4 例能保持与笔者长期联系，其中 1 例停药后 5 年无复发，3 例 3 年无复发，且均已参加正常工作。其他 9 例在停药半年病情稳定后，即失去联系，无法进行远期追踪观察。

4. 病案举例

黄某某，男 33 岁，南宁新城区检察院干部。住院号：35792。

1982 年 2 月开始，颜面及下肢反复浮肿，朝轻暮重，小便短少，曾在某医学院检查诊为慢性肾炎，先后在该院及某市医院住院 2 次，每次均为 2 个月，病情稍为好转，但水肿消退未尽，尿蛋白定性保持在（2+ ～3+）之间，从未转阴。1983 年 8 月中旬，浮肿再次复发，即来我院就诊并收入住院。诊见面浮肢肿，神疲乏力，腰疲腿软，胃纳不馨，小便短少，每天尿量约 250 毫升。舌稍红，边有瘀斑，苔薄白，脉沉细数。查体：血压 146/98 毫米汞柱，尿蛋白定性（4+），24 小时尿蛋白定量为 15.75 克。血生化检查：尿素氮 60 毫克%，肌酐 3 毫克%，二氧化碳结合力 38 容积%。辨证为水肿，气阴两虚，水湿内聚，脾运受遏，气滞血瘀之候。先宜健脾利水，活血化瘀治其标，兼以益气养阴治其本。药用：①蚯蚓鸡蛋，每日服 1 个。②处方：黄芪 20 克，益母草、赤小豆各 30 克，生地、丹参、车前子、猪苓、云苓各 15 克，蝉蜕 6 克，丹皮 10 克。每天 1 剂，水煎分 2 次服。③激素：强的松，开始每天 30 毫克，每 8 小时服 10 毫克。

服上药 3 天后，患者尿量逐渐增多，1 周后水肿全部消失，诸症逐渐好转，查尿蛋白降为（2+）。再以上法巩固治疗 1 周，改以益气养阴为主，兼以利尿化瘀。处方：黄芪、生地、山药、丹参各 15 克，枸杞子、丹皮、车前子、泽泻各 10 克，益母草 30 克，蝉蜕 6 克。连用 1 周，余药不变，复查尿蛋白转阴。上法加减治疗 2 月余，血压 120/86 毫米汞柱，复查 24 小时尿蛋白定量为 0.21 克，血尿素氮 26 毫克%，二氧化碳结合力为 50 容积%。停用鸡蛋蜈蚣疗法。强的松用量于第 2 个月以每周递减 5 毫克的速度逐渐减量，于第 5 个月停用。中药以上方进退，于第 3 个月开始改为 2 天 1 剂，出院后门诊治疗，至第 8 个月完全停药。停药至今 5 年，病无复发，无其他不适，各项检查均正常，恢复全日工作。

5. 讨论与体会

慢性肾炎的病程漫长，病根沉痼，容易复发，为目前中西医较难治的一种疾病。其病理变化比较复杂，但归根结底为正虚邪恋。正虚者，以肾气阴两虚多见，或兼脾、肾阳虚，或肝阴虚；邪恋者，湿邪内蕴，以致阻遏气血运行而导致血瘀。因此，治疗上当以扶正祛邪为大法。我们采用三联疗法（蜈蚣鸡蛋＋中药＋激素），即是以此为基本法则的。以本法治疗 40 例慢性肾炎，有效率达 90%，尤其值得研究的是提高了缓解率，降低了复发率。

我们观察到，蜈蚣鸡蛋对于利尿、消除尿蛋白效果较好，这与侯氏观察结果是一致的。考究蜈蚣鸡蛋的药效，可能为其含有补虚作用的高蛋白，且借蜈蚣显著的通络逐瘀之功，相辅相成，使补而不留邪，逐瘀不伤正，对于长期丢失蛋白的慢性肾炎患者来说，无疑是大有裨益的。再者，蜈蚣的逐瘀，可能是增加了肾脏的血液循环，使之滤过率增高而起到良好的利尿作用。但蜈蚣辛温有毒，长期服用易于伤阴化燥，因此，配合益气养阴为基本法的中药治疗，一方面针对慢性肾炎正虚的病机，加强了益气养阴的作用，另一方面又可制约蜈蚣伤阴化燥之弊，扬长避短。

蜈蚣鸡蛋及养阴之中药，使用时间较长，易滞脾碍胃，纳食不振，影响药物吸收，而借用激素辅助治疗，不仅发挥其快速诱导消除蛋白尿的作用，同时又能增进病人食欲，起到健运脾胃的作用，有利于发挥蜈蚣鸡蛋及养阴益气中药的效能。至于激素停药后易反跳，而以蜈蚣鸡蛋及中药治疗，似乎能克服这一缺点。

慢性肾炎水肿消退后，我们体会到，不能立即停用利水之中药，应在补虚的基础上，适当加入淡渗利水之中药，如车前子、泽泻、茯苓等，以利于祛尽湿邪。本组曾有 2 例水肿消退后，过早停用利尿药，而浮肿复发，尿蛋白增加。之后，以此为戒，其他病例在其肿消后，始终以淡渗利水之品羽翼补虚，则很少出现浮肿。本组病例 50 岁以上者疗效较差，尤其是尿蛋白的消除、肾功能恢复比较困难。

（三）中西医结合治疗原发性肾病综合征临床对照观察*

1990 年以来我们以自拟益肾汤为主方，辨证加减，配合强的松治疗原发性肾病综合征 72 例。另选择 30 例以强的松、潘生丁、环磷酰胺（效果不好者加用）及对症治疗进行对照观察，现将治疗观察情况总结分析如下。

1. 临床资料

102 例均为住院病人。符合 1985 年第二届全国肾脏病学术会议修订的关于原发性肾病综合征的诊断标准[1]。其中，治疗组男性 48 例，女性 24 例；年龄 18 ～ 56 岁，平均 27.6 岁；病程最短者半年，最长者 6 年，平均 3.5 年；属于 I 型 52 例，II 型 20 例。按中医辨证分为 4 型：脾肾阳虚型 33 例，肝肾阴虚型 18 例，气血两虚型 9 例，肺肾气虚型 12 例。对照组男 21 例，女 9 例；年龄 17 ～ 54 岁，平均 26.5 岁；病程最短 4 个月，最长 5 年半，平均 3.3 年；属于 I 型 22 例，II 型 8 例。两组患者年龄、病程、西医分型资料相近似。

2. 治疗方法

以自拟益肾汤为主方：冬虫夏草 0.5 g（研末冲服）、黄芪 15 g、山茱萸 10 g、蜈蚣 1 条、泽泻 15 g、川芎 10 g、益母草 15 g。

辨证加减：脾肾阳虚者加淫羊藿 10 g、熟附子 6 g、鹿角胶 6 g（烊化）；肝肾阴虚者加枸杞子 10 g、女贞子 10 g、黄柏 6 g；气血亏虚者加当归 10 g、熟地黄 15 g、党参 15 g；肺肾气虚者加蛤蚧 6 g、红参 5 g、白术 12 g。水肿明显者加车前子 15 g、茯苓皮 15 g、猪苓 15 g；湿浊上泛而呕恶者加法半夏 10 g、藿香 10 g、紫苏梗 6 g；瘀滞而肤色晦暗肢麻者，加泽兰 15 g、路路通 10 g；伴表证者酌加荆芥、防风、薄荷、牛蒡子各 6 ～ 10 g。

每日 1 剂，水煎分 3 次服。

*蒙木荣，卢玲，程世和 . 中西医结合治疗原发性肾病综合征临床对照观察 [J]. 广西中医药，1997，20（2）：14-15.

同时予强的松 1 mg/（kg·d），清晨顿服。8 周后每周递减 5 mg，减至 0.5 mg/（kg·d），隔日晨间顿服，减至隔日 20 mg，维持 3～4 个月，后继续减量。

对照组除用强的松外（用法用量同上），另加潘生丁每次 50 mg，每日 3 次口服。疗效不满意者，加用环磷酰胺 200 mg 静脉滴注，隔日 1 次，总量为 6～8 g。如果常规治疗无效，可先予静脉冲击疗法，即用地塞米松 100 mg 静脉滴注，每日 1 次，连用 3 天，见效后改用强的松口服法；环磷酰胺每次 800 mg，静脉滴注，每周 1 次，连用 6 周。另外，伴水肿、高血压、低蛋白血症患者，予利尿、降压，适当补充血浆白蛋白等对症治疗。

以上两组患者治疗 2 个月为 1 个疗程，2 个疗程后评定疗效。

3. 疗效观察

（1）疗效标准。

根据国家中医药管理局 1987 年制定的《中药治疗慢性肾炎的临床研究指导原则》判定疗效[2]。完全缓解：水肿等症状与体征完全消失，尿蛋白检查持续阴性，或 24 h 尿蛋白定量持续小于 0.2 g，高倍镜下尿红细胞消失，尿沉渣计数正常，肾功能正常。基本缓解：水肿等症状与体征基本消失，尿蛋白检查持续减少 50% 以上，高倍镜下尿红细胞不超过 3 个，尿沉渣计数接近正常，肾功能正常或基本正常。好转：水肿等症状与体征明显好转，尿蛋白检查持续减少一个"+"，或 24 h 尿蛋白定量持续减少 25% 以上，高倍镜下红细胞不超过 5 个，肾功能基本正常或有改善。无效：临床表现与上述实验室检查均无明显改善或加重者。

（2）治疗结果。

治疗组完全缓解 40 例，基本缓解 17 例，好转 9 例，无效 6 例；对照组完全缓解 13 例，基本缓解 5 例，好转 3 例，无效 9 例。

两组疗效比较见表 3-3。

表 3-3　两组疗效比较

组别	分型	完全缓解（例）		基本缓解（例）		好转（例）		无效（例）		总有效率（%）
治疗组	I 型 52	34	65.4%	13	25.0%	4	7.7%	1	1.9%	91.7
	II 型 20	6	30.0%	4	20.0%	5	25.0%	5	25.0%	

续表

组别	分型	完全缓解（例）		基本缓解（例）		好转（例）		无效（例）		总有效率（%）
对照组	Ⅰ型 22	10	45.5%	4	18.1%	2	9.1%	6	27.3%	70.0
	Ⅱ型 8	3	37.5%	1	12.5%	1	12.5%	3	37.5%	

两组患者总有效率比较：$x^2=6.29$，$P < 0.05$。

两组患者副作用发生情况见表3-4。

表3-4 两组副作用发生情况比较

组别	总例数	白细胞减少（例）	胃肠道反应（例）	肝功能损害（例）	满月脸（例）	脱发（例）	失眠（例）	副作用发生率（%）
治疗组	72	0	6	0	22	0	4	44.4
对照组	30	4	6	1	9	2	1	76.7

两组患者副作用发生率比较，治疗组低于对照组（$P < 0.05$）。

4.讨论与体会

原发性肾病综合征系微小病变肾病、系膜增生性肾炎、膜性肾病、系膜毛细血管性肾炎、局灶、节段性肾小球硬化等发生病理变化的一组症候。表现为蛋白尿、低蛋白血症、水肿、高脂血症。主要病理变化在于肾小球滤过膜对血浆蛋白的通透性增加，原尿中蛋白质的含量增多，超过了近曲小管上皮细胞的重吸收及分解能力，使大量蛋白自尿液排出。大量蛋白流失的结果，致使血中蛋白降低，胶体渗透压下降，液体进入组织而形成水肿。本病属于中医水肿范畴，病位主要在肾，涉及肺脾二脏。病理性质为本虚标实。肾虚失于固摄，主水无权，阴精流失；肺虚卫外不固，抗病力弱；脾虚气血化生不足，气虚瘀血内阻。该病病情颇为复杂。目前，采用中西医结合的方法治疗，已为国内诸多医家所重视。本文治疗主要以自拟益肾汤为基本方，兼以辨证加减，其目的在于扶助正气，化瘀利水，调整机体免疫状态。并配合使用激素，旨在诱导治疗，快速消除蛋白尿。二者结合，相辅相成。中药基本方中，冬虫夏草重在补益精气，《药性考》记载其"秘精益气，专补命门"，其效尤宏。黄芪益气固表，利水消肿。药理试验表明：黄芪有利尿降压、消除肾炎性蛋白尿、提高机体免疫功能的作用[3]。山茱萸补肝肾，涩精气，固滑脱，对于减少尿蛋白流失当属佳品。《医学衷中参西录》谓："山茱萸，大能收敛元气，振作精神，固涩滑脱。固涩之中兼具条畅之性，故又能通利九窍，流通血脉。"蜈蚣善通络，攻毒去恶血；配合益母草行血消水，川芎活血行气，有利于改善部分肾病综合征血液高凝状态。另外，在基本方的基础上，根据辨证，分别选加温肾助阳、滋补肾阴、益气养血、利水消肿等功效之药，以达扶正祛邪、辅助益肾汤发挥更佳疗效之目的。

基于组方的整体功效，其作用不仅在于补虚，还有类似于西药免疫抑制剂、抗凝剂等的效能，有关资料研究也证实了这一点[4]。因此，我们采用中西医结合治疗本病不是将常规使用的中药和西药相加，而仅选用激素作为诱导治疗，不用环磷酰胺、潘生丁等，从而可减少该类药物经常发生的毒副反应。临床观察表明，治疗组总有效率高于对照组（$P < 0.05$），副作用发生率低于对照组（$P < 0.05$），说明筛选有效的中药和西药治疗原发性肾病综合征的方案是可行的。文中副作用发生率未能以定量指标进行统计分析，是不足之处，有待进一步深入研究。

参考文献

[1] 第二届全国肾脏病学术会议.修订肾小球疾病临床分型意见［J］.中华肾脏病杂志，1985，1（4）：12.

[2] 陈贵廷，薛赛琴.最新国内外疾病诊疗标准［M］.北京：学苑出版社，1992：469.

[3] 江苏新医学院.中药大辞典：下册［M］.上海：上海科技出版社，1985：2038.

[4] 章永红，邹云翔，邹燕勤，等.补气活血益肾利湿治疗慢性肾炎的临床与动物实验研究［J］.中医杂志，1987，28（10）：34.

二、胃肠病辨治经验

（一）辨证治疗慢性胃炎并溃疡性结肠炎 57 例 *

临床中不少慢性胃炎患者并发溃疡性结肠炎，其病情变化两者密切相关，互相影响，迁延难愈。近几年来，笔者通过 57 例此类病者的临床观察，对其证治规律做初步分析。现总结如下。

1. 临床资料

本组 57 例患者均以脘腹部胀痛不适、大便稀烂或黏液血便为主证。全部经过纤维胃镜及纤维结肠镜或 X 线钡剂灌肠检查、粪便检查而确诊，并排除胃肠道癌变及胰腺、肝脏等其他脏器疾病引起的胃肠道病变。其中，男性 32 例，女性 25 例。年龄最大 64 岁，最小 20 岁，平均 36.4 岁。病程最长 26 年，最短半年，平均 4.6 年。慢性浅表性胃炎并溃疡性结肠炎 25 例，糜烂性胃炎并溃疡性结肠炎 21 例，萎缩性胃炎并溃疡性结肠炎 9 例。

2. 治疗方法

根据患者症状特点，分四型辨证论治。

肝郁气滞型（15 例）：症见脘腹痞闷，窜痛无定处，食后饱胀，嗳气反酸，肠鸣矢气，大便时泻时溏，或带黏液，精神紧张时腹痛便急，便后稍安。舌质淡红，苔薄白，脉弦细。治宜疏肝理气健脾，调和胃肠。方用六君子汤合痛泻要方加减：柴胡 10 g、白芍 20 g、党参 15 g、白术 10 g、云苓 15 g、陈皮 6 g、法半夏 10 g、防风 10 g、佛手 10 g、素馨花 10 g、元胡 10 g、甘草 6 g。

胃肠湿热型（17 例）：症见胃脘灼痛，痞闷，牵及脐腹，口苦口臭，恶心，不思饮食，大便黄烂而带黏液，或纯为黏液血便，里急后重，肛门灼热。舌红，苔黄腻，脉弦滑数。治宜清化湿热，调和胃肠。方用戊已丸合香连丸加味：白芍 15 g、吴茱萸 3 g、川连 6 g、木香 10 g（后下）、蒲

＊蒙木荣. 辨证治疗慢性胃炎并溃疡性结肠炎 57 例［J］. 中医杂志，1997，38（2）：89-90.

公英 15 g、白花蛇舌草 15 g、元胡 10 g、竹茹 10 g、薏苡仁 15 g、藿香 10 g、白头翁 10 g、甘草 6 g。

脾胃虚寒型（16 例）：症见胃脘及脐腹隐痛，喜温喜按，饮食减少，食入则胀，神疲乏力，大便溏烂或清稀，稍进油腻或生冷则便次增多。舌淡苔白，脉沉细。治宜健脾益气，温化寒湿，调和胃肠。方用香砂六君子汤合四神丸加减：党参 15 g、白术 10 g、云苓 15 g、半夏 10 g、陈皮 6 g、砂仁 6 g、木香 10 g（后下）、五味子 10 g、肉豆蔻 10 g、吴茱萸 3 g、鸡内金 6 g、炒扁豆 15 g、甘草 6 g。

寒热错杂型（9 例）：症见胃脘不适，食后加甚，口干而不欲饮，神疲乏力，饮食少思，经常口舌生疮，脐腹隐痛，稍进寒凉则大便稀烂而便次增多，或大便带有黏液。舌稍红，苔少而干，脉细濡。治宜健脾养阴，寒热并治，调和胃肠。方用半夏泻心汤合驻车丸加减：太子参 15 g、法半夏 10 g、黄芩 10 g、黄连 6 g、干姜 8 g、大枣 10 g、当归 10 g、白芍 15 g、阿胶（烊化）10 g、山楂 10 g、薏苡仁 15 g、甘草 6 g。

以上各型病例，均为每天煎服 1 剂中药，分 3 次服。1 个月为 1 个疗程，一般观察 1 ～ 3 个疗程。疗程期间禁用其他针对本病治疗的药物及禁食刺激性食物。

3. 疗效标准和治疗结果

（1）疗效标准。

慢性胃炎：临床症状消失，纤维胃镜检查胃黏膜炎症消失，萎缩性胃炎加病理检查胃黏膜萎缩病变消失或逆转为浅表性炎变，为治愈；临床症状明显减轻或大部分消失，纤维胃镜胃黏膜明显改善，萎缩性胃黏膜病变减轻，或肠上皮化生及异型增生转阴，尚存萎缩性病变，为有效；临床症状及胃镜、病理检查无改善或加重者，为无效。

溃疡性结肠炎：临床症状消失，大便正常，纤维结肠镜检查肠粘膜溃疡病灶恢复正常，为治愈；临床症状明显减轻，大便次数较原来减少，纤维结肠镜检查肠粘膜溃疡病灶缩小，为有效；临床症状无改善，纤维结肠镜检查肠粘膜溃疡病灶无改变，为无效。

慢性胃炎并溃疡性结肠炎：胃炎及肠炎均达到治愈标准，为治愈；胃炎及肠炎其中一方治愈，另一方有效，或两者均有效，为有效；胃炎及肠炎其中一方有效，另一方无效，或二者均无效，为无效。

（2）治疗结果。

慢性胃炎并溃疡性结肠炎 57 例，治愈 23 例（40.4%），有效 28 例（49.1%），无效 6 例（10.5%），总有效率为 89.5%。其中，胃肠湿热型疗效最好，有效率为 100%；其次为脾胃虚寒型（93.7%），肝郁气滞型（93.3%）。经卡方检验，三型间比较无显著差异（$P > 0.05$）。寒热错杂型疗效最差，有效率仅为 54.6%，与前三者比较有显著性差异（$P < 0.05$）。详见表 3-5。

表 3-5　慢性胃炎并溃疡性结肠炎各证型疗效比较

证型	总例数	治愈例（%）	有效例（%）	无效例（%）
肝郁气滞	15	6（40.0）	8（53.3）	1（6.7）
胃肠湿热	17	8（47.1）	9（52.9）	0
脾胃虚寒	16	7（43.7）	8（50.0）	1（6.3）
寒热错杂	9	2（22.2）	3（33.3）	4（45.4）
合计	57	23（40.4）	28（49.1）	6（10.5）

将慢性胃炎与溃疡性结肠炎疗效分开评价，其中，慢性胃炎治愈 23 例（40.3%），有效 28 例（49.1%），无效 6 例（10.5%），治疗有效率为 89.5%；溃疡性结肠炎治愈 25 例（43.8%），有效 28 例（49.1%），无效 4 例（7.0%），治疗有效率为 93.0%。二者疗效比较无显著性差异（$P > 0.05$）。

4. 讨论

慢性胃炎并溃疡性结肠炎临床比较常见，分属中医胃痛、痞满、泄泻、痢疾范围。中医认为，胃及大肠同属腑脏，一主受纳，一主传化，互相协作，共同完成纳运之责。如果受纳或传化一方病变，功能失常，亦势必影响另一方，引起二腑同病。从经络理论分析，手阳明大肠经与足阳明胃经经脉直接相通，经气环流，若一经有病，极易波及另一经，致使二经同病，称之为"合病"。对于胃肠合病的证治，《金匮要略》提出，"哕而腹满，视其前后，知何部不利，利之即愈"，"呕而肠鸣，心下痞者，半夏泻心汤主之"，"干呕而利者，黄芩加半夏生姜汤主之"。其立方用药法度，当是胃肠病同治的滥觞。然而，囿于胃病、肠病属于两个独立病证的传统习惯，不少医者临证时常将二者分别考虑，或将胃肠合病其中一方不典型者，误诊为胃病或肠病，忽略胃肠合病相关证候联系分析，致使用药偏离准绳，疗效欠佳。

本组慢性胃炎并溃疡性结肠炎患者，从虚实寒热的角度来辨证，综合胃症、肠症状及舌脉之象，分为肝郁气滞、胃肠湿热、脾胃虚寒、寒热错杂四型，分别选用柴芍六君子汤合痛泻要方、戊己丸合香连丸、香砂六君子汤合四神丸、半夏泻心汤合驻车丸加减治疗，旨在针对各证型以疏肝理气、清化湿热、温中健脾、寒热并治，达到调理胃肠、恢复受纳传化之目的。经临床验证，57 例慢性胃炎并溃疡性结肠炎患者，二者治愈率接近，有效率相同，其疗效相关性进一步证明慢性胃炎与溃疡性结肠炎在病理上的密切联系，治疗上胃肠兼顾的重要性和必要性。各证型疗效比较，胃肠湿热型疗效最好，脾胃虚寒型次之，肝郁气滞型又次之，寒热错杂型最差，其有效率与前三者比较有显著差异。其原因可能是胃肠湿热、脾胃虚寒、肝郁气滞型各自病性相类，治法专一，药力较集中，而寒热错杂型病性相反，治法相左，药力不集中有关。

（二）祛腐生肌法治疗消化性溃疡 52 例临床报道*

自从 X 线及纤维胃镜应用于临床以后，消化性溃疡病灶由黑箱变成白箱，其慢性胃黏膜溃烂的病理改变，与外科疮疡颇为类似。因此，近两年来我们尝试移植祛腐生肌的外治法为内治，宗《疡医大全》生肌散之方旨，筛选相应中药，治疗本病 52 例，另外随机抽选 20 例以甲氰咪胍治疗对照观察，结果显示本治法的优越性，现总结分析如下。

1. 一般资料

所选病例均于治疗前 10 天内经纤维胃镜检查证实为消化性溃疡。胃溃疡者做活检排除癌变，十二指肠球部溃疡者抽胃液检查。实验室做血、尿、大便以及肝功能、BuN、心电图检查，排除其他影响治疗的活动性脏器病变。将入选病例随机分成 2 组。治疗组 52 例，以祛腐生肌之中药治疗。其中，男性 40 例，女性 12 例；年龄最小 19 岁，最大 62 岁；病程最短 1 年，最长 30 年；住院治疗 48 例，门诊治疗 4 例。对照组 20 例，以甲氰咪胍治疗。其中，男性 13 例，女性 7 例；年龄最小 21 岁，最大 58 岁；病程最短半年，最长 20 年；住院治疗 14 例，门诊治疗 6 例。各组患者一般情况

*蒙木荣，蒙定水，谭伯强，等.祛腐生肌法治疗消化性溃疡 52 例临床报道［J］.中国医药学报，1991，6（6）：28-29.

见表 3-6。

表 3-6 各组年龄、病程、溃疡部位及面积

组别	总例数	平均年龄（岁）	病程*（年）	溃疡面积*（cm²）	溃疡部位（例）		
					十二指肠	胃	复合
治疗组	52	40.63	6.75	0.88	39	10	3
对照组	20	39.86	7.02	0.84	14	5	1

注：*表内数字为中位数。

2. 治疗方法

治疗组以祛腐生肌为治则，筛选黄芪、象皮、没药、硼砂，按比例加工成散剂灭菌装袋，每袋 10 g。溃疡面积小于 1 cm² 者，每天服 2 袋；溃疡面积大于 1 cm² 者，每天服 3 袋。加水适量煮成稀糊状空腹服。服后采取适当体位，如十二指肠球部溃疡者取右侧卧位，胃角溃疡左侧卧位，胃底溃疡坐立位，以利于药物充分敷盖黏附于溃疡面，20～30 min 恢复自由体位。对照组用甲氰咪胍治疗，每次服 0.2 g，每日服 3 次，晚上加服 0.4 g。两组疗程均为 30 d。疗程结束后，进行纤维胃镜复查及十二指肠球部溃疡的胃液检查。并按观察表的要求，服药前后填好症状及体征变化以及胃镜、胃液等项检查结果。治疗期间禁用其他药物及禁食刺激性食物。

3. 疗效评定

参考 1988 年中华人民共和国卫生部药政局颁发的《新药（中药）治疗消化性溃疡的临床研究指导原则》的疗效标准进行判定。

（1）临床疗效标准。

按辨证分为气滞型、郁热型、阴虚型、虚寒型、血瘀型。

治愈：主症与次症全部消失，胃镜下溃疡病灶亦基本愈合。

显效：主症与次症均有明显改善，或个别主症轻度改善，但其他主次症状全部消失，胃镜下溃疡病灶有所好转。

有效：主次症均有改善，或主症未有改善，但次症全部消失，胃镜下溃疡病灶无变化。

无效：主次症均无改善，胃镜下溃疡病灶无变化。

（2）胃镜判定标准。

痊愈：溃疡完全消失，局部虽然轻度发红，但无明显水肿。

显效：溃疡基本消失，仍有明显炎症。

有效：溃疡大小缩小 50% 以上。

无效：溃疡大小缩小不及 50%。

4. 治疗结果

（1）临床疗效见表 3-7。

表 3-7　各组临床疗效比较

组别	总例数	治愈例（%）	显效例（%）	有效例（%）	无效例（%）
治疗组	52	42（80.8）	4（7.7）	4（7.7）	2（3.8）
对照组	20	11（55.0）	4（20.0）	2（10.0）	3（15.0）

治疗组与对照组临床疗效比较，总有效率无显著意义（x^2=1.32，$P >$ 0.05），但临床治愈率有显著意义（x^2=4.94，$P < 0.05$）。

（2）胃镜检查结果见表 3-8。

表 3-8　各组胃镜复查结果比较

组别	总例数	治愈例数 十二指肠	胃	复合（%）	显效例数 十二指肠	胃	复合（%）	有效例数 十二指肠	胃	复合（%）	无效例数 十二指肠	胃	复合（%）
治疗组	52	37	8	1（88.5）	1	1	0（3.8）	0	0	2（3.8）	1	1	0（3.8）
对照组	20	11	2	0（65.0）	1	1	0（10.0）	1	1	0（10.0）	1	1	1（15.0）

将治疗组与对照组治疗后胃镜复查结果进行比较，总有效率无显著差异（x^2=1.32，$P > 0.05$），但治愈率有显著差异（x^2=5.37，$P < 0.02$），治疗组十二指肠球部溃疡与胃溃疡疗效比较，有效率及治愈率差异均无显著意义（$P > 0.05$）。

（3）胃液分析。

治疗组中有 21 例十二指肠球部溃疡患者做了治疗前胃液检查，治疗后复查 15 例治愈患者（治疗前平均游离酸为 51 mEq/L，总酸度 71 mEq/L），其中有 12 例胃酸下降，3 例基本不变，平均下降为游离酸 39 mEq/L，下降率为 23.3%，总酸度为 52.3 mEq/L，下降率为 26.3%。

（4）治疗后复发情况。

就近随访治疗组 13 例痊愈患者（胃溃疡 3 例，十二指肠球部溃疡 10 例），停药 1 年后有 2 例复发（均为十二指肠球部溃疡病人），复发率为

15.5%。

5.讨论

我们认为，外疡与内疡虽然有别，但其局部组织溃烂的病理变化则相同，其治疗必然有内在联系之处。《医宗金鉴》云："腐不去则新肉不生，盖以腐能浸淫好肉也，当速去之。"朱丹溪谓："溃疡内外皆虚，宜以托里补接为主。"根据消化性溃疡胃黏膜腐肉浸淫，久疡不敛，正气已虚的病理特点，仿《疡医大全》之生肌散方意，筛选黄芪、象皮、乳香、白芨、硼砂组方，旨在益气祛腐生肌。据中药文献记载，黄芪具有补中益气，托毒生肌之功效；象皮生肌力强，"斧刃刺之，半日即合"（《本草纲目》），有快速修复伤口之奇效；没药散瘀止痛生肌，白芨收敛生肌，硼砂祛腐解毒。诸药合用，则祛腐生肌功专效宏。

经临床验证，本治法与甲氰咪胍比较，临床症状及胃镜检查的总有效率无显著性差异，但治愈率明显高于甲氰咪胍对照组。治疗组中，治愈的15例十二指肠球部溃疡患者前后胃液分析表明，治疗后胃酸虽然有所下降，但其下降是轻度的、缓和的。看来其促使溃疡愈合，主要并不是依靠抑制胃酸来实现，从治疗组中与胃酸变化有关的十二指肠球部溃疡与胃溃疡的疗效比较无显著差异的结果可证实这一点。

（三）祛腐生肌消溃散治疗消化性溃疡64例 *

消化性溃疡慢性胃黏膜糜烂的病理改变，与外科疮疡颇为类似。笔者曾以治疮疡之法治疗本病，并做了报道[1]，显示该治法较甲氰咪胍治法优越。在此基础上，略加调整、筛选为"祛腐生肌消溃散"，继续观察治疗消化性溃疡，与选用雷尼替丁治疗做对照，同样显示该药的优越性。还观察了本药对胃酸及幽门螺旋杆菌（简称HP）的影响，旨在对其愈合溃疡进行浅探，现报道如下。

1.临床资料

所观察病例均于治疗前10天内经纤维胃镜检查，证实为消化性溃疡者。治疗组患者64例，男性46例，女性18例；年龄最小18岁，最大64岁，平均41.24岁；病程最短半年，最长32年，平均7.32年；胃溃疡14

* 蒙木荣，蒙定水.祛腐生肌消溃散治疗消化性溃疡64例[J].辽宁中医杂志，1995，22（2）：67-68.

例，十二指肠球部溃疡 44 例，复合性溃疡 6 例，平均溃疡面积 0.86 cm^2。对照组 28 例，男性 19 例，女性 9 例；年龄最小 20 岁，最大 66 岁，平均年龄 40.68 岁；病程最短 1 年，最长 28 年，平均 6.93 年；胃溃疡 7 例，十二指肠球部溃疡 18 例，复合性溃疡 3 例，平均溃疡面积 0.83 cm^2。两组患者的平均年龄、病程、溃疡面积相近似，组间差别均无显著性（$P > 0.05$），具有可比性。

2. 治疗方法

治疗组以黄芪、象皮、延胡索、白花蛇舌草、蒲黄组方，按 3∶2∶1∶3∶1 比例加工成散剂备用。溃疡面积大于 1 cm^2 者每天 20 g，小于 1 cm^2 者每天 15 g，加水适量煮成稀糊状，空腹分 3 次服。服药后，采取适当体位，以利于药物充分敷盖黏附于溃疡面，约 30 分钟恢复自由体位。对照组用雷尼替丁治疗，每次服 150 mg，每日服 2 次。两组治疗均为 30 天。疗程期间，禁用其他针对本病治疗的药物。治疗结束后 10 天内行纤维胃镜复查。

3. 疗效分析

疗效评定，参照 1988 年卫生部药政局颁发的《新药（中药）治疗消化性溃疡的临床研究指导原则》的临床疗效及胃镜检查标准进行判定。

（1）临床疗效（见表 3-9）。

表 3-9　各组临床疗效比较

组别	总例数	治愈（%）	显效（%）	有效（%）	无效（%）
治疗组	64	52（81.1）	5（7.8）	4（6.3）	3（4.8）
对照组	28	16（57.1）	5（17.9）	3（10.7）	4（14.3）

治疗组与对照组临床疗效比较，总有效率无显著意义（x^2=2.55，$P > 0.05$），但临床治愈率有显著意义（x^2=5.87，$P < 0.025$）。

（2）胃镜检查结果（见表 3-10）。

表 3-10　各组胃镜检查比较

组别	总例数	治愈例数（%）			显效例数（%）			有效例数（%）			无效例数（%）		
		十二指肠	胃	复合	十二指肠	胃	复合	十二指肠	胃	复合	十二指肠	胃	复合
治疗组	64	40	12	4（87.5）	1	1	0（3.1）	1	1	1（4.7）	2	0	1（4.7）
对照组	28	14	3	0（60.7）	2	0	0（7.1）	1	2	2（17.8）	1	2	1（14.3）

治疗组与对照组治疗后胃镜复查结果比较，总有效率无显著差异（x^2=2.55，$P > 0.05$），但治愈率有非常显著差异（x^2=8.23，$P < 0.005$）。

（3）祛腐生肌消溃散对胃酸的影响。

治疗组中有 24 例十二指肠球部溃疡治疗前做了空腹胃酸检查，总酸度平均为 71.8 mEq/L，游离酸平均为 53.2 mEq/L。治疗后复查，总酸度平均为 50.4 mEq/L，下降率为 29.8%；游离酸平均为 38.58 mEq/L，下降率为 27.4%。

（4）祛腐生肌消溃散对 HP 的影响。

治疗前，选取治疗组 20 例消化性溃疡（十二指肠球部溃疡 12 例，胃溃疡 8 例），在常规胃镜操作中，从胃窦部大弯处用活检钳取出胃黏膜标本做快速尿素酶试验，HP 培养及 W–S 染色，3 项检查证实有 14 例为 HP 感染者。该 14 例 HP 感染病人服药 30 天后，按上述检查方法复查，其中痊愈的 11 例均未查出 HP，2 例好转者及 1 例无效者均查出 HP。

另外，还对部分 HP 培养阳性者作体外抑菌试验。将 HP 感染的胃黏膜标本制成菌悬液，并接种于含不同药量的祛腐生肌消溃散的灭菌悬液中，同时设空白 HP 菌悬液对照组对照。微氧下于 37 ℃恒温箱内培养。结果，HP 中药悬液组当药液浓度达到 1.56% 时，则产生良好的抑菌作用，未见 HP 生长。而空白菌悬液对照组均有 HP 生长。

4. 讨论

消化性溃疡的发病机理，目前虽然尚未完全明了，但可概括为胃、十二指肠的保护因素和损害因素的关系失调所致。综观消化性溃疡的发病过程，它与外科慢性疮疡一样，既有腐肉浸淫，又因久病气虚，溃疡缠绵难敛。再者，胃腑"虚实更替"的纳运蠕动，胃中食物的浸渍腐蚀，胃疡较之外疡的环境更为恶劣。因此，仿治疗外疡名方生肌散（《疡医大全》）之意，拟立"祛腐生肌消溃散"，旨在针对消化性溃疡的关键环节：一是解毒消瘀，祛腐生肌，尽快促进溃疡组织新生；二是益气健脾，提高胃黏膜的免疫功能及抗病能力，保护胃黏膜屏障。据中药文献记载，黄芪具有补中益气、托毒生肌之功效，同时现代药理实验研究也证明，黄芪能提高机体免疫功能，促进损伤组织修复；象皮，生肌力强，"斧刃刺之，半日即合[2]，有快速愈疡生肌之奇效；白花蛇舌草，配合生黄芪能解毒祛腐；

延胡索、蒲黄，活血理气止痛。诸药合用，共奏益气解毒止痛，祛腐行瘀生肌之功。经临床验证，本方药与雷尼替丁比较，临床症状及胃镜检查的总有效率无显著差异，但治愈率明显高于雷尼替丁对照组。之所以其治愈率较高，可能与本方药能提高机体免疫功能，抑制杀灭HP，以及缓和中和胃酸等多方面的作用有关。治疗组中十二指肠球部溃疡治疗前后的胃酸变化表明，胃酸下降尽管尚未达到正常水平，但溃疡也能够愈合，说明促使溃疡愈合，主要并不是依靠抑制胃酸来实现。从另一角度来考虑，它可避免如雷尼替丁停药后胃酸反跳而病情复发或加重的弊端。

有关资料提示：消化性溃疡胃黏膜HP的检出率为50%～85.1%，国外检出率更高，而在正常胃黏膜中很少能够检出[3]。可以认为，消化性溃疡的胃黏膜溃烂与HP的侵蚀有着密切的直接关系。本方药体内体外抑制HP试验效果较好，无疑对于清除HP赖以生存的溃疡病灶，促进组织新生是非常有利的。这正符合《医宗金鉴》中提到的"腐肉不去则新肉不生，盖以腐能浸淫好肉也，当速去之"，以及《医学入门》中提到的"疮口不敛，由于肌肉不生；肌肉不生，由于腐肉不去；腐肉不去，由于脾胃不壮，气血不旺，必以补托为主"的治疮要旨。

由于本组病例数较少，本方药仿外科慢性疮疡的治法的确切疗效及其作用机理，尚待继续观察和进一步探讨。

参考文献

［1］蒙木荣.祛腐生肌法治疗消化性溃疡52例临床报道［J］.中国医药学报，1991，（6）：28.

［2］李时珍.本草纲目：校点本下册［M］.北京：人民卫生出版社，1982：2828.

［3］胡优莲.幽门弯曲菌及其与慢性胃炎和消化性演疡的关系［J］.中级医刊，1988，（8）：213.

（四）胃疡安胶囊治疗消化性溃疡疗效观察 *

消化性溃疡近期治愈停药后容易复发，如何减少溃疡复发，提高远期疗效，是医学界所关注并为之努力探索解决的难题。笔者在以祛腐生肌消溃散治疗消化性溃疡取得较好近期效果[1]的基础上，于1996年以来，进一步观察其远期疗效。为使患者服药方便，将原药散剂改为胶囊剂，更名为胃疡安胶囊，进行临床观察。现将治疗观察结果总结如下。

1. 临床资料

观察病例120例，按《新药（中药）治疗消化性溃疡的临床研究指导原则》（中华人民共和国卫生部下发的《中药新药临床研究指导原则》）的诊断标准，将于治疗前10天内经纤维胃镜检查确诊为消化性溃疡的入选病例随机分为两组。其中，治疗组80例，住院62例，门诊18例；男性54例，女性26例；年龄最小20岁，最大62岁，平均（40.4 ± 11.32）岁；病程最短半年，最长31年，平均（7.23 ± 6.8）年；胃溃疡29例，十二指肠球部溃疡51例；溃疡A1期48例，溃疡A2期32例；平均溃疡面积为（0.83 ± 0.21）cm^2。对照组40例，住院30例，门诊10例；男性25例，女性15例；年龄最小18岁，最大60岁，平均（39.4 ± 6.36）岁；病程最短1年，最长29年，平均（7.12 ± 5.45）年；胃溃疡12例，十二指肠球部溃疡28例；溃疡A1期21例，溃疡A2期19例；平均溃疡面积为（0.82 ± 0.20）cm^2。两组性别、平均年龄、病程、溃疡种类、溃疡分期及溃疡面积比较，均无显著性差异（均为$P > 0.05$）具有可比性。

2. 治疗方法

治疗组用胃疡安胶囊（由广西中医学院第二附属医院制剂室提供，药物组成包括黄芪、象皮、延胡索、蒲黄、白花蛇舌草。每粒胶囊含生药6.5 g）治疗，每次服3粒，每日服3次。对照组用雷尼替丁治疗，每次服150 mg，每日服2次。两组均治疗30天。治疗期间，禁用其他治疗溃疡的药物及避免进食刺激性食物。治疗结束后10天内进行纤维胃镜复查。

* 蒙木荣，何小萍，庞学丰，等.胃疡安胶囊治疗消化性溃疡疗效观察［J］.广西中医药，1999, 22（5）: 5-7.

3. 疗效观察

（1）疗效标准。

参照《新药（中药）治疗消化性溃疡的临床研究指导原则》的临床疗效及胃镜检查标准判断近期疗效。

将两组胃镜检查判断为治愈的患者列为随访对象，停药 1 年后进行随访，观察远期疗效。若病情平稳，无溃疡临床症状复发者为不复发；若停药 1 年内（包括 1 年）出现胃痛、胀闷、反酸、嗳气、黑便等症状，则做胃镜复查，出现溃疡病灶者为溃疡复发。

（2）近期疗效。

两组近期临床疗效比较见表 3-11。

表 3-11　两组近期临床疗效比较

组别	类型 胃溃疡	十二指肠球部溃疡	治愈 胃溃疡 例	比例（%）	十二指肠球部溃疡 例	比例（%）	显效 胃溃疡 例	比例（%）	十二指肠球部溃疡 例	比例（%）	有效 胃溃疡 例	比例（%）	十二指肠球部溃疡 例	比例（%）	无效 胃溃疡 例	比例（%）	十二指肠球部溃疡 例	比例（%）
治疗组	29	51	24	82.8①	46	90.2②	1	3.4	2	3.9	2	6.9	1	2.0	2	6.9	2	3.9
对照组	12	28	6	50.0	18	64.3	1	8.3	3	10.7	2	16.7	5	17.9	3	25.0	2	7.1

注：①两组胃溃疡治愈率比较，$P < 0.05$。

②两组十二指肠球部溃疡治愈率比较，$P < 0.005$。

胃镜检查结果比较见表 3-12。

表 3-12　两组胃镜检查结果比较

组别	例数 胃溃疡（例）	十二指肠球部溃疡（例）	治愈 胃溃疡 例	比例（%）	十二指肠球部溃疡 例	比例（%）	显效 胃溃疡 例	比例（%）	十二指肠球部溃疡 例	比例（%）	有效 胃溃疡 例	比例（%）	十二指肠球部溃疡 例	比例（%）	无效 胃溃疡 例	比例（%）	十二指肠球部溃疡 例	比例（%）
治疗组	29	51	25	86.2①	46	90.2②	1	3.5	1	2.0	2	6.9	2	3.9	1	3.4	2	3.9
对照组	12	28	5	41.7	17	60.7	2	16.7	4	14.3	1	8.3	5	17.9	4	33.3	2	7.1

注：①两组胃溃疡治愈率比较，$P < 0.005$。

②两组十二指肠球部溃疡治愈率比较，$P < 0.005$。

（3）远期疗效。

治疗组胃溃疡治愈 25 例，十二指肠球部溃疡治愈 46 例，停药 1 年后失去联系的分别为 2 例、3 例，随访 66 例（胃溃疡 23 例，十二指肠球部溃疡 43 例）；对照组胃溃疡近期治愈 5 例，十二指肠球部溃疡治愈 17 例，停药 1 年后全部随访。两组溃疡复发情况比较：治疗组胃溃疡复发 2 例，占 8.7%，十二指肠球部溃疡复发 4 例，占 9.3%；对照组胃溃疡复发 3 例，占 60%，十二指肠球部溃疡复发 10 例，占 58.8%。两组胃溃疡复发率比较，经统计学处理，有非常显著性差异（$P < 0.01$）；两组十二指肠球部溃疡复发率比较，经统计学处理，亦有非常显著性差异（$P < 0.005$），治疗组远期疗效优于对照组。

4. 讨论

消化性溃疡从临床表现看可属于中医胃脘痛范畴。但其局部组织糜烂的病理变化与外科慢性疮疡颇为相似[1]，按疮疡论治消化性溃疡，仿《疮医大全》治疮名方生肌散方义，这便是笔者拟制胃疡安胶囊用于临床观察的初衷。消化性溃疡的病机与外科慢性疮疡的病机相似，既有正气之不足，又有邪毒侵袭，气滞血瘀，腐肉浸淫之邪盛。溃疡形成后，因于胃腑的纳运蠕动、胃液的浸渍腐蚀，消化性溃疡较之外科疮疡的环境更为恶劣，因此，致使消化性溃疡难敛，敛而易于复发。治疗当以益气健脾，祛腐解毒，行气消瘀，敛疡生肌为法。《医宗金鉴》云："腐肉不去则新肉不生，盖以腐能浸淫好肉也，当速去之。"朱丹溪谓："溃疡内外皆虚，宜以托里补接为主。"诸治法之中，当以益气健脾，祛腐生肌为首要。根据治疗法则筛选黄芪、象皮、延胡索、蒲黄、白花蛇舌草组方。据中药文献记载，黄芪"主痈疽败疮，排脓止痛，益气……长肉补血"[2]。有关研究表明，超氧化物歧化酶（SOD）是存在于生物体内抑制和防御自由基损伤的主要酶类之一，是超氧阴离子的清除酶，其功能是催化氧自由基的歧化反应，消除氧自由基，消减过量的超氧离子对人体的损伤，从而对机体起到保护作用[3]。已有实验证明，黄芪可以提高体内以及胃黏膜 SOD 的活性[4-5]。显然，黄芪作为扶正之主药，对促进消化性溃疡的愈合以及愈合后防止溃疡复发是非常有利的。象皮，生肌力强，"斧刃刺之，半日即合"[6]，有快速愈疡生肌之功效。另外，白花蛇舌草祛腐解毒，延胡索、蒲黄活血利气化瘀。全方标本兼顾，扶正与祛邪并施。本观察提示胃疡安胶囊治疗组治疗消化性溃疡近期疗效较雷尼替丁对照组为优（$P < 0.05, P < 0.005$），尤其值得注意的是，该药在抗溃疡复发方面具有一定的优势。笔者认为，之所以胃疡安胶囊治疗组复发率低，远期疗效较好，其主要作用可能是综合性的，即针对糜烂之瘀毒，施以祛腐解毒、行气消瘀之法，又针对久疡气虚难敛，予以益气敛疡生肌，所选药物功专效宏。此前，笔者曾做过初步试验，观察到本方药对降低消化性溃疡患者的胃酸有一定作用，对抑制幽门螺杆菌作用较强。结合有关文献推测，方中的主药黄芪、象皮对于促进溃疡愈合及预防复发，可能起到主要作用。

参考文献

［1］蒙木荣，蒙定水.祛腐生肌消溃散治疗消化性溃疡64例［J］.辽宁中医杂志，1995，22（2）：68.

［2］李时珍.本草纲目：校点本第2册［M］.北京：人民卫生出版社，1977：696.

［3］王文杰.超氧自由基和超氧化物歧化酶［J］.生理学进展，1985，16（3）：196.

［4］张银娣.黄芪甙抗生物氧化作用的研究［J］.中药药理与临床，1991，7（6）：14.

［5］张占海，杨丽彩，危北海，等.中药胃安胶囊治疗慢性萎缩性胃炎60例临床观察［J］.中医杂志，1998，（9）：539.

［6］李时珍.本草纲目：校点本下册［M］.北京：人民卫生出版社，1982：2828.

（五）胃疡安胶囊治疗消化性溃疡与辨证分型关系 *

笔者在按慢性疮疡论治消化性溃疡，取得近期治愈效果较之雷尼替丁为优的基础上[1]，将原药散剂改为胶囊剂，更名为胃疡安胶囊，继续治疗68例消化性溃疡，并观察其各证型之间的疗效，探讨本病的辨病论治与辨证论治的关系。现总结分析如下。

---

*蒙木荣，谭伯强，何小萍，等.胃疡安胶囊治疗消化性溃疡与辨证分型关系［J］.广西中医学院学报，1999，16（3）：49-50.

1. 临床资料

本组68例病人均于治疗前10天内经纤维胃镜检查证实为消化性溃疡。其中，男性46例，女性22例；年龄最小18岁，最大62岁，平均41.6岁；病程最短半年，最长31年，平均7.2年；胃溃疡23例，十二指肠球部溃疡45例。

按1993年卫生部颁发的《新药（中药）治疗消化性溃疡的临床研究指导原则》的中医证候分型标准辨证，气滞型18例，郁热型15例，阴虚型10例，虚寒型12例，血瘀型13例。各证型一般情况见表3-13。

表3-13 各证型年龄、病程、溃疡部位及面积

证型	总例数	平均年龄（岁）	病程*（年）	溃疡面积*（cm²）	溃疡部位	
					胃	十二指肠
气滞型	18	39.2	6.9	0.82	5	13
郁热型	15	39.8	6.8	0.85	7	8
阴虚型	10	42.9	7.5	0.83	6	4
虚寒型	12	41.2	7.3	0.8	1	11
血瘀型	13	41.4	7.2	0.88	4	9

注：* 表内数字为中位数。

2. 治疗方法

胃疡安胶囊由广西中医药大学二附院制剂室提供，由黄芪、象皮、元胡、蒲黄、白花蛇舌草组成。每次服3粒，日服3次，疗程30天。疗程期间，禁用其他针对本病治疗的药物以及禁食刺激性食物，治疗结束后10天内进行纤维胃镜复查，以判断疗效。

3. 治疗结果

疗效评定，参照1993年卫生部颁发的《新药（中药）治疗消化性溃疡的临床研究指导原则》的临床疗效及胃镜检查标准进行判定。各种溃疡临床疗效比较见表3-14，各种溃疡胃镜检查结果比较见表3-15，各证型胃镜检查结果比较见表3-16。

表3-14 各种溃疡临床疗效比较

溃疡类别	总例数	治愈例数及比例（%）	显效例数及比例（%）	有效例数及比例（%）	无效例数及比例（%）
胃	23	17（73.9）	3（13.0）	1（4.3）	2（8.7）
十二指肠	45	39（86.7）	2（4.4）	3（6.7）	1（2.2）

胃溃疡、十二指肠球部溃疡临床疗效比较无显著差异（$P > 0.05$）。

表 3-15　各种溃疡胃镜检查结果比较

溃疡类别	总例数	治愈例数及比例（%）	显效例数及比例（%）	有效例数及比例（%）	无效例数及比例（%）
胃	23	18（78.3）	2（8.7）	1（4.3）	2（8.7）
十二指肠	45	40（88.9）	2（4.4）	2（4.4）	1（2.2）

胃溃疡、十二指肠球部溃疡胃镜检查疗效比较无显著差异（$P > 0.05$）。

表 3-16　各证型胃镜检查结果比较

证型	总例数	治愈例数及比例（%）		显效例数及比例（%）		有效例数及比例（%）		无效例数及比例（%）	
		胃	十二指肠	胃	十二指肠	胃	十二指肠	胃	十二指肠
气滞型	18	4	12（88.9）	0	0（0）	0	1（5.5）	1	0（5.5）
郁热型	15	6	7（86.6）	0	1（6.7）	1	0（6.7）	0	0（0）
阴虚型	10	4	4（80.0）	1	0（10.0）	0	0（0）	0	0（10.0）
虚寒型	12	0	10（83.3）	1	0（8.3）	0	1（8.3）	0	0（0）
血瘀型	13	4	7（84.6）	0	1（7.7）	0	0（0）	0	1（7.7）

各证型胃镜检查疗效比较亦无显著性差异（$P > 0.05$）。

4. 讨论

综观消化性溃疡的发病过程，它与外科慢性疮疡一样，既受腐肉浸淫，瘀毒内攻，又因久病气虚，胃膜失养，致使溃疡难敛。是故，仿治疗外疡名方生肌散（《疡医大全》）之意，改制成胃疡安胶囊治疗消化性溃疡。本方之旨，主要是针对本病发病的关键环节：一是解毒消瘀，祛腐生肌，尽快促进溃疡组织新生；二是益气健脾，提高胃黏膜的免疫功能及抗病能力，保护胃黏膜屏障。方中黄芪益气健脾，托毒生肌，同时现代药理实验研究也证明该药能提高机体免疫功能，促进损伤组织修复；象皮生肌力强，"斧刃刺之，半日即合"[2]，有快速愈疡生肌之奇效；白花蛇舌草配合黄芪，祛腐解毒；元胡、蒲黄活血利气止痛。诸药合用，符合组方之旨，也符合现代治疗消化性溃疡的观点，即抑制攻击因子，增强胃黏膜屏障功能。

本组所观察治疗的 68 例消化性溃疡的疗效与此前报道的相似[1]，近期胃溃疡治愈率为78.3%（18/23），十二指肠球部溃疡治愈率为88.9%（40/45），但二者比较无显著差异。这与以抑制胃酸为主的雷尼替丁愈合十二指肠球部溃疡优于胃溃疡有所不同。本组各个证型的疗效比较无显著性差异，证明本方药对各证有普遍的治疗适应症。可以这样认为，之所以本方药适用于胃及十二指肠球部溃疡治疗，适用于中医各个证型治疗，是因为选药组方时，已充分考虑到各个证型的病机，尽管证型之间有寒热虚实之不同，但其病根有共同之处，即脾气虚弱，气滞血瘀，腐毒浸淫贯穿于整个病程，寒热变化偶见波伏。在详辨各证型的基础上，综合运用各证型的主要治法，把握好主次，标本同治，避免药性过偏，精选药物配伍为一体，使选方既适用于各证，也适用于病，这种辨病治疗与辨证治疗的关系，其内涵是辨病治疗植根于辨证治疗，最后体现在辨病治疗上。本组临床验证表明，胃疡安胶囊对胃溃疡、十二指肠球部溃疡及对中医各证型的疗效均较好，初步证实该药辨病施治组方的合理性，是值得进一步深入研究的。

参考文献

[1]蒙木荣.祛腐生肌法治疗消化性溃疡52例临床报道[J].中国医药学报.1991，（6）：28.

[2]李时珍.本草纲目：校点本下册[M].北京：人民卫生出版社，1982：2828.

（六）胃疡安胶囊治疗幽门螺杆菌阳性消化性溃疡40例 *

幽门螺杆菌（HP）感染与消化性溃疡的发病有着密切关系的观点，已经得到普遍的认同与重视，而消化性溃疡治愈停药后容易复发则是医学界的共知和急待解决的难题。笔者曾以祛腐生肌消溃散治疗消化性溃疡取得较好效果，并发现该药对HP有良好的杀灭作用[1]。为了病人服药方便，我们将原药散剂改为胶囊剂，更名为胃疡安胶囊，并进一步观察其治疗HP阳性消化性溃疡的近期、远期疗效。现将治疗观察80例资料总结如下。

*蒙木荣，何小萍，庞学丰，等.胃疡安胶囊治疗幽门螺杆菌阳性消化性溃疡40例[J].江苏中医，2000，21（2）：14-15.

1. 临床资料

观察病例 80 例，按 1:1 比例随机分成治疗组和对照组 2 组。所观察病人于治疗前 10 天内经纤维胃镜检查，并做组织切片 W–S 染色和胃黏膜快速尿素酶试验，两项检查结果均为阳性，证实为 HP 感染的消化性溃疡者。治疗组 40 例，男性 27 例，女性 13 例；年龄最小 20 岁，最大 62 岁，平均 40.2 岁；病程最短半年，最长 31 年，平均 7.35 年；胃溃疡 14 例，十二指肠球部溃疡 26 例，平均溃疡面为 0.84 cm^2。对照组 40 例，男性 25 例，女性 15 例；年龄最小 18 岁，最大 60 岁，平均 39.4 岁；病程最短 1 年，最长 29 年，平均 7.12 年；胃溃疡 12 例，十二指肠球部溃疡 28 例，平均溃疡面积为 0.82 cm^2。两组的性别、平均年龄、病程、溃疡种类、溃疡面积相近似，组间差别均无显著性（$P > 0.05$），具有可比性。

2. 治疗方法

治疗组患者用胃疡安胶囊（由广西中医药大学二附院药厂提供，每粒胶囊内含黄芪、象皮、延胡索、蒲黄、白花蛇舌草药末 350 mg）治疗，每次服 3 粒，每日服 3 次。对照组患者用雷尼替丁治疗，每次服 150 mg，每日服 2 次。两组疗程均为 30 天。治疗期间，禁用其他针对本病治疗的药物及禁食刺激性食物，治疗结束后 10 天内行纤维胃镜复查及 HP 两项检查，以判断疗效及 HP 转阴情况。

3. 疗效观察

（1）近期疗效观察。

疗效评定，参照 1993 年卫生部颁发的《中药新药治疗消化性溃疡的临床研究指导原则》的临床疗效及胃镜检查标准进行判断。临床疗效见表 3–17，胃镜检查结果见表 3–18，溃疡变化与 HP 转阴关系见表 3–19。

表 3–17　治疗组与对照组临床疗效比较

组别	总例数	治愈		显效		有效		无效	
		胃	十二指肠	胃	十二指肠	胃	十二指肠	胃	十二指肠
治疗组	40	11	23	1	2	1		1	1
对照组	40	6	18	1	3	2	5	3	2

治疗组与对照组临床疗效比较，总有效率分别为 95.0%、87.5%，二者无显著差异（$P > 0.05$）；治愈率分别为 85.0%、60.0%，二者有显著差

异（$P < 0.05$）。

表 3-18　治疗组与对照组胃镜检查结果比较

组别	总例数	治愈		显效		有效		无效	
		胃	十二指肠	胃	十二指肠	胃	十二指肠	胃	十二指肠
治疗组	40	12	23	1	1		1	1	1
对照组	40	6	17	1	4	1	5	4	2

治疗组与对照组胃镜检查结果比较，总有效率分别为 95.0%、85.0%，二者无显著差异（$P > 0.05$）；治愈率分别为 87.5%、57.5%，二者有显著差异（$P < 0.01$）。

表 3-19　治疗组与对照组溃疡变化与 HP 转阴关系比较

组别	总例数	溃疡愈合并 HP 转阴		溃疡愈合而 HP 未转阴		溃疡未愈合 HP 未转阴	
		胃	十二指肠	胃	十二指肠	胃	十二指肠
治疗组	40	12	23			2	3
对照组	40	5	14	1	3	6	11

治疗组与对照组溃疡愈合同时 HP 转阴者分别为 87.5% 和 47.5%，二者有显著差异（$P < 0.01$）。

（2）远期疗效观察。

将治疗组与对照组胃镜检查判断治愈病人列为观察对象，停药 1 年内进行随访。若病情平稳，无溃疡病临床症状复发者为不复发；若停药 1 年内（包括 1 年）出现胃痛、泛酸、嗳气等症状，则作胃镜复查，发现溃疡病灶者为溃疡病复发，同时再作 HP 检查。

治疗组胃镜检查判定近期治愈 35 例，停药 1 年后，失去联系 2 例，随访 33 例；对照组胃镜检查判定近期治愈 23 例，停药 1 年后，随访 23 例。两组溃疡复发情况见表 3-20。

表 3-20　治疗组与对照组溃疡复发情况比较

组别	治愈后停药时间（月）	治愈随访		溃疡未复发		溃疡复发	
		胃	十二指肠	胃	十二指肠	胃	十二指肠
治疗组	12	11	22	10	20	1	2
对照组	12	6	17	3	5	3	12

治疗组与对照组溃疡复发率分别为 9.1%（3/33）、65.2%（15/23），二

者比较有显著差异（$P < 0.01$）。复发病例，治疗组 3 例中，复查 HP 结果 2 例为阳性，1 例阴性；对照组 15 例中，复查 HP 结果 14 例阳性，1 例阴性。

4. 讨论

HP 的感染与消化性溃疡发生的密切关系已得到普遍的认可，通过根治 HP 促使溃疡愈合并防止复发的尝试，近年越来越受到关注与重视。本文治疗组以胃疡安胶囊治疗 HP 阳性的消化性溃疡并观察其复发情况，与以抑制胃酸为主要作用的雷尼替丁治疗对照。结果胃疡安胶囊治疗组近期治愈率明显高于对照组，停药 1 年的复发率明显低于对照组，显示该中药的优越性。可以认为，其主要原因可能是因为胃疡安胶囊能够杀灭 HP，这与此前报道的该药对消化性溃疡有良好杀灭 HP 的作用相一致[1]。国内曾报道经胃镜确诊的 HP 感染活动性十二指肠溃疡患者，接受 HP 根除疗法（铋剂三联、质子泵抑制剂三联疗法等），溃疡愈合后，停药 2 年 HP 持续阴性的 174 例病人只有 2 例复发，其复发率仅占 1.15%，进一步证实一旦 HP 被真正根除，溃疡便可治愈的观点[2]。本文治疗组随访治愈的 33 例消化性溃疡，复发 3 例，其中复发的 2 例 HP 阳性，1 例 HP 阴性；对照组随访治愈的 23 例，复发 15 例，其中复发的 14 例 HP 阳性，1 例阴性。溃疡复发的原因，可能与 HP 再感染有关。同时表明胃疡安胶囊治愈 HP 阳性的消化性溃疡后，再感染 HP 或 HP 复发的机会很少。但治疗组与对照组各 1 例 HP 阴性而溃疡复发原因不能解释。

治疗组用药，仿治疗外疡名方生肌散（《疡医大全》）之意，将消化性溃疡按慢性疮疡久溃不愈来论治，旨在针对溃疡发生的关键环节：一是解毒消瘀，祛腐生肌，尽快促进溃疡组织新生；二是益气健脾，提高胃黏膜的免疫功能及抗病能力，保护胃黏膜屏障，预防溃疡愈合后再复发。据中药文献记载：象皮，生肌力强，"斧刃刺之，半日即合"[3]，有快速愈疡生肌之奇效；黄芪，具有益气托毒生肌之功效，同时现代药理实验研究证明，黄芪能提高机体免疫功能，促进损伤组织修复。有关药理实验研究还证明，黄芪能提高胃黏膜超氧化物歧化酶的活性，消除氧自由基，消减过量的超氧离子对人体的损伤，从而起到保护胃黏膜的作用[4]。白花蛇舌草配合黄芪解毒祛腐，可能是复方中杀灭 HP 的主要药物；延胡索、蒲黄，活血利气止痛。诸药合用，共奏益气健脾解毒、祛腐消瘀敛疡之功。临床观察表明，以胃疡安胶囊治疗消化性溃疡近期远期疗效均较好，这在很大程度上是缘于按慢性疮疡论治、扶正治本与解毒治标同施的治法选择。其中祛腐解毒之治法，与现代以杀灭根除 HP 感染而达到治愈溃疡的观点，有非常相似之处。由于观察病例数不多，有关检查所限，治疗的确切机理，尚待通过更长时间及更多病例做进一步研究。

参考文献

［1］蒙木荣，蒙定水.祛腐生肌消溃散治疗消化性溃疡64例［J］.辽宁中医杂志，1995；（2）：68.

［2］崔毅，胡品津，曾志荣等.幽门螺杆菌根除后再感染与溃疡复发［J］.中华内科杂志，1998；37（1）：19.

［3］李时珍.本草纲目：校点本下册［M］.北京：人民卫生出版社，1982：2828.

［4］张银娣.黄芪甙抗生物氧化作用的研究［J］.中药药理与临床1991；7（6）：14.

（七）扶脾抑肝法治疗慢性反流性食管炎 32 例 *

反流性食管炎是一种胃食管反流病，它是由于胃、十二指肠内容物，主要是酸性胃液加胆汁反流至食管所引起的食管黏膜的炎症、糜烂、溃疡和纤维化等病变。急性期多见胃胀、烧心、胸痛、反酸、多涎等症；病至慢性期，以胸脘痞闷，反流清涎，嗳气吞酸，胃中嘈杂，口淡食少为特征。中医无食管炎病名，根据病症表现，归属于胃痞、反胃、嘈杂、吞酸范畴。考究本病症发生原因，多缘于饮食不节，嗜好饮酒，恣食辛辣之品，损伤脾胃、食管，中焦郁热，湿浊中阻，胃失和降；病延日久，脾胃虚弱，肝气乘伐，以至脾胃运化升降失司，气机郁滞，肝气挟胃浊上逆，诸症丛生。近 5 年来，我们根据慢性反流性食管炎病机特点，拟用扶脾抑肝治法，以柴芍六君子汤合左金丸为主方，加减治疗本病 32 例，取得较好的疗效，现总结如下。

＊叶庆莲，蒙木荣，臧知明.扶脾抑肝法治疗慢性反流性食管炎32例［J］.中医杂志，2004，45（2）：137.

1. 临床资料

本组 32 例患者均以胸脘痞闷、反流清涎、嗳气吞酸等为主症。全部经过纤维胃镜检查而确诊为反流性食管炎者。其中男性 26 例，女性 6 例；年龄 18～68 岁，平均 38.2 岁；病程 2～26 年，平均 9.8 年；按目前国内食管炎分级标准，Ⅰ级 3 例，Ⅱ级 16 例，Ⅲ级 11 例，Ⅳ级 2 例。

2. 治疗方法

（1）治疗方法。

以柴芍六君子汤合左金丸为主方：柴胡 10 g、白芍 15 g、党参 15 g、茯苓 15 g、白术 10 g、姜半夏 10 g、陈皮 6 g、益智仁 10 g、郁金 10 g、吴茱萸 3 g、川黄连 6 g、甘草 6 g。若痰气郁结胸脘，嗳气吞酸较甚者，加浙贝母、紫苏梗、佛手；若脾胃虚寒，胃中嘈杂，口淡食少，反流清涎甚者，去川黄连，加缩砂仁、干姜、刀豆；若挟瘀，胸脘胀闷刺痛，舌暗者，加蒲黄、五灵脂、三七。每日煎服 1 剂，分 3 次服，4 周为 1 个疗程，一般观察 1～3 个疗程。疗程期间禁用其他治疗本病的药物及禁食刺激性食物。

（2）观察方法。

根据本病所出现的主症，胸脘痞闷、反流清涎、嗳气吞酸、胃中嘈杂、口淡食少，均按轻、中、重的严重程度分别计 1～4 分，症状无或消失计 0 分。治疗前后各进行胃镜检查 1 次，按照国内食管炎炎症程度分级标准判断级别。

3. 治疗结果

（1）疗效标准。

治愈：临床症状全部消失，胃镜复查食管黏膜病变恢复正常。显效：临床症状明显改善，胃镜复查食管黏膜糜烂之炎症病灶减轻 2 级以上。有效：临床症状有所改善，胃镜复查食管黏膜糜烂之炎症病灶减轻 1 级；无效：临床症状及胃镜复查均无改变。

（2）综合疗效。

经该法治疗的 32 例慢性食管炎患者，痊愈 14 例，显效 12 例，有效 4 例，无效 2 例，总有效率为 93.75%。

（3）主症疗效。

治疗前后 32 例慢性食管炎患者主症积分均值分别为胸脘痞闷

2.98±0.48、2.01±0.62；反流清涎 3.24±0.76、1.28±0.24；嗳气吞酸 2.61±0.25、1.43±0.29；胃中嘈杂 2.42±0.46、1.26±0.33；口淡食少 2.68±0.52、1.54±0.38。与治疗前比较主症积分均值有明显下降（$P < 0.01$）。

4. 讨论

慢性反流性食管炎，以胸脘痞闷、反流清涎、嗳气吞酸、胃中嘈杂、口淡食少为主症，其病机为脾虚肝乘，中焦气机郁滞，胃气上逆。本组患者选用柴芍六君子汤合左金丸为主方加减治疗。六君子汤主治脾虚兼痰湿证。左金丸主治肝经火旺，脘痞吞酸，嘈杂嗳气等症。全方之中，党参性平力缓，补脾而不腻，养胃而不燥；脾虚易湿涎内生，以白术健脾除湿；茯苓甘淡渗湿，顺应"脾喜燥恶湿"的生理特性，恢复脾胃运化之职；陈皮能行能降，具有理气运脾之功，姜半夏善化痰涎而降胃气，二陈相合，使脾气流通，胃气和降，与四君相合，使补而不滞，行而不散；入益智仁温脾摄涎，以左金丸清肝泻火，辛开苦降，加以柴胡、白芍、郁金，疏肝柔肝，行气解郁。全方合用，共奏温脾健脾、和胃降逆、疏肝清火、摄涎制酸之功。

三、杂病辨治经验

（一）五味消毒饮加味治疗急性肾盂肾炎 42 例*

近几年来，笔者以五味消毒饮（《医宗金鉴》）加味治疗急性肾盂肾炎 42 例，取得较好效果，现报道如下。

1. 临床资料

本组病例 42 例，其中，住院治疗 30 例，门诊治疗 12 例；男性 12 例，女性 30 例；年龄 20 岁以下 4 例，21～30 岁 21 例，31～40 岁 11 例，

*蒙木荣.五味消毒饮加味治疗急性肾盂肾炎 42 例[J].广西中医药,1998,21（5）:15.

41～50岁6例；病程30天以内者13例，31～60天者18例，61～90天者8例，91～120天者3例；经过抗菌消炎西药或其他中药治疗未效而转本方法治疗者18例，未经任何药物治疗者24例。全部病例均按《最新国内外疾病诊疗标准》[1]诊断。

2. 治疗方法

用五味消毒饮加味：金银花20 g、蒲公英40 g、野菊花15 g、紫花地丁10 g、紫背天葵10 g、柴胡10 g、牛膝15 g、滑石15 g、萹蓄10 g、瞿麦10 g、车前草15 g、甘草6 g。

热甚加青蒿15 g、黄芩10 g；腰痛甚加千斤拔15 g、川续断15 g；血尿加白茅根20 g、大蓟15 g、小蓟15 g。每日1剂，水煎分3次温服。疗程一般为10～14天。治疗期间鼓励病人多饮水，忌食辛辣煎炒燥热之品。

3. 疗效观察

（1）疗效标准（依据《最新国内外疾病诊疗标准》[1]）。

临床治愈：症状体征消失，尿常规检查正常，尿细菌培养3次均阴性。痊愈：临床治愈患者，经半年追查（每月查1次），无复发征象。无效：达不到以上临床治愈、痊愈标准者。

（2）治疗结果。本组42例痊愈34例，临床治愈7例，无效1例，总有效率为97.5%。疗程最长16天，最短8天，平均为11天。

4. 讨论

急性肾盂肾炎属于中医"淋证"范围。《素问·六元正纪大论》中记载"小便黄赤，甚则淋"；《素问·刺热篇》中记载"肾热病者，先腰痛骱酸，苦渴数饮身热"。《内经》所言与本病临床表现基本相合。淋证的发生，主要由于外阴不洁，邪毒入侵，或过食肥甘厚味、燥热之品，湿热内生，蕴结下焦，影响膀胱气化，甚则湿热伤络肉腐，酿成痈脓。现代病理检查所见，肾盂肾炎急性期肾盂肾盏黏膜充血、肿胀，表面有脓性分泌物，黏膜下有白细胞浸润，小脓肿形成[2]。可见中医淋证的病理变化与外科痈疮的形成颇有相似之处。因此，治疗上除按淋证利湿通淋之外，尤须注重清热解毒之治法，以清除滋生湿热之巢穴。五味消毒饮为《医宗金鉴》治痈疮之名方，方中金银花、紫花地丁、蒲公英、紫背天葵、野菊花均为清热解毒消痈之要药，其中蒲公英为"治痈通淋之妙品"（《本草备要》），宜当重用。另外，柴胡和解退热；滑石、萹蓄、瞿麦、车前草清热利湿通淋。全方以清热解毒消痈为首务，兼顾利湿通淋，旨在热毒除则湿热清、淋证解。现代药理研究证明，清热解毒药物，特别是金银花、蒲公英，其作用是多方面的，不仅具有抗病原微生物的作用，而且具有消炎和增强机体防御的能力，可促进病变好转和痊愈[3]。笔者认为，根据微观发现急性肾盂肾炎有化脓性的病理变化，而采用相应的治痈疮之清热解毒为主要治法，清热解毒与利湿通淋并举，这无疑比传统的治淋之法更切中病机。选方用药以治痈疮名方五味消毒饮为主方，治法方药相宜，使药物有效地杀灭尿路中的主要致病菌，促进炎症组织的清除与新生，因此取得较好效果。

参考文献

[1] 陈贵廷，薛赛琴．最新国内外疾病诊疗标准 [M]．北京：学苑出版社，1992：487.

[2] 凌锡森，王行宽．中西医结合临床医学专业系列教材内科学 [M]．长沙：湖南科技出版社，1996：216.

[3] 贺兴东，钟赣生．临床中药手册 [M]．北京：人民卫生出版社，1996：52-55.

（二）滋阴补肾壮阳法治疗精液异常不育症30例 *

精液异常指精液量少或精液不液化、精子量不足或无精子、精子活动率低或活动力弱、精子畸形或死精过多。这是成年男性婚后不育的主要原因。其病之本在于肾阳不振，精亏乏。近几年来，笔者以滋阴补肾壮阳法为主，治疗本病症30例，取得较好效果，总结如下。

1. 一般资料

30例患者中，年龄最大38岁，最小25岁；病程最长者8年，最短者2年。临床表现不同程度的头晕耳鸣，腰膝痠软，口干，舌红少津等阴虚症者6例。早泄或阳痿者8例，忧郁，情怀不畅，胸胁不适等肝郁气滞者4例，口臭或口苦，尿黄，舌红、苔黄腻等湿热症者3例。精液常规检查：

* 蒙木荣．滋阴补肾壮阳法治疗精液异常不育症30例 [J]．新中医，1995，27（1）：39-40.

精液量少于 2 mL 者 18 例，正常量者 12 例；无精子者 2 例，精子数目小于 1×10^9 个 /L 者 16 例，$1 \sim 3 \times 10^9$ 个 /L 者 8 例，$3.1 \sim 5 \times 10^9$ 个 /L 者 4 例；精子活动率低于 0.2 者 14 例，$0.21 \sim 0.4$ 者 9 例，$0.41 \sim 0.6$ 者 7 例；精子活动力不良者 22 例，活动力一般者 8 例；精液半小时不液化者 3 例。

2. 治疗方法

（1）基本方：枸杞子、菟丝子、复盆子、山萸肉、龟板胶（烊化）、女贞子、鹿角胶（烊化）各 10 g，狗鞭 1 条（新鲜者尤佳），胎盘粉 6 g（冲服）。

（2）加减法：阴虚火旺者加知母、黄柏、生地；早泄或阳萎者加淫羊藿、阳起石、桑螵蛸；湿热偏盛者加车前子、蒲公英、苍术；肝郁气滞者加柴胡、郁金、白芍。

（3）用法及注意事项：每天煎服 1 剂，20 天为 1 个疗程，1 个疗程结束后化验精液 1 次。治疗期间，节制房事，避免过劳，忌饮烈酒。

3. 治疗结果

（1）疗效标准。痊愈：临床症状消失，女方怀孕，或精液量达到 2 mL 以上，半小时内液化完全，精子数目超过 6×10^9 个 /L，精子活动率达到 0.75，活动力良好。好转：临床症状改善，精液检查在原来基础上有所进步，但未达到正常水平。无效：临床症状无变化，或稍有改善，但精液常规检验无进步。

（2）治疗结果。30 例中，痊愈者 24 例，其中 1 个疗程痊愈者 14 例，2 个疗程痊愈者 10 例；其妻已生育或怀孕者 19 例。好转 3 例，其中 2 例原来精子数低于 0.5×10^9 个 /L；1 例年龄 38 岁，精子数为 3×10^9 个 /L，且精液不液化者。无效 3 例，其中 2 例原来无精子，1 例精液量少于 1.5 mL 且不液化，精子数不足 0.5×10^9 个 /L。

4. 典型病例

病例 1：陈某，30 岁，农民，1990 年 2 月就诊。结婚 6 年未育，其妻妇科检查正常。平素嗜好烟酒，除时觉口干口苦、尿黄灼热外，余无不适。舌红，苔黄腻，脉弦滑。多次精液检查：精液量正常，精子数 0.2×10^9 个 /L $\sim 0.3 \times 10^9$ 个 /L，精子活动率为 $0.5 \sim 0.1$，活动力不良。辨证分析：病者虽形似无恙，未见肾亏外症，然其精液检查呈衰减性变化，此属肾精不足之隐匿症，病本为肾虚，兼夹湿热。处方：枸杞子、菟丝子、复盆子、山萸肉、女贞子、苍术、龟板胶（烊化）、鹿角胶（烊化）、蒲公英各 10 g，新鲜狗鞭（先炖）1 条，车前子 15 g，黄柏 8 g，胎盘粉（冲）、甘草各 6 g。每日煎服 1 剂。嘱服药期间节制房事，避免过劳，忌饮烈酒。服药 20 剂后，精液检查：精子数已达到 8×10^9 个 /L，精子活动率为 0.75，活动力良好。湿热诸症亦随之消失。3 个月后其妻怀孕，次年足月顺产 1 女婴。

病例 2：马某某，32 岁，1991 年 11 月 15 日初诊。结婚 8 年未育，多方求医无效。精液常规检查：精液量 2 mL，精子数 0.5×10^9 个 /L，活动率 0.2，活动力不良。症见口干，时觉耳鸣，同房时常早泄，舌红，苔少，脉细数。证属肾阴亏虚。治宜滋肾养阴，固肾生精。用基本方加生地 15 g，知母、桑螵蛸各 10 g，黄柏 6 g。每日 1 剂，水煎分 3 次服。嘱注意节制房事，忌饮烈酒。服药 20 剂后，精液检查：精子数 5×10^9 个 /L，精子活动率为 0.6，活动力一般。口干、耳鸣、早泄明显好转，舌淡红、苔薄白，脉细略数。守上方加芡实 10 g，续服 20 剂。精液复查：精子数 8×10^9 个 /L，精子活动率为 0.8，活动力良好。诸症消失，舌脉正常。后其妻怀孕，次年 12 月足月顺产 1 男婴。

5. 体会

《素问·上古天真论》云："丈夫二八，肾气盛，天癸至，精气溢泻，阴阳和，故能有子。"肾的精气充盛及阴阳调和与否，直接影响着正常生育。临床所见，肾精亏虚，多为先天禀赋不足，或后天调节供养缺乏，或房事不节，阴阳失调，精血受损所致。因此，滋阴补肾、壮阳生精当为治疗男性不育的关键。尤其值得注意的是，某些成年男性婚后不育患者，形体壮盛，貌似无恙，未见肾气虚惫，阴阳亏损之症显现，然其精液常规检查，每见精液量少，精子数目不足，精子活动率低，活动力弱等异常变化。笔者认为，此类不育症宏观脉候与微观检验不符，这与其他局灶性的病症一样，症候不一定"病诸内而形诸外"，而是隐伏不现或迟现，当按"舍脉从症、舍症从脉"之理而舍症从验。根据检验精液呈现衰减性的异常变化，肾精亏虚当为不育诸多原因之主因。本病症拟用滋阴补肾壮阳法，正是基于"阴中求阳，阳中求阴"的补肾生精要旨，以解决主因而设。

方中狗鞭、胎盘粉、鹿角胶等血肉有情之品，配以菟丝子、山萸肉益肾补精壮阳，《本草纲目》谓"牡狗阴茎主治阳痿不起……令生子"，"鹿角益肾补虚，强精活血"，此二味生精之力尤宏；枸杞子、龟板胶、女贞子滋阴补肾益精；复盆子与山萸肉合用，固肾涩精，意在聚精蓄精，以防泄漏，《本草图解》中记载"复盆子起阳治痿，固精摄溺，强肾无燥热之偏，固精无凝涩之害"，认为此药虽平淡而功著。在主方治疗的基础上，根据阴阳偏虚的轻重，有无肝郁气滞、湿热兼夹等伴随症，选用相应药物兼顾治疗，旨在消除妨碍补肾生精的不利因素，从而提高疗效。经临床初步验证，以滋阴补肾壮阳法为主，拟以本方治疗本病症，既可解除肾虚之临床症状，又可提高精液精子的质量。但本组治疗无效的3例患者，其中2例原来均无精子者，提示本法对无精子病者疗效较差。如何加深对无精子症的病机辨析，提高其疗效，尚待今后进一步研究。

（三）四风三藤汤加味治疗类风湿性关节炎临床观察*

类风湿性关节炎（简称RA）是一种主要以关节滑膜炎变为特征的慢性对称性多关节病变的自身免疫性疾病。其病情顽固，反复疼痛，关节软骨及骨组织常被侵蚀而致关节强直、僵硬、畸形、功能障碍，甚至残废。目前国内外尚无理想的治疗方法。1998年2月至2002年6月，笔者以自拟四风三藤汤加味为基本方，辨证加减治疗RA46例，取得较好疗效，结果报道如下。

1. 临床资料

（1）一般资料：所观察69例患者随机分为观察组（四风三藤汤加味组）和对照组（雷公藤多甙片组）。观察组46例，其中，男性17例，女性29例；年龄26～63岁，平均为（40.25±9.42）岁；病程1.5～14年，平均为（4.63±3.26）年；早期8例，中期31例，晚期7例。对照组23例，其中，男性8例，女性15例；年龄34～60岁，平均为（41.39±10.31）岁；病程（0.5～10.5）年，平均为（4.12±3.47）年；早期5例，中期14例，晚期4例。两组性别、年龄、病程、分期等比较，无统计学意义（$P > 0.05$），

*蒙木荣，叶庆莲.四风三藤汤加味治疗类风湿性关节炎临床观察［J］.广西中医药，2002，25（5）：6-8.

具有可比性。

（2）诊断标准：参照中国中西医结合风湿病专业委员会及美国风湿病学会（ARA）标准[1]拟定。

（3）观察指标：关节疼痛、肿胀、触痛、晨僵、血沉（ESR）、类风湿因子（RF）、免疫球蛋白（Ig），关节 X 线摄片、肝肾功能。主要症状、体征记分按中国中西医结合风湿病专业委员会制定的指数计分标准，根据症状轻重程度计 0、2、4、6 分。

2. 治疗方法

观察组以四风三藤汤加味为基本方：走马风 15 g、肿节风 15 g、过山风 15 g、钻地风 10 g、络石藤 15 g、宽筋藤 15 g、鸡血藤 15 g、黄芪 15 g、全蝎 3 g、五加皮 15 g、豨莶草 15 g。若寒重者，加了刁竹、桂枝、川乌；热重者加石膏、忍冬藤；瘀阻重者加蜈蚣、地鳖虫；肝肾亏虚重者加山茱萸、菟丝子。每日 1 剂，水煎分 3 次服，并用内服药渣加酒适量炒热，用纱布包裹烫洗患处关节，每日 1 次。对照组服用雷公藤多甙片，每次 20 mg，每日 3 次，饭后服。两组疗程均为 60 天。

3. 治疗结果

（1）疗效判定标准：根据《中医病证诊断疗效标准》[2]分为临床控制、显效、有效、无效 4 级。临床控制：症状、体征全部消失，实验指标基本正常。显效：症状、体征大部分消失或减轻，实验指标明显好转。有效：症状、体征减轻，实验指标改善。无效：症状、体征均无明显改善，实验指标无变化。

（2）两组疗效比较见表 3-21。

表 3-21　两组疗效比较

组别	数量（例）	临床控制（例）	显效（例）	有效（例）	无效（例）	总有效率（%）
观察组	46	4	20	18	4	91.30
对照组	23	2	7	10	6	73.91

两组疗效比较，经 Ridit 分析，无显著差异（$P > 0.05$）。

（3）两组治疗前后主要症状、体征积分变化比较见表 3-22。

表 3-22　两组主要症状、体征积分变化比较

组别	数量（例）	对比	关节晨僵（分，$\bar{x} \pm s$）	关节疼痛（分，$\bar{x} \pm s$）	关节肿胀（分，$\bar{x} \pm s$）	关节触痛（分，$\bar{x} \pm s$）
观察组	46	疗前	1.39 ± 0.74	4.15 ± 1.17	3.09 ± 0.98	2.96 ± 0.84
		疗后	0.80 ± 0.75[2]	1.89 ± 0.92[2]	1.24 ± 0.79[2]	1.44 ± 0.91[2]
		差值	0.58 ± 1.00[3]	2.26 ± 1.24[3]	1.85 ± 0.70[4]	1.52 ± 0.66[4]
对照组	23	疗前	1.52 ± 0.85	4.13 ± 1.10	3.04 ± 1.02	3.00 ± 1.17
		疗后	1.30 ± 0.93	2.65 ± 1.07[1]	1.96 ± 0.71[2]	2.04 ± 0.98[1]
		差值	0.22 ± 0.42	1.48 ± 0.59	1.09 ± 0.73	0.96 ± 0.56

注：与本组治疗前比较，[1] $P < 0.05$，[2] $P < 0.01$；与对照组差值比较，[3] $P < 0.05$，[4] $P < 0.01$。

两组患者关节疼痛、关节肿胀、关节触痛积分治疗前后比较，均有显著性差异（$P < 0.05$，或 $P < 0.01$）；关节晨僵积分，对照组治疗前后比较，无显著差异（$P > 0.05$），而观察组治疗前后比较，有非常显著性差异（$P < 0.01$）。两组间前后差值比较，亦有显著性差异（$P < 0.05$ 或 $P < 0.01$）。

（4）两组治疗前后实验室检查结果比较见表3-23。

表 3-23　两组治疗前后实验室检查结果比较

组别	数量（例）		ESR（mm/h）（$\bar{x} \pm s$）	RF（mg/L）（$\bar{x} \pm s$）	Ig（g/L）		
					IgG（$\bar{x} \pm s$）	IgA（$\bar{x} \pm s$）	IgM（$\bar{x} \pm s$）
观察组	46	疗前	42.57 ± 6.33	54.11 ± 4.59	17.63 ± 1.70	4.77 ± 0.73	2.15 ± 0.44
		疗后	26.13 ± 3.70[2]	44.85 ± 3.84[2]	12.87 ± 1.48[2]	2.85 ± 0.31	1.60 ± 0.25[1]
		差值	16.43 ± 4.21[4]	9.26 ± 3.11	4.76 ± 1.23[3]	1.92 ± 0.77[4]	0.54 ± 0.32[3]
对照组	23	疗前	43.26 ± 7.17	52.91 ± 4.92	16.91 ± 2.23	3.64 ± 0.67	1.96 ± 0.26
		疗后	33.17 ± 5.74[2]	43.48 ± 3.78[2]	14.65 ± 1.87[1]	2.69 ± 0.42[1]	1.59 ± 0.22[1]
		差值	10.00 ± 4.02	9.43 ± 6.75	2.26 ± 2.22	0.95 ± 0.54	0.38 ± 0.12

注：与本组治疗前比较，[1] $P < 0.05$，[2] $P < 0.01$；与对照组差值比较，[3] $P < 0.05$，[4] $P < 0.01$。

两组患者治疗前后，实验指标变化比较均有显著差异（$P < 0.05$ 或 $P < 0.01$），治疗组降低 ESR、IgG、IgA、IgM 指标的差值与对照组比较亦有显著差异（$P < 0.05$ 或 $P < 0.01$）。

4. 讨论

类风湿性关节炎属于中医学"尪痹""痹证"范围。其发病多因人体正气不足，风、寒、湿、热之邪侵袭，注于经络，留于关节，气血痹阻，津凝为痰，痰瘀互结，深入骨骱，阻滞经脉，筋骨失于濡养，而致关节肿痛僵直变形，屈伸不利。现代多数学者认为RA与免疫功能失调有关。据此，我们自拟四风三藤汤加味为主方辨证加减治疗RA，其中肿节风、走马风、过山风、钻地风均为广西常用草药。方中以肿节风、豨莶草性寒凉祛风除湿，活血化瘀，消肿止痛。《本草经疏》谓豨莶草为"祛风除湿，兼活血之要药"，对细胞免疫及非特异性免疫均有抑制作用[2]。肿节风除具有"去风活血，消肿止痛"（《浙南本草新编》）之效外，尚有一定的免疫保护效应[3]。黄芪、五加皮性温，益气和营，强壮筋骨，以扶助正气。《本草汇言》曰："贼风之疴，偏中血脉，而手足不随者，黄芪可以荣筋骨。"黄芪能增强网状内皮系统吞噬功能，促进抗体形成，提高E-玫瑰花环率，促进T细胞的分化和成熟，增强NK细胞的细胞毒活性，诱生干扰素[3]。全蝎性平味辛咸，能"穿筋透骨，逐湿除风"（《玉揪药解》）；走马风、过山风、钻地风，性平或微温，善祛风除湿，通络止痛；络石藤性凉，宽筋藤性平，鸡血藤性温，均能舒筋活络，行血消肿。诸药合用，通补相成，温凉相制，药性平和，共奏祛风除湿、舒筋活络、行血化瘀、消肿止痛之功，并寓益气和营，养筋壮骨于祛邪之中，壮其根本而助祛邪之力。临床实践证明：运用本方辨证加减内服外烫治疗RA，综合疗效与雷公藤多贰片相仿，部分症候改善及部分实验室检查指标的改善较对照组为优，且胃肠道反应及毒副作用较对照组低。提示以扶助正气，旨在调节免疫功能为本；以祛风除湿，行血化瘀，舒筋活络，消肿止痛为标，标本并治，内服外烫，综合治疗RA，具有进一步研究及临床应用价值。

参考文献

[1] 王兆铭，郭小庄，张凤仙.中西医结合治疗风湿病学［M］.天津：天津科学技术出版社，1989：92.

[2] 国家中医药管理局.中医病证诊断疗效标准［M］.南京：南京大学出版社，1994：29.

[3] 雷载权，张廷模.中华临床中药学：上卷［M］.北京：人民卫生出版社，1998：758.

第四章

医论、医话及读书心悟

一、医论

（一）中医药治疗肾病蛋白尿的思路与方法 *

肾病蛋白尿既是肾脏疾病较常见的病理变化漏出物，也是一组肾脏发病过程中的微观症候。其病因复杂，伴随出现的症候变化多端，病情顽固，辨治颇为棘手。中医文献虽无蛋白尿的记载，但根据其伴随相关症候表现，可归属水肿、腰痛、虚劳范畴。作为一组微观症候及病理变化的综合体，它反映出肾病发生、发展、预后及转归动态变化的全过程，从宏观角度观察，它是不可见的；而伴随出现相关症候，在某一特定时期或阶段，可以是典型的，但在不少情况下，症候表现却是不典型的，甚至无证可辨。如此，中医辨证如何应对才能辨中肯綮及提高疗效？笔者经过多年临床研究探索，以辨证求因与辨病识病、宏观分析与微观分析、审察总体病机与症候病机变化、审因论治与辨证组方为切入点，遵循《内经》"谨守病机，各司其属，有者求之，无者求之"之旨，综合分析，对症遣方选药治疗，诚可提高质量及效果。

1. 辨证求因与辨病识病

肾病蛋白尿及其伴随出现的症状，反映了疾病过程中各阶段主要矛盾的轨迹，也就是证的依据，而辨证求因是辨证诸多内容的主要部分，是辨证施治的一个不可或缺的先决条件；辨病则是对以蛋白尿为主要特征的肾病发生、发展、转归全过程基本矛盾的概括。辨证与辨病相结合，则更能全面、深入地辨识疾病的本质。在一般情况下，可通过临床症候综合分析推求出发病原因，即辨证求因，但当某些症候隐匿不现时，发病之因就难以寻求。倘若与辨病相互借鉴，尤其是与西医辨病相互借鉴就更有意义。毋庸讳言，中医病名大多是以主症命名，包括引起肾病蛋白尿在内的相关的水肿、腰痛、虚劳等病名，有时很难科学、准确地概括出其主要病因。若借鉴西医之病的诊断，有些肾病出现的蛋白尿之因，可供中医辨证参考，开发辨证新思路。如高血压性肾病多因肝阳上亢，下汲肾水，肾虚失摄；

* 蒙木荣.中医药治疗肾病蛋白尿的思路与方法［J］.中医杂志，2004，45（8）：623-625.

红斑狼疮性肾炎多因热毒之邪入侵，内及于肾，耗损肾气肾阴，肾虚失摄；急性肾小球肾炎多因外感风热，疮疖邪毒入侵，内归于肺，肺失宣肃通调，不能助肾以行水，水邪浸渍，损于肾而失固摄；过敏性紫癜的肾损害是一种系统性免疫复合物疾病，多因正气不足，卫外功能低下，感受外邪或误食鱼虾等发物，邪毒直中少阴，损伤肾脏而失固摄所致；类风湿性关节炎的肾损害是一种自身免疫性疾病继发的肾损害，亦因卫外不固，风寒湿热之邪入侵，痹阻经脉关节，内归于肾，肾损而失摄所致；肾盂肾炎是肾脏因细菌感染所致的炎症，多因秽浊之邪上犯尿道，或湿热之邪下注膀胱，内损于肾而失固摄之职。如此种种，在中医辨证求因遇到困难时，借鉴已确诊的西医各种肾病病因为据，对于开发肾病蛋白尿之因的求证不失为良策。

2. 宏观分析与微观分析

肾病蛋白尿是一组微观检查的结果，中医辨证分析主要从宏观角度着眼于肾病蛋白尿伴随出现的症候群，着眼于系统整体的状态和功能，而不拘泥于局部，追求系统整体的最佳效果。但仅凭宏观分析也存在一定的缺陷，即难以观察到疾病形成、发展及转归的细节，难以量化病情轻重指标，难以准确地分析病理变化的局部症结。而微观分析则注重局部病变却忽略整体，二者各有长短，如将宏观分析与微观分析有机地结合起来，既重视疾病变化的整体，也注意到病变的局部，无疑对于全面准确诊察疾病，当属理想抉择。从症候表现而言，急性肾炎全身性水肿，并伴随上呼吸道感染，或局部肌肤疮疖者，此属阳水，一般尿蛋白量较少，最多至中等量，24 h 尿蛋白定量约在 $1 \sim 3$ g，并见尿蛋白管型，或见血尿；慢性肾炎、肾病综合征等肾病，当水肿明显，腰以下为甚，按之凹陷难复，甚至出现腹水、胸水时，此属阴水，一般尿蛋白量较多，24 h 尿蛋白量多在 3.5 g 以上[1]，极少见尿蛋白管型及血尿；各种继发性导致肾小动脉硬化的肾病，如高血压肾病、糖尿病肾病等，轻度水肿，常伴头晕耳鸣，乏力、腰膝酸软，性功能明显减退等肾气、肾精亏损之证，但尿蛋白定量则较少，这可能与继发性肾病主要病理变化标志不是尿蛋白量多少有关；一般来说，各种原发性肾病尿蛋白含量的多少与病情的轻重程度形成正相关，即病情较轻者尿蛋白量较少，病情较重者尿蛋白量较多；但晚期各种肾病肾功能衰竭，出现虚劳、关格、尿毒时，可见多尿或少尿，或肿或不肿，纳呆食滞，恶心呕吐，泄泻，倦怠乏力，头晕头痛，心悸，嗜睡，面色萎黄或暗滞等症，病情虽然严重而复杂，尿蛋白量反而较少，这种反常现象似属"至虚有盛候"的危候。

3. 审察总体病机与症候病机变化

肾病蛋白尿是由于肾小球滤膜损伤，通透性增加，致使小分子量血浆蛋白渗出所致。从中医总体病机分析，主要是肾虚失摄，阴精亏损，以致水湿、邪毒、瘀血内聚。然而，各种肾病由于病因不同，患者体质强弱各异，肾虚所渗出的尿蛋白量不一，症候病机变化、邪正虚实表现有别。因此，在把握好总体病机的基础上，尚须审察疾病过程中邪正虚实的轻重，病邪湿、毒、瘀的主次。如若水湿的轻重与尿蛋白流失量多少有关者，主要责之于肾而涉及脾，因肾虚蒸化开合功能失用，不能固精以主水；肾虚脾失温煦，运化转输功能失职，不能敛精以制水；如若水湿内停浮肿加重，尿蛋白增加，而与外感有关者，主要责之于风邪热毒犯肺，因肺为水之上源，肺为邪毒所犯则无以通调水道，肾不能主水而固摄失用；如若肢麻，唇舌皮肤晦暗，浮肿，血脂明显升高，尿蛋白量增加并见，主要责之于血瘀、湿瘀互结，肾经被阻，阴精不循常道而外溢，水邪泛滥。凡此几种肾病症候病机变化比较常见，须注意其互相之间的影响关系，注意其与总体病机的密切联属关系。可以说，正确掌握肾病总体病机，就掌握了肾病发生、发展、变化、转归及预后的全局，为拟订治疗原则提供依据；审清肾病过程中症候病机变化，就掌握了阶段病变矛盾的主要症结，可为治疗方法提供佐证。

4. 审因论治与辨证组方

各种肾病均可致蛋白尿。中医理论认为，蛋白尿的漏泄是阴精亏损，而阴精的封藏、固摄与化生，主要为肾脾所主，肾脾亏虚为病之本。疾病过程中所产生的水湿、邪毒、瘀血等为病之标。病理性质为本虚标实，虚实夹杂。故临床上多以益肾固精填精、健脾敛精生精治本，以利水、祛毒、化瘀治标为基本治疗法则。

（1）益肾固精填精法：患者常见腰膝酸软，头晕耳鸣，两腿沉重乏力，按之凹陷难复。可用六味地黄丸加味。此方纯阴重味，补中有泻，对于肾虚阴精亏损，微有水肿者尤宜。若水肿全消，可选用左归饮纯壮水之剂，重补元阴。在此基础上，尚可选加冬虫夏草、鹿茸、女贞子、紫河车、肉苁蓉、龟甲胶等补肾填精、滋阴壮阳之品，以增效力。此即"善补阴者必于阳中求阴，则阴得阳升而源泉不竭"[2]。另外，宜酌加莲须、五味子、复盆子、金樱子、桑螵蛸等固涩摄精之品，以制约阴精的漏泄。

（2）健脾敛精生精法：患者症见面色㿠白，倦怠乏力，纳呆腹胀，泄泻，下肢微肿，按之凹陷难复。属脾虚失敛，精微下泄，运化失健，水湿内聚之证。可用参苓白术散加黄芪治疗，以补其虚，除其湿，行其滞，调其气，振奋脾胃，促其化生精微气血。若水肿全消，可选用补中益气汤加减，调补脾胃，升阳益气举陷，逆转脾精下泄。另外，均宜于两方中酌加芡实、复盆子、肉豆蔻、莲须等益脾收涩敛精之品。在健脾敛精生精治法中，尤须注意黄芪的选用。因黄芪具有补气、摄精、托毒、和营、利水的功效，药效全面，针对性强，大剂量功效则更显著。现代药理研究证明，黄芪有利尿作用，而且持续时间长；对实验性肾炎，能降低尿蛋白的排泄，这与黄芪的摄精作用相吻合；黄芪还可扩张血管，改善血流量，降低尿素氮，提高血浆蛋白，调节免疫平衡，减轻免疫复合物对肾小球基底膜的损害[3]。

（3）利水消肿法：水肿是各种肾病最常见的症候，尤其是全身性水肿，严重者甚至引起腹水、胸水。临床所见，多与肾脾亏虚，风邪、疮疖湿毒内侵有关，利水消肿宜分别据不同病因而设。

①温肾助阳利水法：患者全身浮肿，甚则腹水、胸水，腰以下肿甚，按之深陷难复，小便短少，腰膝痠软，面色㿠白，形寒肢冷，气短乏力。属阴精亏损，阴损及阳，肾阳亏虚，阴水泛滥之证。此证多见于尿蛋白漏泄较多者。治宜在益肾固精的基础上，可合用真武汤酌加肉桂、车前子、猫须草、猪苓等温肾利水之品。

②益气健脾利水法：患者水肿，腰以下为甚，按之凹陷不易恢复，脘腹胀闷，纳减便溏，面色萎黄，神倦肢冷，小便短少。属脾虚失摄，不能助肾以制水，阴精亏损，阴水泛滥之证。此证亦多见于尿蛋白漏泄较多者。治宜在健脾敛精的基础上，合用实脾饮加减。方中干姜、熟附子、草果温中散寒，扶阳益阴，振奋脾阳；白术、大枣实脾补虚，土实则水治；茯苓、

木瓜利水祛湿；木香、大腹皮、厚朴理气，气行则水行。组方看似平淡，不以见肿利水为方略，而是根据"脾喜燥恶湿"的特性，采用健脾燥湿醒脾之法以助水行，达到利水消肿的目的。

③疏风清热解毒利水法：患者发热恶风，咽喉肿痛，咳喘，或疮疖红斑湿毒浸淫，随之小便短少，水肿迅速加甚，遍及全身。属风邪、湿毒内侵，阻遏肺气，内传于肾，水邪泛滥之证。治宜祛风清热解毒、宣肺利水消肿，可选用越婢汤加味治疗。风邪偏重者，宜加防风、荆芥、羌活等祛风药，取"风能胜湿"之意，并与葶苈子、猫须草合用，其利水消肿之功更宏。如热毒偏盛，热与湿结，往往使病情复杂而加重，如薛生白所言"热得湿而愈炽，湿得热而愈横"。此时，宜加金银花、重楼、白花蛇舌草、蒲公英等清热解毒之品，并与蝼蛄、白茅根、葶苈子合用，既能利水，又能引热下行，使邪有出路。

④活血祛瘀法：各种肾病中晚期，尤其是肾病综合征、糖尿病肾病等，在尿蛋白消耗、水肿的同时，往往存在继发性脂质代谢紊乱，血脂明显增高，致使肾小球毛细血管凝血和血栓形成[4]，肾脏血供严重障碍，加重肾脏本身病变。患者出现腰酸腿痛，肢体麻木，小便不畅，舌质紫暗，脉沉涩等症候。此属水瘀互结之证。缘于水肿日久，阴精耗损，阴损及阳，肾阳衰弱，鼓动无力，血行受阻，血为之瘀结；反之瘀阻血脉，"血不利则为水"，加重水肿。治疗宜在补益肾脾敛精利湿的基础上，酌加蜈蚣、蝼蛄、地龙、益母草、红花、丹参、路路通等活血化瘀之品，使血瘀通利，水行通畅，利于肾功能恢复。

肾病蛋白尿的辨证是一个比较复杂的问题，尤其是症状不典型者更为复杂而困难，因此，借鉴肾病蛋白尿的客观指标及变化规律，结合中医辨证分析，以探求宏观与微观辨证的切合点，拓宽求因的线索与视野，为病因不明，无证可辨之证开发新的辨证思路；审察总体病机与症候病机变化关系，为拟订治疗原则与治疗方法，提供可靠的依据。诚然，通过不同角度的综合分析，在很大程度上丰富了中医的辨证内涵，深化了中医对肾病蛋白尿，肾病水肿辨证理论的认识。

参考文献

［1］叶任高.中西医结合肾脏病学［M］.北京：人民卫生出版社，2003：105.

［2］张介宾.景岳全书：下册［M］.上海：上海科学技术出版社，1986：974.

［3］李仪奎，刘青云，沈映君，等.中药药理学［M］.北京：中国中医药出版社，1997：95-96.

［4］陈灏珠.实用内科学［M］.11版.北京：人民卫生出版社，2001：2035.

（二）对中医药治疗肾病综合征几个临床顽症的思辨 *

肾病综合征临床比较常见，在其发病过程中出现的大量蛋白尿、低蛋白血症、全身严重水肿、高脂血症等，治疗颇为棘手，尤其是前二者更难逆转，并反复发作，多致肾功能衰竭而告终。该病属于中医水肿范畴，其病机为本虚标实、虚实错杂。本虚即脾肾亏虚，阴精耗损；标实即水湿、风邪、痰浊、热毒、血瘀。遵循辨病与辨证相结合的原则，通过辨病着重掌握疾病发生发展全过程的基本矛盾，辨证则重点辨清病情发展阶段变化的主要症结，以期洞察病变实质，利于指导治疗，达到提高疗效的目的。

1. 蛋白尿及低蛋白血症之辨治

肾病综合征发病时，由于肾小球滤膜损伤，通透性增加，致使蛋白质渗出而出现蛋白尿。大量尿蛋白的流失，血中蛋白质必然减少而成低蛋白血症。中医理论认为，蛋白尿的漏泄，是阴精亏损，而阴精的封藏、固摄与化生，主要为脾肾所主，故治疗以益肾固精填精、健脾敛精生精为基本法则。

（1）益肾固精填精法。患者常见腰膝痠软，头晕耳鸣，两腿沉重乏力，按之凹陷难复。可用六味地黄丸加味。此方纯阴重味，补中有泻，对于肾虚阴精亏损，微有水肿者尤宜。若水肿全消，可选用左归饮纯甘壮水之剂，重补元阴。在此基础上，尚可选加冬虫夏草、鹿茸、菟丝子、女贞子、紫河车、肉苁蓉、龟板胶等补肾填精、滋阴壮阳之品，以增效力。此即"善补阴者必于阳中求阴，则阴得阳升而源泉不竭"。另外，宜酌加莲须、五味子、复盆子、金樱子、桑螵蛸等固涩摄精之品，以制约阴精的漏泄。

---

*蒙木荣.中医药治疗肾病综合征几个临床顽症的思辨［J］.广西中医药，2002，25（3）：1-2.

（2）健脾敛精生精法。患者症见面色㿠白，倦怠乏力，纳呆腹胀，泄泻，下肢微肿，按之凹陷难复。属脾虚失敛，精微下泄，运化失健，水湿内聚之证。可用参苓白术散加黄芪治疗，以此补其虚、除其湿、行其滞、调其气、振奋脾胃，促其化生精微气血。如若水肿全消，可选用补中益气汤加减，调补脾胃，升阳益气举陷，逆转脾精下泄。另外，均宜于两方中酌加芡实、复盆子、肉豆蔻、莲须等益脾收涩敛精之品。在健脾敛精生精治法中，尤须注意黄芪的选用。因黄芪具有补气、摄精、托毒、和营、利水的功效，药效全面，针对性强，大剂量功效则更显著。现代药理研究证明：黄芪有利尿作用，而且持续时间长；对实验性肾炎，能降低蛋白尿的排泄，这与黄芪的摄精作用相吻合；黄芪还可扩张血管，改善肾血流量，降低尿素氮，提高血浆蛋白，调整免疫平衡，减轻免疫复合物对肾小管基底膜的损害。

2. 全身水肿之辨治

肾病综合征出现全身性水肿，甚至引起腹水、胸水，严重程度位居各种肾病水肿之首。其水肿的机理比较复杂，但有一点是比较肯定的，也是比较主要的，即尿中蛋白的大量流失，致使血浆蛋白明显减少，血浆胶体渗透压降低，液体从血管内向外渗出所致。中医理论认为，阴水一证，主要责之于脾肾亏虚，脾虚运化转输失职，不能敛精以制水；肾虚蒸化开合功能失用，不能固精以主水，水邪泛滥而成水肿。故治疗以补益脾肾摄纳精微为本，这也正是与其他不是主要因大量精微流失引起的肾病水肿治疗不同之处。然该病水肿的形成，尚兼夹各种标实证，如因风邪外袭，肺失通调，水之上源不通而诱发者；因湿毒内盛，三焦水道闭塞而水肿加重者；等等。临证时，在把握好补益脾肾、摄纳精微的基础上，宜详审病因，标本兼顾，分别论治。

（1）温肾助阳利水法。患者全身浮肿，甚则腹水、胸水，腰以下肿甚，按之深陷难复，小便短少，腰膝痠软，面色㿠白，形寒肢冷，气短乏力。属肾阳亏虚、阴水泛滥之证。在益肾固精的基础上，可选用真武汤加肉桂、车前子、猫须草、猪苓、汉防己、葫芦茶、椒目等温肾利水之品。大凡利水之药，多数味苦性寒，选用此类药时，须注意以足量温肾助阳药与之配伍，以温制寒，切忌苦寒太过，损伤阳气，寒凝水道。

（2）益气健脾利水法。患者水肿，腰以下为甚，按之凹陷不易恢复，脘腹胀闷，纳减便溏，面色萎黄，神倦肢冷，小便短少。属脾阳亏虚，阴水泛滥之证。在健脾敛精的基础上，可选用实脾饮加减。此方以干姜、熟附子、草果温中散寒，扶阳抑阴，振奋脾阳；白术、大枣实脾补虚，土实则水治；茯苓、木瓜利水祛湿；木香、大腹皮、厚朴理气，气行则水行。组方看似平淡，不以见肿利水为方略，而是根据"脾喜燥恶湿"的特性，采用健脾燥湿醒脾之法以助水行。一般来说，脾阳虚者，脾气多虚，在注重温运脾阳的同时，尤须注意益脾气，加入人参、黄芪等。所谓"大气一转，其气乃散"，中气得以运转，则水邪自行消散。

（3）疏风清热利水法。患者因感冒、咽喉肿痛等诱发水肿加甚，小便短少，甚至出现胸水、腹水，喘咳不能平卧。属风邪、热毒内侵，阻遏肺气，水邪泛滥之证。在补益脾肾摄精的基础上，可选用越婢汤加减。如风邪偏重，咳喘肿甚，宜加防风、荆芥、羌活等祛风药，取"风能胜湿"之意，并与葶苈子合用，其利水消肿之功更宏。如热毒偏盛，热与湿结，往往使病情复杂而加重，如薛生白所言："热得湿而愈炽，湿得热而愈横。"此时，宜加金银花、七叶一枝花、白花蛇舌草等清热解毒之品，并与蝼蛄、茅根、葶苈子合用，既能利水，又能引热下行，使邪有出路。

3. 继发高脂血症之辨治

肾病综合征存在继发性脂质代谢紊乱，这种继发性高脂血症不仅使肾脏血供障碍，加重肾脏本身病变，而且又是心血管并发症和预后的重要影响因素。从中医症候学来辨析，本病在水肿的同时，常伴随不同程度的腰痛、肢麻、小便不畅、舌暗、脉沉涩等症状，此属水瘀互结之证。血瘀作为本病病理产物，继之又成为病理基础，在疾病发展过程中起着重要作用，其临床症候若隐若现，应予详细辨察。缘于水肿日久，阴精耗损，阴损及阳，肾阳衰微，鼓动无力，血行受阻，血为之瘀结；反之瘀阻血脉，"血不利则为水"，加重水肿之症。治疗宜在补益脾肾敛精基础上，选加蜈蚣、蝼蛄、地龙、益母草、路路通、红花、丹参等活血化瘀通络之品。笔者在临床治疗中，除辨证用药外，曾多次辅以蜈蚣鸡蛋治疗肾病综合征，并取得良好效果。用法：将1条蜈蚣去头足，焙干，研成粉末，纳入1个新鲜鸡蛋内（从鸡蛋气室端打开1小洞纳入），小竹签拌匀后，用湿纸包封，外裹湿黄泥，放入炭火中煨熟，去壳食鸡蛋及蜈蚣，每日食 1 只。立方之意在于以鸡蛋、蜈蚣相合，既能补益精血，又能搜剔通络化瘀，以利水行，二者相辅相成，相得益彰。此法较之单纯中药利水、消除蛋白尿及高脂血症快速。其疗效机理，有待进一步研究，但须注意，肾功能明显减退者不宜用此法。

4. 激素副作用之辨治

有的肾病综合征患者，尤其是顽固性蛋白尿者，加用强的松治疗，可提高疗效，这是不能否定的，许多中医临床工作者不得不借道而为之。然用药时间一长，常出现医源性柯兴氏综合征，表现为满月脸、水牛背、多毛、面色潮红、五心烦热、口咽干燥、失眠、盗汗、痤疮、舌红、苔黄腻、脉滑数等。此属阴虚火旺夹湿热证，治宜滋阴清热化湿，但此治法相左，滋阴容易助湿，化湿容易伤阴，因此选方用药尽量避免过于滋腻及燥烈之品。可选用知柏地黄汤加佩兰、藿香、苍术、白扁豆等。热毒炽盛者，加蒲公英、金银花；兼瘀血者，加泽兰、益母草。临床实践证明，以此辨证加减治疗，可使激素副作用明显减少，保证激素治疗顺利进行。另外，强的松的用量及撤减问题要特别注意，开始用量要足，一般按每千克体重用强的松 1 mg 计算使用，早晨 1 次顿服，服用 8 周后逐渐减量，每周减量10%，当减至每日 0.5 mg/kg 时，减量速度放慢，可每 2 周减 10% 用量，减至每日 0.2 mg/kg 时，维持约 1 年时间停药。减量过程中，定期做尿常规检查，如果有尿蛋白反跳现象，仍按原用量治疗。临床实践证明，激素使用减量速度慢、维持用量时间长，能明显提高远期疗效，降低复发率。

以上对于肾病综合征几个临床顽症的辨治，以传统中医水肿辨证为基础，结合现代医学的某些检查结果进行深入细辨，病、证互参，使治疗用药命中肯綮。实际上现代医学检查证实的如本病的蛋白尿、低蛋白血、高脂血症等，可权当中医对水肿望诊的延伸，使望诊本病正虚、血瘀等更加细微，这在很大程度上增强了中医的辨证内涵，丰富了中医辨证思路，对于提高治疗效果大有裨益。

（三）非典型性慢性肾功能衰竭中医辨治的思路与方法[*]

慢性肾功能衰竭是指所有原发性或继发性慢性肾脏疾病进行性肾功能损害所表现的一系列症状或代谢紊乱的临床综合征。根据其不同的症候表现，归属于中医肾劳、关格、溺毒、水肿等范畴。慢性肾功能衰竭发病机理复杂，症候变化多端，有时症候表现并不能反映该病的轻重程度，甚至有病情已进入尿毒症阶段而患者无明显症候者。鉴于此，对于以症候为依据的中医辨证带来较大的困难，暴露出中医"无证可辨"的某些盲区，使医者处于尴尬无助的境地，以致延误诊治的有利时机。笔者以为，非典型病证古今皆有，"谨守病机，各司其属，有者求之，无者求之"，其意就有无症状者也要探求其病机之旨。兹借鉴古代相关学术精粹并结合个人多年积淀的临床经验与体会，对非典型性慢性肾功能衰竭中医辨治的思路与方法，总结如下。

1. 细微隐晦处辨病识病

根据慢性肾功能衰竭（以下简称慢性肾衰）归属中医关格等相关病征的范畴来考虑，患者本应出现小便不通与频繁呕吐等泌尿与消化系统的多个典型症候，病情较为危重。但是，不少慢性肾衰患者主要症候出现滞后，姗姗来迟，或仅出现一些边缘的次要症候，诊病依据隐匿不现，医者辨不入彀，或被"独处藏奸"不合时宜的边缘症候所蒙蔽，使疾病不能及早被发现，以致漏诊、误诊，酿成不良后果。然而，研读典籍发现，古代著名医家对于非典型病症的辨识有丰富的经验，如《素问·刺热篇》中记载"肾热病者，先腰痛胻痠，苦渴数饮，身热。热争则项痛而强，胻寒且痠，足下热，不欲言。其逆则项痛，员员淡淡然。戊己甚，壬癸大汗，气逆则戊己死"。此为肾热病主症。又曰"肾热病，颐先赤"，"病虽未发，见赤色刺之，名曰治未病"。可见"颐先赤"是肾热病的个别次症，凭此次症，《内经》洞察秋毫，断为肾热病未病，予刺之治疗。此为经验总结之案例，从细微隐晦处辨病识病之典范。又如《伤寒论》中记载的"下之后，复发汗，昼日烦躁不得眠，夜不安静，不呕，不渴，无表证，脉沉微，身无大热，干姜附子汤主之"。此案例以一个"脉沉微"阳性症候及几个阴性症候为

*蒙木荣.非典型性慢性肾功能衰竭中医辨治的思路与方法[J].广西中医药,2010,33（4）:21-22.

依据，反证为隐匿的阳虚阴盛证。这种在主要症候不足时采用间接证据来辨病识病的方法，属于形式逻辑中"间接证明"，它是选言推理的否定肯定式的具体运用，即以否定反论题真实，而推论所要证明的论题真实。可见，张仲景对于主要症候不足的非典型病证的辨识，独运匠心，巧妙地运用了现代人谓之"间接证明"的哲理，其真知灼见，值得后人借鉴。不难发现，临证时非典型性慢性肾衰患者，常以慢性肾衰个别主症或个别次症为主诉就诊，或诉不思饮食、大便溏烂，或头晕耳鸣，或疲倦乏力，或腰膝痠软，或夜尿频数，或面色萎黄，甚至以其他病征的症候为主诉而就诊者。遇此情况，务必提高警惕，善于从患者细微或边缘症候来求证辨病的依据，可借用"间接证明"法来辨病。如以"夜尿频数"症为例，经过详细了解，患者无消渴及淋症病症史，相关检查亦否定此二病症的诊断，那么此"夜尿频数"当属于慢性肾衰主症之一，须进一步进行肾功能、尿常规、肾B超等相关检查以确诊。其他个别症候的辨析依次类推，在否定出现与该症候相类似的其他相关病症后，应聚焦考虑慢性肾衰。

2. 慎审察辨析潜在病机

病机是各种致病因素作用于人体而致疾病发生、发展与转归的机理。它是中医治病立法组方的依据。病机包括病因、病位、病性、病势等因素，它是根据疾病主要症候综合分析、推理判断而获得的。非典型性慢性肾衰的病机分析，无相应症候可凭，或症候滞后而失之交臂，但其既已成病的病机是实实在在存在的，这就是潜在病机。推求病机的过程，实际上就是治病求本的过程。张景岳在《景岳全书·求本论》中曰："医有慧眼，眼在局外；医有慧心，心在兆前。"医者慧眼洞察疑惑病证，悉心探源溯本于病前，这是中医临证最高境界。医者临证时必须抢占最高境界。在慢性肾衰阳性症候很有限的情况下，善于充分利用有限的个别症候，大胆怀疑，细心分辨，谨慎否定或肯定。或利用既知的非典型性慢性肾衰疾病的病因，包括西医已知的病因，进行病机分析，合理推理。其途经，可从三方面切入。一是从已知的病因入手，如患者长期患高血压病（血压常超过160/100 mmHg）而无明显症候，而后发展为慢性肾衰，其病因当为肝肾阴虚，肝阳上亢，病位在肝肾。据其病因，可推理辨析，潜在病机为虚亢之肝阳下汲肾水，日久肾阴枯竭，失司开合及升清降浊之职，湿浊瘀毒蕴结，形成虚实错杂之证。二是从某些个别或边缘症候入手，如患者面色萎黄、倦怠乏力，表现为气血亏虚之候。此时重点分析气血亏虚之因，先排除某些出血性病证以及造血障碍、营养不良等病症，结合肾功能等相关理化检查，然后确立慢性肾衰的诊断。其病因为气血亏虚（或原发于他病，或继发于肾病），病位在脾肾。缘于脾为气血生化之源，肾为元阴元阳之本，脾虚不能化生气血以纳肾，肾虚不能温煦脾阳以运化。其潜在病机为脾肾衰竭，生化与升清降浊功能失司，湿浊瘀毒蕴结乃成。三是不知病因，无个别症候可凭，可按典型的慢性肾衰发展规律推理入手。张仲景"见肝之病，知肝传脾，当先实脾"是按五行的相乘规律而测知肝木乘伐脾土的病变机理，为后世推理潜在病机做垂范。慢性肾衰病位在肾，按五行相侮传变规律，其潜在病机为肾损主水无权，日久水湿反侮于脾土，肾脾逐渐衰败，致使湿浊瘀毒由生，这是慢性肾功能衰竭最常见的病机发展规律。另外，在分析潜在病机的同时，尚须结合当时患者舌体的胖瘦、舌色的红、淡、暗、紫，舌苔的厚、薄、燥、润及苔色，以及脉象病候，以判断寒热虚实病性，充实潜在病机内容。

3. 析微观潜机预测症候

非典型性慢性肾功能衰竭，由于肾脏的代偿能力较强，以及患者的耐受能力存在较大的差异，因此出现部分患者病重而症轻，甚至症候隐晦不现并不奇怪。但可以预期，这种症候隐晦不现是暂时的，肾衰症真面目最终会暴露无遗，只不过是延后时间长短而已。临证时，必须预测隐匿的慢性肾衰未来的症候，这一环节是拟定治法及选方用药的重要依据之一。根据慢性肾衰潜在病机分析，其总体病机为脾肾亏虚，湿浊瘀毒内阻，形成本虚标实，并且本愈虚标实愈盛的虚实错杂的局面。现代医学研究制定的慢性肾功能衰竭标准，认为内生肌酐清除率（Ccr）是临床上检验肾小球滤过率最常用最简便而较准确的肾功能指标，其反映肾功能衰竭程度的内生肌酐清除率的低下与中医肾脾亏虚升清降浊功能失司的程度，以及血清肌酐（Scr）的升高比率与中医的湿浊瘀毒潴留体内轻重程度的机理，具有十分相似之处。也就是说，Ccr愈低，Scr愈高，肾小球滤过率愈差，说明肾脾亏虚愈重，湿浊瘀毒之邪愈盛。因此，借鉴现代肾功能指标，结合非典型性慢性肾衰病机演变规律，预测未来症候具有重要的参考价值。

一般来说，疾病的发展趋势与人体正气的强弱及病邪的轻重有密切联系，表现在脏腑气血阴阳失调的程度成正相关。临床所见，非典型性慢性肾衰，肾功能不全代偿期（Ccr80～50 mL/min，Scr133～177 μmol/L），其后发的症候多为脾肾气虚夹湿证，症见倦怠乏力，气短懒言，食少纳呆，脘腹胀满，腰膝痠软，肢体困重，颜面及下肢微肿，舌淡有齿痕，苔白，脉沉细。肾功能不全失代偿期（Ccr50～20 mL/min，Scr178～442 μmol/L），其后发的症候多为脾肾阳虚夹湿浊证，此证多为脾肾气虚夹湿证发展而来。除上述症候外，尚见畏寒肢冷，夜尿清长，大便溏烂。肾功能衰竭期（Ccr20～10 mL/min，Scr443～707 μmol/L），肾脏B超可出现肾脏萎缩，其后发的症候多为脾肾气阴两虚夹湿热瘀毒证，证见倦怠乏力，腰膝痠软，口干咽燥，五心烦热，夜尿清长，恶心呕吐，身重困倦，舌暗红，苔黄干，脉沉细数。尿毒症期（Ccr < 10 mL/min，Scr > 707 μmol/L），肾脏B超多数出现肾脏明显萎缩，其后发的症候多为阴阳两虚夹湿浊瘀毒证，相当一部分由脾肾气阴两虚夹湿热瘀毒证转化而来。证见畏寒肢冷，口干咽燥，五心烦热，夜尿清长，食少纳呆，恶心呕吐，肢体困重，腹满肢肿，大便干结，舌暗淡有齿痕，舌苔厚腻，脉沉弱。

4. 据隐证潜机组方用药

制方原理是以证机治法方药的内在统一为原则。通过非典型性慢性肾衰的潜在病机以及可预见的未来症候，治疗原则应以补益脾肾、祛湿降浊化瘀解毒为宜，在此治则的基础上，根据脾肾阴阳气血虚衰的不同、标实湿浊瘀毒兼夹的各异，拟订具体的治法及组方用药。多年来，笔者针对本病的基本病机，曾拟肾复汤（六味地黄丸加黄芪、猫须草、芡实）为基本方，随证加减治疗本病。脾肾气虚夹湿者，以基本方加党参、苍术、菟丝子、薏苡仁、车前子，水煎分3次内服；脾肾阳虚夹湿浊者，以基本方加熟附子、肉桂、党参、白术、薏苡仁、车前子，水煎分3次内服；脾肾气阴两虚夹湿热瘀毒者，以基本方加大黄、枳实、益母草、红花、法半夏、党参、白术、神曲，水煎分3次内服，并予大黄、蒲公英、白花蛇舌草、熟附子、煅牡蛎煎水保留灌肠；阴阳两虚夹湿浊瘀毒者，以基本方加西洋参、熟附子、肉桂、枸杞子、女贞子、大黄、枳实、法半夏、姜、枣，水煎分3次内服，并予以上灌肠方灌肠泄浊解毒治疗，必要时适当进行血液透析，以应急处理。临床实践证明，如此辨析非典型性慢性肾功能衰竭的隐证潜机，并由此推理拟订的治法组方，理法方药相契合，临床疗效较好。之所以选用肾复汤为基本方，缘于针对本病脾肾亏虚夹湿的基本病机，以补益脾肾、摄精利湿为治疗大法。方中六味地黄丸补肾利湿，黄芪、芡实益气健脾；猫须草又名肾茶，利湿消肿而不易伤正，为治标要药。基本方治疗宜持之以恒，并根据阴阳气血亏虚各别、湿浊瘀毒侧重不同的症候，予以随证加味治疗，应之以变。治疗上恒与变结合，即反映在针对慢性肾衰基本病机的辨病，与根据个体不同的病程阶段病情变化的辨证相结合的层面上。组方用药，补益与祛邪、治标与治本同施。长期用药以基本方贯串始终，以药性平和、扶助正气为目标；短期辨证加味用药，选药以力较迅猛、克邪即止、不留后患为目的。临床观察证明，以此法辨治非典型性慢性肾衰，确能提高治疗效果。

慢性肾衰的辨治是一个较复杂的疑难问题，尤其是症候不典型或症候隐晦不现者更为复杂而困难。然而，借鉴古代名医对隐匿证的辨证思路，仍可以开拓对本病辨治的新境界。关键是对非典型性慢性肾功能衰竭的个别边缘症候的警惕追踪，以及现代医学肾功能等微观手段的及早使用，针对潜在病机的合理分析，认识由此病机发展变化导致的可预见的未来证候，并结合隐证潜机拟订的治疗大法，组方用药。诚然，通过不同角度的综合辨析，在很大程度上填补中医无证可辨的缺陷，丰富了非典型性慢性肾功能衰竭中医辨治的内涵。

（四）痛风性关节炎湿热证形成机理及治法探讨*

痛风性关节炎是一组嘌呤代谢紊乱所致的疾病，嘌呤代谢中有关酶活性的先天性或后天性缺陷导致尿酸生成过多，排出过少，使血尿酸盐浓度超过饱和浓度。超浓度的尿酸盐在关节和关节周围组织以结晶形式沉积而引起的急性炎症反应[1]。痛风性关节炎发作时关节局部红肿热痛，属中医痹证热痹范畴。对于痹证的病因病机认识，传统中医十分强调风寒湿热之外邪侵袭人体经脉关节，致使经脉关节气血痹阻而发病。目前，随着对

*蒙木荣.痛风性关节炎湿热证形成机理及治法探讨［J］.广西中医药，2008，31（4）：44-45.

痛风性关节炎研究的深入，"内生湿热""湿热瘀滞"等非外因所致的病理变化被重新认识，逐渐受到重视，但其深层病理变化的内涵及辨治要点，尚未被充分认识。

1. 饮食不节，脾运失调，内生湿热是痛风的主要病因

《素问·痹论》认为痹证的发生与饮食和生活环境有密切关系，所谓"饮食居处，为其病本"即寓意饮食因素为痹证的重要内因。盖脾胃为仓廪之本，消化水谷，谷消则脉道乃行，水化则其血乃成，四旁得以灌溉，则肢体筋骨关节充盛滑利。如若饮食不节，过食肥甘，嗜食厚味（如海鲜鱼虾等发物），食滞难化，损伤脾胃，运化失司，聚湿生热；或脾虚又恣食肥甘厚味，脾运呆滞，食滞不化精微反致湿邪内生，湿郁化热，湿热瘀阻关节经脉，是故形成痹证之潜在内因。正如张景岳所说："有湿从内生者，以水不化气，阴不从阳而然也，由于脾胃之亏败。其为证也，在肌表则为发热，为恶寒，为自汗；在经络则为痹，为重，为筋骨疼痛，为腰痛不能转侧，为四肢痿弱酸痛。"（《景岳全书·卷三十一》）可以认为，脾运失司，酿生湿热所形成痹证热痹的内在因素与现代医学痛风嘌呤代谢紊乱部分原因有极为相似之处。现代医学研究证实，人体内尿酸有两个来源：一是从富含核蛋白的食物中核苷酸分解而来，属外源性；二是从体内氨基酸、磷酸核糖及其他小分子化合物合成和核酸分解代谢而来，属内源性。痛风高尿酸血症的发生，内源性代谢紊乱因素较外源性因素更为重要。同位素示踪研究显示正常人体内尿酸池为 1 200 mg，每天产生约 750 mg，排出 500～1 000 mg，约 2/3 经尿排出，另 1/3 由肠道排出，或在肠道内被细菌分解。正常人每天产生的尿酸与排泄的尿酸量维持在平衡状态，此时血尿酸值保持稳定，如尿酸盐生成过多或排出减少，则可产生高尿酸血症[1]。不难推测，富含核蛋白饮食过量，肠道排泄及菌解障碍所产生的高尿酸血证与中医之进食肥甘厚味，脾失健运，湿热内生致痹的解说，诚有异曲同工之理。

2. 肾之蒸化开阖障碍，湿浊排泄不畅是痛风的病理基础

人体水液代谢过程中，各脏腑形体官窍代谢后产生的浊液，通过三焦水道下输于肾，在肾气的蒸化作用下，开阖有节，升清降浊有序；清者再由脾气的转输作用上腾于肺，重新参予水液代谢；浊者则化为尿液，下输膀胱排出体外。可见，只有肾阴肾阳协调平衡，肾气的蒸化开阖和推动作用发挥正常，升清降浊功能才能得以有效调控，否则，浊阴不降，留滞体内，反成隐患。在饮食物当中，肥甘厚味过量，最易招致湿热稽留，其原因除脾运不及外，更主要的是肾的降浊功能失常。《素问·五脏生成篇》曰"多食甘，则骨痛而发落"，王冰注解："肾合骨，其荣发，甘益脾，胜于肾，肾不胜，故骨痛而发堕落。"（《王冰素问注·卷三》）如若肾脏亏虚，或饮食劳欲伤肾，肾之蒸化开阖功能障碍，不能胜任升清降浊之职，湿浊滞留郁而化热，湿热流窜于筋骨，注于关节，气血痹阻不通，故骨节疼痛。诚然，肾的降浊功能失常与脾的生湿病理变化还存在互相影响的关系。因脾虚生湿太过，不能化精纳肾，肾虚降浊不及，湿浊内盛而困脾，脾肾两伤，致使病邪得以窃居体内，反复作祟。正如《金匮衍义·卷十五》所言："肾属水，藏精……而精生于谷，谷不化，则精不生，精不生，则肾无所受，虚而反受下流之脾邪。"不难理解，这与现代医学所阐释的痛风病因高蛋白饮食以及肾脏排泄尿酸减少而发生高尿酸血症的机理不谋而合。

3. 风寒湿邪外袭是痛风的诱发因素

尽管痛风的内因在于脾肾亏损，运化降浊功能失常，而致湿热内聚，然则外邪诱发亦是不容忽视的。临床所见，不少痛风病者多在饮酒、进食鱼虾等易酿生湿热之高蛋白食物后发生；或原有痛风病史，不慎为风寒湿外邪所袭而发病者。后者为外因触发内因所致。金元时期，李东垣、朱丹溪等医家另立"痛风"病名，李东垣认为痛风内因为血虚，朱丹溪则认为血热，他们对痛风的内因认识虽然不同，但都认同内因致病的重要性，以及外邪触发，内外合邪的发病观。朱丹溪曰："彼痛风也，大率因血受热，已自沸腾，其后涉冷水……寒凉外搏，热血得汗浊凝涩，所以作痛，夜则痛甚，行于阴也。"（《格致余论·痛风论》）阐明了痛风内热外受寒湿侵袭，寒热之邪相反相击，气血凝滞的发病机理。清代林佩琴认为"足心为少阴肾经涌泉穴所注，足心及踝骨热痛者，为肾虚湿着"（《类证治裁·卷之六》），强调肾虚为痛风内因，外犯湿邪，湿沿经脉流注于足心及踝关节而致病，并观察到痛风足心及踝关节热痛的好发部位。

4. 清热燥湿，利湿通络是痛风湿热证的基本治法

治病求本是中医学治病的主导思想，临证时必须辨析出疾病的病因病机、病性病位，抓住疾病的本质，予以针对性治疗。痛风的病因病机，缘于饮食不节，脾失健运，湿热内生；肾虚蒸化开阖障碍，湿浊排泄不畅，流注经脉关节；或因风寒湿之外邪侵袭，触引内因而发。其病位主要在脾、肾、经络关节，基本证型为湿热证。因此清热祛湿当是痛风湿热证的治疗大法。然而根据病变涉及的脏腑以及由此所生的湿、热、瘀等病理产物的不同，尚须拟订出更具针对性的治疗方法，以提高治疗效果。清代名医叶天士认为，"太阴湿土，得阳始运，阳明燥土，得阴自安，以脾喜刚燥，胃喜柔润故也"（《临证指南医案》）。脾在脏属阴，体阴而用阳，主运化而升清，以阳气用事，是故喜燥恶湿。从痛风脾湿病机而论，根据脾的特性，当以燥脾运脾为先。肾主水，"水有真水、有客水"（《医宗金鉴·名医汇粹卷二》），所谓客水，即水液代谢中的浊水、废水。就痛风肾的降浊障碍病机而言，治当助肾以利湿浊。综合痛风脾肾病变及其病因病机关系分析，其治疗方法当以燥湿运脾，助肾利湿为主，尚需针对湿郁化热，湿热阻滞成瘀延伸的病机变化，予以清热通络为治。又"肾者水脏，喜润而恶燥"（《黄帝内经素问吴注·卷七》），这与脾喜燥恶湿的特性相勃，因此在选药组方时，其药性应选燥、润不致太过为原则，以防药之偏性伤肾碍脾之虞。

综上理论认识，笔者证之临床，并选四妙丸为基本方加减治疗。方中苍术入脾经，气味雄厚而不刚烈，功能燥湿健脾；薏苡仁入脾肾二经，淡渗利湿而不易伤正；牛膝入肾经，既能补肾，强筋骨，又能通经络，利湿，引药下行；黄柏苦寒，入肾经，苦能燥湿，寒能清热，尤长于清泄肾经下焦湿热。全方药效全面，针对性强。若关节漫肿，湿邪较甚者，加木瓜、防己、豆卷，以利水胜湿；关节红肿、灼热，甚则肿处发紫者，加忍冬藤、红藤、络石藤，以清热解毒，活血化瘀；疼痛较甚者，加徐长卿、寻骨风，以通络止痛。近几年来，以此法治疗痛风性关节炎湿热证 60 余例，取得比较满意效果。

5. 结语

痛风性关节炎归属中医痹证热痹的范畴，这不会引起中医界的非议，但是否按目前公认的热痹治疗模式去辨治，则是有争议的学术问题。问题在于治疗方法是否恰当与有效，当然取决于与"辨证求因，审因论治"的原则是否同步。临床所见，不少痛风性关节炎湿热证发作时多与饮酒及嗜食肥甘厚味有关，证明其病因不只局限于传统认识热痹的外因说。针对当今中医对包括痛风性关节炎在内的热痹证的论述及治法的诸多疑点，笔者试从内源性病因及外因，病变所累及的脏腑部位，发病机理及规律进行探讨，寻找最佳的治疗方法及药物作用靶点，并初步通过理论与实践的检验，证明能提高痛风性关节炎的治疗效果。本文旨在抛砖引玉，以冀随着理论的争鸣及临床实践的不断丰富，为这一热痹传统理论重新注入新的科学内涵。

参考文献

[1] 陈灏珠.实用内科学 [M].11 版.北京：人民卫生出版社，2001：2364.

（五）胃疡安治疗实验性胃溃疡及镇痛作用的研究 *

胃疡安胶囊，由黄芪、象皮、延胡索等组成，是治疗消化性溃疡的临床经验方。在此基础上，笔者进行胃疡安治疗大鼠胃溃疡及其镇痛作用的实验研究，现报道如下。

1. 实验材料

胃疡安胶囊 0.30 g/ 粒，由广西中医学院第二附属医院提供。用时去壳研磨，过 100 目筛，配成所需剂量及浓度的胃疡安液；雷尼替丁胶囊，佛山康宝顺药业有限公司生产，批号 9812035；罗通定注射液，广西南宁制药企业集团公司生产，批号 931217；戊巴比妥钠，东京化成工业株式会社生产；冰醋酸，南宁市第二化工厂生产；氢氧化钠，广东石歧化工厂生产，批号 920801；盐酸，广西师范学院化学试剂厂生产，批号 950210。

Wistar 大鼠，体重为（160±23）g，普通级，桂医动字第 11005 号；昆明种小鼠，体重为（22±2）g，普通级，桂医动字第 11004 号。均由广西中医学院实验动物中心提供。

761 型培养箱，南宁市医疗器械修配厂生产。

* 蒙木荣，叶庆莲，何小苹，等.胃疡安治疗实验性胃溃疡及镇痛作用的研究 [J].辽宁中医杂志，2001，26（9）：560-561.

2. 实验方法与结果

（1）抗胃溃疡试验。

①胃疡安对大鼠急性胃溃疡（幽门结扎法）的影响按幽门结扎法[1]进行。将大鼠 28 只随机分为 4 组，禁食不禁水 48 h 后，用 2% 戊巴比妥钠麻醉后剖腹，施幽门结扎术，结扎后以胃疡安大小剂量为实验组，以雷尼替丁为阳性对照组进行小肠给药，空白对照组给等量的生理盐水，给药后缝合腹壁。术后 18 h，拉颈椎处死动物，开腹，结扎食道下端，取出胃，小心收集胃液并测定胃液总酸度，记录溃疡数和测量溃疡面积，并取 1 mL 胃液测定胃蛋白酶活性[2]（以消耗标准毛细管内蛋白柱的长短计算）。结果见表 4-1、表 4-2。

表 4-1　胃疡安对大鼠幽门结扎性胃溃疡的影响　　　　　　　($\bar{x} \pm s$, n=7)

组别	剂量（g/kg）	溃疡点（个数）	溃疡面积（mm^2）
胃疡安	1.8	2.2 ± 1.8①	9.31 ± 4.65①
	0.9	2.9 ± 1.5①	6.71 ± 4.18②
雷尼替丁	0.3	2.8 ± 0.8①	10.44 ± 4.21①
对照组	—	7.0 ± 3.5	27.07 ± 5.42

注：① $P < 0.05$；② $P < 0.01$。

表 4-2　胃疡安对大鼠胃酸分泌量和胃蛋白酶活性的影响　　　　($\bar{x} \pm s$, n=7)

组别	剂量（g/kg）	总酸排出量 （mmol/18 h）	胃蛋白酶活性 （活性单位/mL）
胃疡安	1.8	0.334 5 ± 0.09①	217.75 ± 46.99
	0.9	0.286 0 ± 0.18①	240.48 ± 58.27
雷尼替丁	0.3	0.095 6 ± 0.04②	328.19 ± 61.99
对照组	—	1.225 8 ± 0.66	322.87 ± 72.00

注：① $P < 0.05$。

② $P < 0.01$。

胃疡安对大鼠幽门结扎性胃溃疡有明显的保护作用，可抑制溃疡形成，表现为溃疡发生个数及溃疡面积比空白对照组少而小，二者比较有显著差异，其中以 0.9 g/kg 剂量组作用更为显著。

胃疡安可减少幽门结扎后大鼠的总酸排出量，与空白对照组比较差异较显著（$P < 0.05$），但与雷尼替丁阳性组比较，其抑制总酸排出量不及雷尼替丁，二者差异亦显著（$P < 0.05$）。胃疡安对胃蛋白酶活性无明显影响（$P > 0.05$）。

②胃疡安对大鼠慢性胃溃疡（醋酸法）的影响。按胃黏膜损伤法[1]进行实验。取大白鼠 36 只，随机分为 4 组，禁食 24 h，用 2% 戊巴比妥钠麻醉后，剖腹，拉出全胃，于胃底部将 40% 醋酸 0.07 ml 注入胃壁，然后将胃送回腹腔，缝合腹壁，术后 24 h，并始灌胃给药，对照组给等量的生理盐水，每天 1 次，连续 15 天，末次给药 24 h 后处死动物，剖腹取出胃，结扎幽门，由贲门注入 10% 的中性福尔马林 5 ml，结扎，将胃放入 10% 的中性福尔马林固定浆膜层 5 min，沿胃大弯切开，洗去胃内容物，平展于玻璃板上，检查各组大鼠胃内是否有溃疡存在，记录发生溃疡的大鼠数和溃疡长、宽度，计算溃疡指数（用溃疡的最长径和最短径的均值表示）和抑制率。结果见表 4-3。

表 4-3　胃疡安对大鼠醋酸型胃溃疡的影响　　　　　（n=9）

组别	剂量（g/kg）	发生溃疡大鼠数		溃疡指数（$\bar{x} \pm s$）	抵制率（%）
		有	无		
胃疡安	2.7	7	2	3.13 ± 1.59	39.11
	1.35	6	3	$1.25 \pm 0.92$①	75.68
雷尼替丁	0.3	5	4	$1.58 \pm 0.94$①	69.26
对照组	—	9	0	5.14 ± 1.40	—

注：① $P < 0.05$。

胃疡安组大鼠发生胃溃疡数相对减少，经四格表校正、X^2 检验法计算，与对照组比较没有显著性差异（$P > 0.05$）。但以 1.35 g/kg 剂量灌胃，对大鼠胃溃疡有明显的抑制作用，溃疡指数抑制率为 75.68%，与对照组比较有显著差异（$P < 0.05$）。

（2）镇痛试验。

对醋酸诱发小鼠扭体反应的影响（扭体法）[2]。取昆明小鼠 40 只，雌雄不拘，随机分为 4 组，每组 10 只。胃疡安组分为 2.7 g/kg、1.35 g/kg 剂量组，罗通定组，空白对照组。灌胃给药 1 次，给药后 1 h，分别腹腔注射 0.6% 的醋酸溶液 0.2 mL/10 g，立即观察和记录注射醋酸后 10 min 内小鼠出现的扭体反应次数，做两组 t 检验，并计算镇痛百分率，结果见表 4-4。

表 4-4　胃疡安对醋酸诱发小鼠扭体反应的影响　　　　　　　　($\bar{x} \pm s$)

	剂量（g/kg）	小鼠数	扭体反应次数（10 min 内）	镇痛百分率（%）
胃疡安	2.7	10	$9.90 \pm 7.99^*$	71.7
	1.35	10	$11.8 \pm 6.69^*$	66.3
罗通定	0.004	10	$11.7 \pm 7.05^*$	66.6
对照组	—	10	35.0 ± 5.71	—

胃疡安对醋酸诱发的小鼠扭体反应有明显的抑制作用，显示有较好的镇痛效果，与对照组比较，差异显著（$P < 0.01$）。

2. 讨论

以往认为，胃酸、胃蛋白酶作为损伤胃黏膜引起消化性溃疡的主要攻击因子，故抑制胃酸是治疗消化性溃疡的重要途径之一。胃疡安仿《疡医大全》治疡名方生肌散方义而设，旨在健脾益气、祛腐托毒、敛疡生肌。本研究动物实验表明，胃疡安对大鼠急性幽门结扎性胃溃疡和慢性醋酸型胃溃疡，以及醋酸引起的小鼠扭体反应，均有较明显的抑制作用，其愈合溃疡及止痛效果与雷尼替丁相仿，但两个剂量抑制胃酸均不如雷尼替丁（$P < 0.05$），对胃蛋白酶活性亦无明显的影响。据此认为，抑制胃酸及胃蛋白酶活性攻击因子可能不是胃疡安愈合溃疡的主要途径，与此前临床初步试验结论一致[3]。有关研究表明，超氧化物歧化酶（SOD）是存在于生物体内抑制和防御自由基损伤的主要酶类之一，是超氧阴离子的清除酶，其功能是催化氧自由基的歧化反应，消除氧自由基，消减过量的超氧离子对人体的损伤，从而对机体起到保护作用[4]。已有实验证明，黄芪可以提高体内以及胃黏膜 SOD 的活性[5-6]。显然，胃疡安方中黄芪作为健脾益气扶正之主药，对于保护胃黏膜及促进溃疡愈合，可能起到主要作用。临床验证表明，胃疡安能抑制杀灭引起消化性溃疡的幽门螺旋杆菌（HP），愈合溃疡效果较雷尼替丁为优[7]，但据动物实验结果，使用胃疡安与以抑制胃酸为主要治疗途径的雷尼替丁比较，二者疗效相仿，与临床疗效结果不一致，其主要原因可能是动物胃溃疡造模，仅从胃酸单方面攻击因子

入手，而临床所见消化性溃疡的病因是多方面的，既有胃黏膜的保护因子失调，又有包括胃酸、胃蛋白酶、HP等多种攻击因子的伤害。因此，具有标本兼顾、发挥综合的效能，可能是胃疡安愈合溃疡临床疗效较之动物试验为优的原因所在。

参考文献

［1］陈奇.中药药理研究方法学［M］.北京：人民卫生出版社，1993：462.

［2］王如俊，邵庭荫，杜群，等.胃宁胶囊抗实验性胃溃疡作用［J］.中药新药与临床，1996，7（2）：19.

［3］蒙木荣，蒙定水，谭伯强，等.祛腐生肌法治疗消化性溃疡52例临床报道［J］.中国医药学报，1991，6（6）：29.

［4］王文杰.超氧自由基和超氧化物歧化酶［J］.生理学进展，1985，16（3）：196.

［5］张银娣.黄芪甙抗生物氧化作用的研究［J］.中药药理与临床.1991，7（6）：14.

［6］张占海，杨丽彩，危北海，等.中药胃安胶囊治疗慢性萎缩性胃炎60例临床观察［J］.中医杂志，1998（9）：539.

［7］蒙木荣，蒙定水.祛腐生肌消溃散治疗消化性溃疡64例［J］.辽宁中医杂志，1995，22（2）：67.

（六）调理脾胃在老年病防治中的地位及作用 *

随着人民生活水平的不断提高及医疗卫生事业的不断发展，老年病的防治，越来越多为人们所重视。为了探求老年病的防治规律，本文根据老年人的生理、病理特点，粗略剖析调理脾胃这一摄生大法对老年病防治的地位及作用，藉此说明它的重要意义，以冀对此法的进一步研究，使此法更广泛地应用于老年病的防治中。

1. 先天已衰仰赖后天

肾为先天，主藏精气，为元阴元阳之府，生命动力之源。肾精充足，则生机旺盛，故《素问·金匮真言论》说："夫精者，生之本也。"肾所藏

＊蒙木荣.调理脾胃在老年病防治中的地位及作用［J］.中医药研究杂志，1986，（5）：4-5.

的精气，包括"先天之精"和"后天之精"。"先天之精"与生俱来，"后天之精"由脾胃化生。先天、后天之精来源虽异，但均同归于肾，共同维系，推动生命机能。然而，人届老年，先天衰退，材力将尽，正如《内经》所说"八八天癸竭，精少，肾脏衰，形体皆极"，在这种生机欲灭的逆境中，老年人何以维持生命？何以却病全形、延年益寿？对这个问题，明代名医张景岳认为，虚衰的先天得后天为之资，以后天补先天之不足。他说："凡先天有不足者，但得后天培养之力，则补先天之功，亦可居其强半，此脾胃之气关于人生者不小。"(《景岳全书》)

元代名医李东垣认为人的寿夭取决于元气，而元气的补充，关键在于胃气，指出"人寿应百岁，……其元气消耗不得终其天年"(《兰室秘藏》)，又指出"元气之充足，皆由脾胃之气无所伤，而后能滋养元气"(《脾胃论》)。可见，胃气旺盛，得以补充元气，则能终其天年。反之，元气消耗不得补充则夭折。朱丹溪在权衡老年人肾阴亏虚、"阴不配阳"，"胃气尚尔留连"二者之间的关系后，明确提出"补肾不如补脾，脾得温则易化而食味进，下虽暂虚，亦可少回"(《格致余论》)。朱氏深知老年人肾亏难复，故提出以后天补先天之不足，是有一定道理的。

2. 理虚妙道 胃气为念

老年人脏腑功能衰退，多为虚损疾病。清代费伯雄认为，"凡虚劳内伤实不出气血两途"。诚然，气血虚确为虚损之根基。《灵枢·营卫生会》曰："老者之气血衰，其肌肉枯，气道涩，五脏之气相搏，其营气衰少而卫气内伐。"老年人气血虚衰，形体枯萎，极需得到气血的不断濡养，而气血的化生来源于脾胃纳运的水谷精微，亦本于肾精的转化，两途同归，气血才能旺盛，故有"精血同源"之说。但是，老年人随着年龄的增加，肾精亦随之亏虚，精虚则气血转化乏源，气血化生两途已绝一径，故老年人主要仰赖脾胃的水谷精微以充气血，来濡养五脏六腑、四肢百骸，维持生命，正如宋代陈直说："高年之人，真气耗竭，五脏衰弱，全赖饮食，以资气血"(《寿亲养老新书》)。可见，对于气血亏虚的老年人，调理脾胃，鼓舞胃气化生气血，实属理虚不能缺少的大法。李东垣是有名的理虚能手，在当时兵荒马乱，民不聊生、饥寒交迫的年代，人们多患气血亏虚的虚损疾病，他参《内经》之底蕴，创立"脾胃学说"，以调理脾胃为本，处处以胃气为念的理虚思想，对于气血亏虚的老年病治疗，不能不说有宝贵的指导意义。

3. 沉疴养胃　扬布生机

老年人阴阳易于偏胜偏衰，气血易于亏损，脏腑机能易于失调，加之经受生活波折，饮食失调，境遇瞬变，苦乐悲欢等种种外在不利因素的影响，常致沉疴痼疾，如虚劳、癥瘕、中风、郁证等。此类疾病发展变化的结果，每每是邪盛正衰，以至死亡。然而，如能在邪盛正气尚未大伤之际，以顾护胃气为重，加以药治，扶正驱邪，每能使邪去而康复。唐代孙思邈所说"食能排邪而安脏腑"（《备急千金要方》）即是此意。朱丹溪认为，阴竭阳欲飞越的沉疴老年患者，之所以能够继续生存，是因为"天生胃气尚尔留连，又藉水谷之阴，故羁縻而定耳"。可知，朱氏沉疴养胃，保存胃气，以正驱邪的用心所在。近年对于癌症的治疗，常采用化疗杀灭及抑制癌细胞的方法，以图治愈。但化疗往往有一最大弊端，它不仅杀灭了癌细胞，也大量杀灭具有抗病能力的血白细胞，使正气日衰，病人不堪化疗的攻伐，难以支持。此时，运用中医中药鼓舞胃气，扶助正气，能使血白细胞提高，使化疗得以继续，最后有些可以治愈。可见，胃气的强盛，是治疗沉疴痼疾的重要条件。是故李中梓称："胃气犹如兵家饷道也，饷道一绝，万众立散；胃气一败，百药难施。"李氏这一形象的比喻，确实剀切中理。补胃气，增强正气与邪气的决斗能力，以正挫邪，可使疾病好转或痊愈。质言之，强胃气即在沉疴危难之际，扬布生机，有生机便有希望，所以《内经》说"安谷则昌，绝谷则亡"。

4. 调理脾胃　防患未然

调理脾胃，防患未然，历来被医家所重视。《灵枢·五癃津液别》指出"脾为之卫"。疾病的发生，其根本原因由于元气不足。元气既是人体生命活动的动力，又是抗御病邪的主要力量。元气根于脾，脾胃是元气之本。李东垣说："历观诸篇而参考之，则元气之充足，皆由脾胃之气无所伤，而后能滋养元气。若胃气之本弱，饮食自倍，则脾胃之气既伤，而元气亦不能充，而诸病之所由生也。"（《脾胃论》）可见，脾胃在保持人体健康、防御病邪中的重要作用。老年人元气不足，抗病力弱，故调理脾胃，增强抗病能力，预防疾病的发生，尤其有着十分重要的意义。

一般说来，饮食不节，情志失调，劳倦内伤特别是膏粱厚味等，多会影响胃气，为老年病发生的常见因素。孙思邈曾指出："关中土地，俗好俭啬，厨膳肴馐，不过菹酱而已，其人少病而寿。江南岭表，其处饶足，海陆鲑肴，无所不备，土俗多疾，而人早夭。"（《千金要方·养性》）现已证明，老年病如动脉硬化和冠心病的发病率，与饮食物有一定关系。膳食中脂肪成分较高的地区，血中胆固醇及脂蛋白都较高，动脉硬化性疾病也较多。

综上所述，调理脾胃对于老年病的防治，有着不可低估的价值，它是老年人摄生保健、延年益寿以及防病治病不可缺少的良法。老年人如能效之以法，持之以恒，可望"尽终其天年"矣。

（七）试谈肺阳虚 *

关于肺阳虚，历代医家很少明确论及，许多医籍中只提到肺气虚和肺阴虚，而不提肺阳虚。有鉴于此，笔者存心探索，今有一得，并陈管见于后。

1. 从阴阳学说看肺阳虚

阴阳学说认为，任何事物和现象都具有阴和阳两种不同属性。人体五脏同样具有阴阳两种属性。五脏之中，不能只有心阴心阳，脾阴脾阳，肝阴肝阳，肾阴肾阳，而无肺阳。李中梓说："无阴则阳无以化，无阳则阴无以生。"没有肺阳，哪来的肺阴？阴与阳二者互相依存，阴为阳之基，阳为阴之统。其"阳生阴长"，生生不息，从而保持着阴阳动态的平衡，即"阴平阳秘"。如果肺阳与肺阴双方失去了互为依存的条件，即所谓"孤阴"和"孤阳"，也就不能再生化和滋长了。

临床上肺阴虚证甚为多见，其病理结果，开始固然可以阴不敛阳而致使阳气相对偏亢，但病久阴精不足，源泉枯竭，阳气失于濡养，其功能必然因无阴滋助而逐渐衰减，岂不致肺阳亦虚？最后往往阴损及阳，阳损及阴，乃致阴阳两虚。这就是生理上"阴阳互根"、病理上阴阳偏胜偏衰甚至阴阳俱衰的必然规律。

---

*蒙木荣.试谈肺阳虚［J］.陕西中医，1985，6（3）：103-105.

2. 从历代文献看肺阳虚

《灵枢·本脏篇》中记载，卫气有"温分肉、充皮肤、司开阖"的作用，具有温煦、开阖功能的只有阳气所及，故卫气也称卫阳，"卫者，阳气也"即此意。卫气之所以有此等作用，它与肺的阳气宣发是分不开的，因此《中脏经》有"卫出于上"之说。当肺的宣发功能衰退，又可致"皮毛焦"的卫阳虚衰症候，《灵枢·经脉篇》曰："手太阴气绝，则皮毛焦。太阴者，行气温于皮毛也。故气不荣，则皮毛焦。"可见，肺的正常宣发靠的是肺阳，病理上出现皮毛憔悴，主要是肺阳虚的缘故。

汉代张仲景在《金匮要略》中写道："肺痿吐涎沫而不咳者，其人不渴，必遗尿，小便数，所以然者，以上虚不能制下故也。此为肺中冷，必眩，多涎沫，甘草干姜汤以温之。"《医宗金鉴》注云："所以然者，以上焦阳虚，不能约制下焦阴水，下焦阴水上泛而唾涎沫，用甘草干姜汤以温散肺之寒饮也"。以上说的"肺中冷""上焦阳虚"，提法不同，其义则一，虽然没有明确提出"肺阳虚"这个概念，但可诲人以义求其名，以方测其证，很明显，这证便是肺阳虚。在肺阳虚不能温化水饮的前提下，才导致肺痿吐涎沫诸症的发生。

唐代孙思邈在《千金方》中说："病苦少气不足以息，嗌干不津液，名曰肺虚冷也。"肺脏虚冷，阳气不足，津液不化，不能上承，咽喉失润，故少气不足以息，嗌干不津液。察其证，推其理，毋庸置疑，可断定为肺阳虚。

明代张景岳在《景岳全书·咳嗽篇》中指出："肺属金为清虚之脏，凡金被火刑则为嗽，金寒水冷亦为嗽。"所谓金寒水冷，指的是肺肾虚寒，即肺肾阳虚。在治疗上，张氏指出："气虚者，宜补阳，精虚者，宜补阴。"这里提的虽然是肺气虚，但与"宜补阳"句连在一起，肺气虚就可理解为肺的阳气虚，否则，"肺气虚"与"宜补阳"就失去证与治的协调性、节拍性。在该书"喘促篇"中，张氏对虚喘证治还提出："老弱人久病气虚发喘者，但当以养肺为主，凡阴胜者宜温养之，如人参当归姜桂甘草或加以芪术之属。"张氏说的"阴胜者"，无疑指的是肺阳虚。从所列举的药物组成来看，全方以益气温阳为主，与"阴胜者"的肺阳虚证是相应的，虽不言"肺阳虚"，但言下之意已包括了肺阳虚的内容。

清代张璐在《张氏医通·肺痿门》中说:"肺痿虚寒,羸瘦缓弱战掉,嘘吸胸满,千金生姜温中汤(生姜、桂心、橘皮、甘草、麻黄)。"在该书《喘门》中说:"虚冷上气,劳嗽喘乏,千金用半夏一升,人参、生姜、桂心、甘草各一两。"在该书《咳嗽门》又说:"嗽而声喑气乏,寒从背起,口中如含冰雪,甚则吐血,此肺气不足,胃气虚寒也,千金补肺汤(五味子、干姜、桂心、款冬花、麦冬、桑白皮、大枣)。"以上肺痿、喘、咳嗽,三者病名虽然不同,但致病的原因都为肺中虚寒,所表现的共同症候都有一派阳虚证,故在治疗上,三者所用的方药,都有姜、桂温肺中之阳气。虚寒治之以温补,温补施治于阳虚,这是治疗常法,张氏前后所述,不言而喻,三者其证均为肺阳虚。

清代医家唐容川在《血证论》中说:"咳喘之病,多属肺肾之阳俱虚,元气不支,喘息困惫。"唐氏对咳喘病的发病机理,明确地提出多属肺肾阳虚。印证于临床,久病咳喘属于肺肾阳虚者并非少见,往往是由于久咳伤及肺阳,而后累及肾阳所致。

近代张锡纯在《医学衷中参西录》中说:"惟心肺阳虚,不能如离照当空,脾胃即不能借其宣通之力,以运化传送,于是饮食停滞胃口,则痰饮生矣。"张氏阐明了心肺阳虚所导致痰饮形成的发病机理。在临床中,还介绍了用理饮汤(白术、干姜、桂枝尖、炙甘草、茯苓片、生杭芍、橘红、川厚朴)治因心肺阳虚,致脾湿郁滞,饮邪内生的病案。

《蒲辅周医疗经验》一书中指出,"五脏皆有阳虚阴虚之别:肺阳虚,则易感"。蒲氏不仅扼要地概括了五脏皆有阳虚阴虚病理变化的正确论断,而且特别指出"肺阳虚"这个独立的概念,这不正好揭示了单是肺气虚、肺阴虚局限病理变化的片面性吗?

可见,肺阳虚说并不单是源出一家,此仅择几家说明而已。有的提法比较含蓄,清代唐氏及近代张氏、蒲氏明确地提出来,对后人更全面更深入地揭示肺阳虚这个被忽略了的病症将起到积极的作用。

3. 从临床证、治看肺阳虚

肺阳虚,不仅在理论上不可否定,而且在临床实践中也屡见不鲜。据笔者观察,肺阳虚的症候特点概括起来有:一是有一般虚寒表现,如畏寒肢冷,少气倦怠,神疲乏力,语声低怯,面色㿠白或憔悴,舌淡苔白,脉虚无力等；二是肺脏本身阳气受损，肺功能失常所表现的咳逆倚息，痰涎清稀，胸闷不舒，其形如肿，自汗畏风，时时感冒等症。其发病形式，有单纯肺阳虚的，也有肺阳虚累及他脏或他脏阳虚累及肺脏的。这类兼杂两个脏腑以上的阳虚证，尤以心肺阳虚多见，其他还可见到肺脾阳虚、肺肾阳虚等证。偶尔见到肺、心、脾、肾阳气皆虚者，其时证情已是残光欲灭。单纯肺阳虚者，平素体质软弱，不任风寒，稍为不慎，则经常感冒。此时为肺气虚之甚，肺阳虚之始，阳虚程度较轻，治以益气固表，祛风散寒，常用桂枝汤合玉屏风散加参、术之属，使肺阳较快恢复。如果失于治疗，病情延绵，加之反复感冒不易痊愈，病者可出现上述典型的肺阳虚症候，往往为感冒诱发而加重，治以温通肺阳，祛邪化饮，常用小青龙汤加参、芪、术之属。此类病证，经积极治疗，以及平时注意防寒保暖，病情尚可得以缓解。

心肺阳虚者，往往为肺影响于心，或心影响于肺而发病。缘心主血，肺主气，若肺阳虚衰，阳气不足以温运心血，心阳失养，则可致心阳虚。反之，心阳不足，心血亏虚，肺脏阳气失于濡养，亦可致肺阳虚。心肺阳虚除表现肺阳虚症候外，尚有心悸怔忡，尿少肢肿，口唇指（趾）端发绀，脉结代无力等症。治以温通心肺阳气，佐以益气行血化饮，常用细辛、干姜、法半夏、人参、桂枝、薤白、云苓、炙甘草、丹参之类，阳虚甚者加熟附子。

肺脾阳虚者，二者可互相影响致病。脾阳虚衰，生化不足，肺阳失养，或脾虚寒痰内生，久贮于肺，耗伤阳气，均可导致肺阳虚。反之，肺阳不足，宣降失常，痰饮内停，困脾伤阳，亦可致脾阳虚。肺脾阳虚除有肺阳虚的见证外，还有纳食不振，脘腹胀满，咳痰量多呈白泡沫，或泛吐清涎，大便溏，面色萎黄，形瘦气弱等脾阳虚征象。治宜温中健脾、宣通肺阳，常用苓甘五味姜辛汤，六君子汤化裁。

肺肾阳虚者，其发病亦然。盖肺属金、肾属水，金水相生，如果肺阳虚衰，母病及子，可致肾阳不足。肾为元阳之根本，肾阳不足，肺阳失于温煦，即子病及母，也可致肺阳虚。肺肾阳虚除表现肺阳虚见证外，尚有畏寒肢冷明显，呼长吸短，甚则张口抬肩，腰膝酸冷，小便清长，或五更泄泻，或男子阳痿，或女子闭经等症。治以益肾阳，温肺阳为主，常用参蛤散、苓甘五味姜辛汤、金匮肾气丸化裁，兼有表证者，用麻黄附子细辛汤。

综上几种证型，相对而言，单纯肺阳虚证较兼杂其他脏腑阳虚易于治疗，其病情持续时间较短。如果失于治疗，或治疗不当，或不注意忌宜，保养，那么，也容易延化成兼杂阳虚证，造成证候错综复杂而病程漫长。正因为这种缘故，所以临床上往往见到单纯肺阳虚较少，而见到肺阳虚兼杂其他脏腑阳虚证较多，尤其是心肺阳虚证，因心肺同居上焦，脏腑之间紧密相连，肺之阳气与心血之间的功能关系也非常密切，只要一方病变，极易累及对方。毋庸讳言，由于肺阳虚兼杂其他脏腑阳虚病情的复杂性，治疗上往往比较困难，尽管经治疗病情暂时得以缓解，但极易复发。

以上所及肺阳虚的种种表现，无疑也是广大医者在临床中所经常遇到的，它提示我们：肺阳虚不仅有其症，而应有其名，有其病理变化过程，有其在祖国医学中名副其实的位置；在治疗上有一个良好的时机，即早期肺阳虚，抓住这个时机，就可以治愈，就可以防止单纯肺阳虚蔓延到其他脏腑阳虚的兼挟证。

（八）试论肾实证 *

五脏为病，均有阴阳虚实之别，肾脏当不例外。然近代不少医家受宋代钱乙"肾主虚，无实也"思想的影响，偏崇肾虚一面，不及邪实之说，以至肾实证在后世医书中鲜有提及。有鉴于此，笔者在复习有关文献的基础上，结合个人临床的肤浅体会，认为肾实证是客观存在的。兹试做探析如次。

1. 历代医家对肾实证的认识

肾实证的记载，源于《内经》，如《灵枢·本神》曰："肾气虚则厥，实则胀。"认为肾气虚弱，元阳不足，则手足厥冷；肾为胃关，实则开关不利而发生腹胀。《素问·玉机真脏论》说："脉盛，皮热，腹胀，前后不通，闷瞀，此谓五实。"王冰注解："脉盛，心也；皮热，肺也；腹胀，脾也；前后不通，肾也；闷瞀，肝也。"肾开窍于二阴，二便不通，故为肾实。

晋代王叔和在《脉诀》中认为，"实梦腰难解，虚行溺水湄"。盖腰者

---

* 蒙木荣.试论肾实证 [J].广西中医药，1986，9（1）：4-5.

肾之府，肾邪实，则精血留滞而不通，故常梦腰间有所系。《脉经》指出："左手尺中神门以后，脉阴实者，足少阴经也。病苦膀胱胀闭，少腹与腰脊相引痛。"肾脏邪气盛实，气机阻滞，尿道不畅，故膀胱胀闭，腰脊引痛，与现代医学的泌尿系结石实为相似。

隋代巢元方在《诸病源候论·肾病候》中说："肾气盛为志。有余则病，腹胀飧泄，体肿喘咳，汗出憎风，面目黑，小便黄，是为肾气之实也。"肾脏邪气盛实，主水无权，水邪泛滥，上凌肺脾。凌脾则运化失司而腹胀飧泄，凌肺则宣降失职而出现体肿喘咳，面目黑等症。

唐代孙思邈在《千金方》中说："病苦舌燥咽肿，心烦嗌干，胸胁时痛，喘咳汗出，小腹胀满，腰背强急，体重骨热，小便赤黄，好怒好忘，足下热痛，四肢黑，耳聋，名曰肾实热也。"之所以肾实证见于上述诸症，缘足少阴经贯脊至腰，属肾络膀胱，其直行者从肾上贯肝膈入肺，沿喉咙扶舌根部。肾实热邪作祟，循经蔓延，乃侵犯脏腑筋骨使然。

明代张景岳在《景岳全书·传忠录》中提出："肾实者，多下焦壅闭，或痛或胀，或热见于二便。"短短数语，言约意丰，可谓寓己见于前人肾实证大成之中矣。此外，与景岳同朝代的朱棣的《普济方》、王肯堂的《医学津梁》、孙文胤的《丹台玉案》；清代蒋示吉的《医宗说约》；朝鲜许浚的《东医宝鉴》；日本丹波元简的《杂病广要》等，关于肾实证都有记载，由于篇幅所限，不再一一赘述。可见，对于肾实证的认识，并不是一朝一代酝酿而成的，而是人们长期医疗实践的经验总结。

2. 肾实证发生的机理

包括肾脏在内的任何脏腑，在病理方面都有虚实之变，所谓"虚""实"者，即《内经》指出的"邪气盛则实，精气夺则虚"之意。肾脏与其他脏腑相通共体，共同组成一个与外界密切相关的有机体。《素问·玉机真脏论》说："五脏相通，移皆有次，五脏有病，则各传其所胜。"肾脏既然不可能偏安一隅，自然不可避免外邪及他脏病邪的侵袭，不可避免本脏内伤发病，终可能出现肾实证。

肾实证发生的病理过程，归纳起来，主要有三方面：一为外邪入侵犯肾；二为他脏病变，影响及肾；三为肾本脏内伤，邪气盛实。

（1）外邪入侵犯肾。其变有三，《素问·热论》说："伤寒一日，巨阳受之……二日阳明受之……三日少阳受之……四日太阴受之……五日少阴受之，少阴脉贯肾络于肺，系舌本，故口燥舌干而渴。"可见，外邪内侵，可循经脉顺传于肾，引起口燥舌干而渴等肾实证，此其一。《素问·玉机真脏论》说："今风寒客于人……弗治，病入于肺……弗治，肺即传而行于肝……弗治，肝传之脾……弗治，脾传之肾，名曰疝瘕，少腹冤热而痛。"指出风寒外邪内侵，可沿脏腑"传之于其所胜"，最后脾传之肾，引起疝瘕的肾实证，此其二。《伤寒论》论述三阴病成因分"传经"与"直中"两类。"病有发热恶寒者，发于阳也；无热恶寒者，发于阴也"，可见，在邪重正虚情况下，有起病即见三阴证者，称为"直中"。"直中"是外邪入侵的又一方式，此其三。"直中"的病理基础，多为心肾阳虚所致，其证多为虚中挟实。

（2）他脏病变，影响于肾。如《素问·气厥论》说："肺移寒于肾，为涌水，涌水者，按腹不坚，水气客于大肠，疾行则鸣濯濯如囊裹浆，水之病也。"肾为水脏，肺主生原。是以肺之寒邪移于肾，阳气不化于下，则肾之水气如泉上涌。水气客于大肠，疾行则鸣，濯濯有声，如囊裹浆者，水不沾濡，流走肠间也。

（3）肾本脏内伤，邪气盛实。肾主水，赖肾中精气的蒸腾气化，主宰着整个津液代谢。如果肾的气化失常，开阖不利，可变生他证。或聚水不化，或气滞血瘀，临床出现腰腹疼痛、血尿、水肿、淋证、尿毒上攻等症，此系肾本脏病理变化，形成的邪气盛实。此类病症有的往往病程漫长，正气日衰，中后期多现虚实错杂证。

3. 肾实证的临床辨证与治疗

参考文献记载及结合笔者的临床体会，将常见的肾实证的证治大致分为以下四方面：

（1）肾经风寒湿邪。

①肾著：风寒湿邪内著于肾经，肢体困重，腰膝冷痛，小便自利。治宜散寒除湿，则肾著可愈。甘姜苓术汤主之（《金匮要略》方）。

②骨痹：风寒湿邪痹阻筋骨，腰脊疼痛，不得俯仰，遇寒尤甚。治宜温经散寒。附子汤主之（《黄帝素问宣明论方》方）。

（2）肾经风湿热邪。

①耳聋：风热上窜，两耳肿痛，耳鸣耳聋。治宜疏风清热解毒。荆芥连翘散主之（《万病回春》方）。

②湿热淋：湿热下注，尿赤频急，腰痛或发寒热（如肾盂肾炎）。治宜清热利湿。八正散主之（《和剂局方》卷六方）。

③膏淋：湿热下注，尿如脂膏，尿频茎痛（如前列腺炎）。治宜清热利湿，分清泌浊。程氏萆薢分清饮主之。

④遗精：湿热下流，尿赤遗精，腰膝困重。治宜清热化湿。二妙散合程氏萆薢分清饮主之。

（3）肾经（脏）瘀血、结石。

①外伤腰痛：肾经瘀血，腰痛如刺，不可俯仰。治宜活血化瘀。桃红四物汤加味主之。

②肾脏结石：湿热煎熬，肾脏结石，腰腹绞痛，或尿出砂石。治宜排石通淋。石苇散主之（《和剂局方》方）。

（4）肾脏气化失常。肺移寒于肾，肾脏气化失常，关门开合不利，肢体浮肿，如囊裹浆，按腹不坚，或喘咳。治宜宣肺、化气行水。葶苈汤主之（《河间六书》方）。

以上所及多为早期肾实证的证治。当病情迁延日久变生虚实错杂证，应按变证论治。

4. 肾实证理论对临床的指导意义

临床上肾实证并非鲜见。可是人们习惯认为"实则太阳，虚则少阴"，把实证归于膀胱，把虚证归于肾脏，这无疑是片面的。如肾脏结石，肾未虚之时，往往表现为肾实证，治疗上采用利尿排石的攻下法，每取得较好疗效，而并非补法之所宜。病邪病位在肾，治法用药为泻肾，如果认为属实证就归于膀胱，岂不与实际相违背？

由于肾藏精，为元阴元阳之府，其病理特点常因损削致虚。然其屡受病邪侵袭时，又可造成病理上虚实错杂之证，此为肾实证存在的另一种形式。不可一概以虚论治，必须虚实兼顾，或先攻后补，或先补后攻，或攻补兼施。

"虚"与"实"是一对可分不可离的对立统一体。肾实证不仅在理论上不能否定，而且在临床上也是客观存在的，应该正视它，肯定它，确立它的地位，这样，祖国医学肾病学的理论才得以完善。完整的肾病学理论，对于临床中不管是肾虚证、肾实证或虚中挟实证，才有充分的理论可依，治疗用药才有据可凭，当攻就攻，当补就补，当攻补兼施就应虚实兼顾。如果不承认肾实证的存在，一概以肾虚论治，以补法治实证，那么，只能适得其反，犯"实实"之误。

二、医话

（一）试论临床辨治的虚实联袂 *

对于疾病病性的辨析，历代医家多据《内经》所说明"邪气盛则实，精气夺则虚"演绎，断分虚证、实证两端。然而，走出纯理论的推导，征之临床，乍看虚证、实证若是，细审则非。笔者认为，在人体"虚"的病理基础上，虚而致实的联袂病变较为常见。因此，探讨虚而致实的联袂病变的规律，对于系统分析疾病全局，正确辨证疾病各阶段矛盾的主次，拟订攻补治疗方案，都具有重要的指导意义。

1. 虚实联袂的病机

虚、实之变，反映人体正邪斗争胜负的动态特征。它与阴阳盛衰的变化一样，正虚则邪实，邪实则正虚。《内经》所言"阴平阳秘，精神乃治"的健康体态，是因为"正气内存，邪不可干"的缘故。反言之，"邪之所凑，其气必虚"，是因虚必致邪实的病理结果。这种虚而招邪致实病变之因及表现，缘人体阴、阳、气、血、津、液内虚，因虚失衡，此衰彼亢。如阴虚导致阳亢，乃至生风；阳虚不足以温煦，而致寒邪内生。或因虚而生的病理产物，形成虚而兼实。如血虚流行艰涩，导致血瘀；气虚导致气滞，

---

* 蒙木荣，叶庆莲.试论临床辨治的虚实联袂 [J].浙江中医杂志，1992，27（5）：226-227.

血阻、痰凝。或因诸虚不足，卫外不固，虚邪贼风易于乘虚而入，每致外感病。正如《金匮要略》说："虚劳诸不足，风气百疾。"

2.虚实联袂的变化规律

《内经》指出："年四十，而阴气自半也，起居衰矣；年五十，体重，耳目不聪明矣；年六十，阴痿，气大衰，九窍不利，下虚上实，涕泪俱出矣。"年龄从四十至五十、六十，渐向衰老，虚状由轻到重，虚而致"体重"，乃至"九窍不利，下虚上实，涕泪俱出"之实证，渐次而加。由此可见，虚而致实的变化有一定规律性，即正虚轻，邪实亦轻；正虚重，邪实亦重。反言之，邪实轻，正虚亦轻；邪实重，正虚亦重。诚如某些肺痨轻症，其正虚不甚，即便痨虫侵蚀，然仅表现偶尔咳嗽等轻微实证，甚至无其他不适，日后X线检查才发现肺部病灶已愈。虚甚邪实亦甚者，诸如肺虚甚之劳嗽痰多，胸闷气逆；肾阳虚衰之尿少、尿闭、浮肿、肢厥；心阳衰微之血瘀胸痹、心悸怔忡等，即所谓"至虚有盛候"之属。

3.虚实联袂的证治要领

不难看出，虚而致实的病理联袂变化，最终导致虚实夹杂之病症。此证治疗是以扶正祛邪为大法，但具体运用时又可灵活变通。其方法大致分为三种：一为正虚不显，所致邪气成实不甚，不须专门扶正，自恃正气振奋，稍借攻邪药力之助，则邪去正安；或不须药治，鼓舞正气来复，则邪气自退，疾病自愈。二为正虚较重，属阴、阳、气、血不足，脏腑功能失调，此虚彼亢成实者，多以补虚为主，祛邪为次。如钱仲阳创制六味地黄丸，以熟地、山萸肉、山药滋补肝肾为主，又以泽泻、丹皮、茯苓清泻虚亢之阳热，寓泻于补。三为正虚甚，形成痰、瘀、水等有形之实邪亦甚者；或正气卒然受挫殆危，邪气甚嚣者，多为先攻后补，或先补后攻，或且攻且补，权衡利弊，药宜攻专效宏。如《金匮要略》的大黄䗪虫丸，以其活血通络、消瘀破癥之力，治疗虚劳至极羸瘦，腹满不能饮食，内有干血之病证；《正体类要》参附汤，以其大温大补、回阳救脱之用，救治疾病过程中，阳气暴脱，脉微欲绝之证；臌胀晚期，形瘦骨立，腹大如瓮，多数医家遵《内经》"衰其大半而止"之旨，攻一阵，补一阵。凡此种种，组方与治法之意，皆为攻补专一而设。笔者曾治疗韦姓患者。1990年3月中旬，患者因腰部突然刺痛，转侧加剧，到某医院摄片检查，发现第4～5腰椎明显增生，给服消炎痛及中药身痛逐瘀汤均无效。患者要求手法推拿治疗，但因其有陈旧性心肌梗塞而未敢施术。刻下诊见：形容憔悴，头晕耳鸣，拄杖而坐，腰痛不能转侧，眠食甚差。舌暗红，苔薄微黄而干，脉弦细尺弱、偶结代。患部腰椎明显压痛，活动受限。诊为肾虚血瘀腰痛。予左归丸加减：熟地、续断、山药、川牛膝、枸杞子各 15 克，山萸肉、菟丝子、杜仲各 10 克，骨碎补 12 克，炙甘草 6 克，田七粉 2 克（冲服），每日 1 剂。另用制马钱子 3 克，乳香、没药各 15 克，制川乌 6 克，砂锅炒黄研末，醋调外敷腰痛部位，2 日一换。治疗 10 天，疼痛明显减轻，已能弃杖行走，腰部前后左右活动接近正常。原方化裁，再调理半月，腰痛完全康复。此证之辨，由于肾虚阴精不足，不能生髓养骨，骨府虚亢，乃至腰骨增生变形，瘀阻气血运行，是故不通则痛。缘血瘀邪实为结果，而引起血瘀之因则是肾虚。拟左归丸加减补肾填精以治肾虚，用马钱子、乳香、没药、川乌研末外敷活血化瘀、行气止痛，故获良效。

（二）评"病诸内必形诸外"[*]

"病诸内必形诸外"为朱丹溪根据《内经》"由表知里""司外揣内"的原理提出来的。它作为中医辨识疾病的方法论，历代相传，乃至被后世医家奉为圭臬。这种方法论的合理内核以及临床实用价值何在？有无其局限性？弄清这个似乎已成定论的问题，对于正确评价及运用该方法论，把握临床辨证信息的规律，都具有普遍的指导意义。因此，笔者以不回避临床实践的立场，对此进行初步探讨。

1. 合理性与实用性

早在 2000 多年前，医学先辈们在经历长期的医疗实践之后，积累了较丰富而零散辨识疾病的经验。与此同时，当时的哲学思想核心——阴阳五行学说以及天文、地理、气象、历法、物候、心理、社会等学科不断向中医渗透，自然形成"天人相应""形神统一"等整体观、生命现象及生理、病理变化得以较合理的阐释，"司外揣内"的诊断疾病方法也由此应运而生。《灵枢.外揣》篇说："日与月焉，水与镜焉，鼓与响焉。夫日月之明，不失其影，水镜之察，不失其形，鼓响之应，不后其声，动摇则应和，尽

---

*蒙木荣，叶庆莲.评"病诸内必形诸外"[J].北京中医，1991（5）：9-11.

得其情。"又说:"五音不彰,五色不明,五脏波荡,若是则内外相袭,若鼓之应桴,响之应声,影之似形。故远者司外揣内,近者司内揣外,是谓阴阳之极,在地之盖。"自《内经》这人与自然界的统一、人体内外环境变化的统一观点的提出,世代沿袭,反复验证,至朱丹溪时,已形成"病诸内必形诸外"的结论性论断。可以说,此论断是"实践—理论—再实践—再理论"唯物辩证法的结晶。医学家们根据人体内外环境变化与自然界的"响之应声""影之似形"相类的规律,通过体表的五色、五音等信息,而诊断相应的疾病。如心主血脉,开窍于舌,若脉结代,舌尖有瘀斑,则为心血瘀阻;肺主皮毛,开窍于鼻,若皮毛枯槁,嗅觉不灵,则为肺气虚衰;脾主肌肉,开窍于口,若肌肉瘦削,口淡乏味,则为脾气虚弱;肝主筋,开窍于目,若手足抽搐,目斜上视,则为肝风内动;肾主骨,开窍于耳,若胫酸无力,耳鸣耳聋,则为肾精不足;等等。予以相应治疗,效验可靠,并经得起重复。充分显示了"病诸内必形诸外"方法论之系统性、整体性的科学价值。众所周知,现代医学正以惊人的速度发展,但当其发现研究局部组织器官不能完全解释人体整体病变的一系列问题时,又不得不寻求于当代系统理论为之变革,不得不借鉴于中医的人体整体观。因此,"病诸内必形诸外"这个经过《内经》的阐发,朱丹溪进一步论证,后人反复临床实践检验的方法论,不仅符合客观世界事物变化的一般规律,而且也顺应当今科学发展趋于辨证综合的系统时代潮流,这正是它历经千百年而不衰的合理内核。

作为一种方法论,之所以能够贯通古今,是因为它不但具有上述理论与实践统一之合理性,而且具有实用性。我们知道,古人在只能宏观研究人体的当时,不懈地"司外揣内",不断总结出丰富的辨证诊断学内容,大大促进了中医的发展。这不仅是古代中医的成就,就是在微观分析人体比较深入的今天,这种"司外揣内"的诊病方法,也仍然大有作为。由于微观检查受时间、空间、条件等限制,不可能也不必要每一患者或每一病证都要借助微观检查才做出诊断;不须微观检查而能及时做出诊断者,还可避免某些人为的肉体痛苦及副作用。更为重要的是,有些微观检查,也未必穷尽相应的疾病症结,这方面与中医辨证相比,则显得相形见绌。例如一个肝炎病者,西医根据肝功能化验正常,即认为病情好转,无须治疗了。而肝区疼痛，纳呆腹胀，神疲乏力，大便溏烂，舌苔厚腻等症尚未消除。从中医角度辨证，这是肝气郁滞，湿邪未清之证。予以疏肝理气，健脾化湿治疗，能收到较理想效果。又如某些肝脓疡、肺脓疡恢复期患者，发热已退，经Ｘ光、Ｂ超检查脓腔已消失，血象检查也属正常，那么西医认为疾病痊愈了。但患者仍胸胁烘热，虚烦盗汗，纳呆口干，舌红少津。中医则认为余热未清，阴津亏损，予以养阴清热，调理脾胃，而获预期良效。还有一些经各方面理化检查未发现病灶，但又自觉痛、胀、烦、麻等不适之症患者，西医多称之为"神经官能症"予镇静剂治疗未效，而中医则根据"四诊"外在信息，认为其病机为"脏腑枢机不利"，或脏阴亏损，或肝气郁滞，或心肾不交，予以相应治疗，也收到较好疗效。可见，中医根据外在症状而"揣测"内在疾病，有其独到之处。

2. 缺陷性与局限性

"病诸内必形诸外"辨识疾病的方法论，在其临床应用中的合理性与实用性，以及对中医发展的促进作用毋庸置疑。然而也有一定的缺陷性与局限性。

这种方法论的最大缺陷，在于违反了认识过程中的一般与特殊的辩证关系，过分强调了"病诸内必形诸外"的必然性，忽略了"病诸内不一定形诸外"的特殊性，致使"一般"与"特殊"的关系严重倾斜。如不少肾结石患者在结石无活动的情况下，一般不出现疼痛及尿出砂石的现象，甚至结石伴随患者终生而无临床症状；又如有的肺结核患者，在其发病过程中无任何不适，而在以后体检中才发现结核病灶已钙化；有的乙型肝炎患者并无肝区胀闷疼痛，无饮食减少，体倦乏力等症，但多次化验检查肝功能异常而诊为乙肝者；有的慢性肾炎患者，水肿消退，饮食增进，体力恢复之后，中医则认为"诸恙悉除"，无证可辨了，而西医检查尿蛋白尚为阳性，还断为病未痊愈，等等。诸如此类例子，其内在的疾病，由于人体结构复杂及体质差异等原因，不能反馈出外在的信息。我们应该承认这种"不能形诸外"的特殊性，应该对这种特殊性深入研究。

早诊断、早治疗，这是医学界公认的一个基本原则，也符合中医"防患于未然""防病传变"的指导思想。然而"病诸内必形诸外"外在信息出现的迟早相去甚远，以之为诊病依据，有时却显得无能为力。如某些癌变，待到癌症状出现时，已届晚期；有些消化性溃疡病者，不一定出现胃脘胀痛，嗳气反酸等不适之症，直到并发呕血、便血或胃穿孔后，才检查发现原来患溃疡病；有些早期高血压、早期糖尿病患者，也无任何自觉或他觉症状，到中晚期才出现症状，等等。对于这类病症，茫茫然揣测不了"病诸内"的早发，而姗姗来迟的"形诸外"则已成为过去。显然，这有悖于早诊断的原则，乃至延误病情及早治疗的机会，酿成不良后果。

另外，"病诸内必形诸外"对于单一脏腑病变来说，尚能因果对应联系，但对于复杂系统、多脏腑病变则极易出错。虽然中医也研究诸如"肝胃不和""脾肾两虚""肝肾阴虚"等多脏腑病变，但其研究的方向是多脏腑病变，对应的是多症状的综合，忽略了多因一果的病证现象。系统论有个重要定理：一定的结构对应着特定的行为，但一定的行为则对应着整体一类结构。后者即多因一果现象。临床上多因一果病证并不少见。如痢疾及肠癌均可出现腹痛、便下脓血；肺结核及肺炎可同时出现胸痛、咳嗽、潮热盗汗，或高热寒战；有的冠心病心肌梗塞不一定像《内经》描述的"真心痛，手足青至节，心痛甚，旦发夕死，夕发旦死"那样严重，而表现为胃脘痛，与胃病症状相类等。这类病症，症状容易混淆，如果不用微观辅助检查，极易误诊。有的盲目治疗效果不好之后，才重新考虑另外的疾病。可见，"病诸内必形诸外"对于多因一果病证的诊断，也不同程度暴露出它的局限性。

3. 辨证地运用"病诸内必形诸外"方法

"病诸内必形诸外"的方法论，是建立在宏观系统研究的基础上，它的侧重在于辨证综合的角度认识人体疾病的内外联系，它以"四诊"外在信息为依据，以直觉感官为判定标准来诊断疾病。尽管其具有很大的优越性，但毕竟未能完全洞察人体内部复杂的病变。因此，我们必须正确地认识此方法论，不能因为它的优越性而视为万能神方，也不能因为它的某些缺陷与局限而一概鄙弃。在运用此方法论的原则上，既要继续发扬它自身的优势，又要避其短而设法提高它的可靠程度及实用价值。

现代医学的微观分析性研究是建立在近代自然科学的分析方法基础之上，它侧重在于对组成人体局部组织器官的深入认识，虽然它的学术体系与中医学术体系不同，交汇语言有别，但在"病诸内必形诸外"方法论遇到某些疑难病证辨证困难时，借助微观检查则能发现疾病症结，帮助疾病的诊断。从某种意义来说，微观辨证可辅助宏观辨证进一步认识人体整体，弥补"病诸内必形诸外"方法论的某些不足。

如何借助微观分析为我所用，这当然不仅是个认识问题、科学问题，还是个方法问题。就目前中医界借助微观检查的情况来看，各人使用的范围、频率、深度相差甚远。因此，必须注意纠正两种偏向：既要防止逆反心理而将微观检查杜之门外，又要避免乱用、滥用微观检查。一般来说，在熟练把握"病诸内必形诸外"方法论规律的基础上，主要针对那些不按常规表现的特殊病症，如"无证可辨""证状迟现""多因一果"之证，选择借助微观检查，以提供佐证，开发"无证可辨"新的辨证动机。只有这样，"病诸内必形诸外"方法论才能增添新的活力，焕发其古老的青春，推动中医事业向前发展。

（三）张景岳使用熟地黄探析 *

张景岳，明代山阴人，名介宾，字会卿。创制新方八阵，辑集古方八阵，推人参、熟附子、熟地黄、大黄为药中四维，弥觉可珍。尤以善用熟地黄，负一时医名之盛，而得张熟地之美称。《景岳全书》为其晚年之作，书中蕴藏张氏使用熟地黄之精粹。兹采撷其要，试作探析如次。

1. 善用熟地黄　殊多卓识

景岳善用熟地黄，有其学术渊源。他认为诊病施治必须先审阴阳，乃为医道之纲领。阴阳原同一气，火为水之主，水即火之源，水火二气，可分不可离。批驳河间"以暑火立论，而专用寒凉，克伐阳气"之谬，力排丹溪"阳常有余，阴常不足"之非，责其制滋阴大补等丸以黄柏、知母苦寒为君之积陋，而崇尚东垣"调理脾胃，以培后天之本"的思想。然尚嫌未能尽斥一偏之弊，更悉心羽翼，增广师说，宣阐阴阳不可偏颇之理，提出先天无形之阴阳为元阴元阳，后天有形之阴阳为血为气。推崇熟地黄、人参在补阴、阳、气、血中不可替代的特殊作用。《本草》言熟地黄入手足厥少阴经，大补血衰，滋培肾水，填骨髓，益真阴，专补肾中元气。而景岳据熟地黄味甘微苦，味厚气薄而沉，为阴中之阳药，跳出《本草》之蕃篱，扩充熟地黄之应用范围。他认为，"至若熟则性平，禀至阴之德，气味纯静，故能补五脏之真阴"。因此，滋阴离不开熟地黄，补血离不开熟地黄，生精以益气离不开熟地黄，阴中以求阳离不开熟地黄。在其创制的新方八阵中，除攻阵不用熟地黄外，其余七阵，均见用熟地黄。归纳之有以下效用。

补阵用熟地黄者，以其组方，大补阴、阳、气、血。景岳指出，"有气因精而虚者，当补精以化气"，"又有阳失阴而离者，不补阴何以收散亡之气"。故曰："善补阳者，必于阴中求阳，则阳得阴助而生化无穷；善补阴者，必于阳中求阴，则阴得阳升而泉源不竭。"在其创制的 29 首补阵方剂中，用熟地黄为主组成的滋补阴血，或滋阴以化阳，或补精血以益气的方剂就有 21 首，足见景岳补阵用熟地黄之匠心，寓意精确。

和阵用熟地黄者，和其不和，补虚而祛邪。景岳说："犹土兼四气，其于补泻温凉之用无所不及，务在调平元气不失中和之为贵也。"如用金水六君煎，治肺肾虚寒，水泛为痰，或年迈阴虚血气不足，外受风寒咳嗽痰喘之症，即以熟地黄补肺肾，和其不及，合用半夏、陈皮、茯苓祛邪之过。

散阵用熟地黄者，扶正而散表邪。如用五柴胡饮，治中气不足，外邪不散之伤寒证，即以熟地黄合归、芍、术、草等药，扶助中气，鼓动内劲，防邪内陷，稍借柴胡散邪，即病自愈。

寒阵用熟地黄者，滋阴以降火而祛虚热之邪，即"壮水之主，以制阳光"。景岳认为"火本属阳，宜从阴治"。如用化阴煎治水亏阴涸，阳火有余，小便癃闭，淋浊疼痛等症，以熟地黄合生地黄，滋水以制火，佐以清利之品，而达到开闭治淋之目的。

热阵用熟地黄者，滋阴以益阳而除虚寒之邪。丹溪提出"气有余便是火"，而景岳则补之"气不足便是寒"，认为阳气不足者，寒从中生，当以滋阴济阳。如用理阴煎治虚寒内生所致的胀满呕吐，腹痛吐泻，妇人经迟血滞等症，以熟地黄合肉桂、干姜滋肾济阳，补火暖土，则诸寒自散。此即阴中求阳治本之法。

固阵用熟地黄者，固其泄也。凡久病伤精耗气失摄，而致久咳为喘之气泄，久遗成淋之精脱，二便不禁之肾亏等症，景岳认为皆属"在下在里之病，宜固精，精主在肾"。如用固阴煎治阴虚滑泄，带浊淋遗及经水因虚不固之证，即以熟地黄为主，补肾固阴以治泄。

因阵用熟地黄者，因其虚也。如妇人血虚经滞不畅腹痛，而用决律煎；妇人冲任失守，胎元不安，而用胎元饮；男子阳痿，精衰虚寒无子，而用赞育丹；小儿血气不充，痘疹透发不畅，而用六物煎等方。方中所用熟地黄，即针对肾精虚衰，阴血亏损之因而设。

2. 重用熟地黄　独运韬略

景岳之所以极为欣赏熟地黄，在许多方剂中重用熟地黄，是因为熟地黄性平，禀至阴之德，气味纯静，能补五脏之真阴，而又于多血之脏为主要。他认为："人之所以有生者，气与血耳。气主阳而动，血主阴而静。补气以人参为主，而芪、术但可为之佐；补血以熟地黄为主，而芎、归但为之佐。然在芪、术、芎、归则又有所当避，而人参、熟地则气血之必不可无。故凡诸经之阳气虚者，非人参不可，诸经之阴血虚者，非熟地黄不可，人参有健运之功，熟地黄禀静顺之德，此熟地黄之与人参一阴一阳，相为表里，一形一气，互主生成，性味中正，无逾于此，诚有不可假借而更代者矣。"在诸虚之补法中，景岳将熟地黄、人参置于极其重要位置。然而，熟地黄与人参在用量上又有所区别，因"阳性速，故人参少用亦可成功，阴性缓，熟地黄非多难以奏效"。在他创制补剂中，熟地黄用量可高于人参及他药数倍乃至十数倍。如后世奉为滋补肾阴之代表方左归饮，熟地黄用量 1～2 两，而枸杞子、山药、山萸肉均为 2 钱；温补肾阳之代表方右归饮，熟地黄也可用至 1～2 两，而熟附子、肉桂、山药、枸杞子、山萸肉各用 1～3 钱。大补气血之两仪膏，人参用 4 两，而熟地黄却用 1斤；由李东垣的补中益气汤演变成的补阴益气煎，熟地黄用 1～2 两，而人参、当归、山药仅用 2～3 钱，陈皮 1 钱。于此可见，景岳不管是补阴补阳，还是补气补血，皆以熟地黄之重为法宜，处处凝聚着他"阴中求阳，阳中求阴""阳动阴静，阳走阴守"之辨证思想结晶。

景岳不仅于虚证重用熟地黄，而且于某些虚实夹杂之证也重用熟地黄。如用玉女煎治水亏火盛，少阴不足，阳明有余，烦热干渴，牙痛失血等证。熟地黄用至 1 两，而石膏仅用 3～5 钱，麦冬、知母、牛膝各钱半至 2 钱。以熟地黄之重，滋水制火，以阴制阳，以静制动。充分体现了景岳辨析之入微，重用熟地黄之才略。

3. 巧用熟地黄　别具心法

古往今来，诸多医家认为熟地黄有补肾填精、滋阴补血之优，也有腻滞碍胃、湿润滑利之弊。因此对于气机阻滞，痰湿水泛，脾虚成泄，外邪束表等证，则忌之慎之。而景岳则不然，他认为经过合理配伍，熟地黄可化弊为利。并力排误说："今人有畏其滞腻者，则崔氏如以用肾气丸而治痰浮？有畏其滑泽者，则仲景何以用八味丸而医肾泄？"不仅如此，景岳还极尽"一隅三反"之能事，阐发熟地黄之新解，独辟蚕丛，经他匠心巧运，创制出不少寓有新意、效用卓著的方剂。如受张仲景理中汤的启发，而演化出理阴煎，加麻黄治疗真阴虚弱、外感风寒之症。方以熟地黄为主，合用当归、干姜等益真阴、温脾肾以助阳，稍借麻黄之温散，则表邪易解。又如用大温中饮治疗阳虚伤寒，方中以熟地黄补真阴，人参、肉桂、干姜益气温阳，借麻黄、柴胡之辛散，则表邪自去。这与仲景所用麻黄附子细辛汤侧重温阳发表治阳虚伤寒是不同的。景岳指出："一方惟仲景独知此义，第仲景之温散首用麻黄、桂枝二汤，余之温散即理阴煎及大温中饮为增减。此虽一从阳分，一从阴分，其迹若异，然一逐于外，一托于内，而用温则一也。"再者，景岳用以上二方治虚证伤寒，方中使用熟地黄，则有"阳根于阴，汗化于液，从补血而散，云腾而致雨"之妙。可谓发仲景之所未发，与现代医学液体疗法治疗外感高热有不谋而合之处。

对于脾肾虚弱作泻，久泻腹痛之症，景岳不忌"熟地滑肠胃"之偏，否定"熟地非太阴阳明药"之论，并倡"熟地厚肠胃"新说而巧用之。他指出："熟地产于中州沃土之乡，得土气之最厚者也。其色黄，土之色也；其味甘，土之味也。得土气而曰非太阴阳明之药，吾弗信也……阴虚而精血俱损，脂膏残薄者，舍熟地何以厚肠胃？"如用胃关煎治脾肾虚寒之久泻腹痛，即以熟地黄补脾肾，固胃关，伍以炒白术、炒扁豆、炒山药、焦干姜等燥脾温胃之品，阴阳相兼，燥润相济，可互相制其偏而展其才，使滋而不腻，补而不滞，达到补虚治痛泻之目的。再如用九味异功煎治痘疮寒战，咬牙倒陷，呕吐泄泻，腹痛虚寒等症，亦以熟地黄合芪、归、附、桂等温中补虚，托陷治本而取效。

（四）中医内科病证命名刍议 *

从字义以及中医习惯称谓而言，病与证是两个不同的概念，前者高度概括人体生理或心理发生的不正常状态，后者则广泛反映与前者相关的征象。二者之间，既有密切的从属关系，又有各自内涵而独立存在的界限。鉴于此，笔者试从病与证的角度出发，以考察全国中医高等院校《中医内科学（第五版）》教材为线索，就中医内科病、证命名规范的现状及问题做初步分析。

1. 病、证命名的现状

本教材收入病种 49 个（不包括附篇），大致分为病因病理命名（有的侧重于病因，有的侧重于病理）及症候命名二大类。其中以病因病理命名的病种有 16 个，如感冒、肺痈、痰饮、肺痿、中风、疟疾等；以主要症候命名的病种有 33 个，如咳嗽、胃痛、呕吐、泄泻、腹痛、黄疸、胁痛、鼓胀等。另外，这两大类病名标明病位者有 12 个，如肺胀、肺痨、头痛、心悸、胸痹、腰痛等。以证代病者有 11 个，如哮证、喘证、血证、郁证、厥证、淋证等。病、证颠倒互代者 1 个，如虫证（蛔虫病、绦虫病、钩虫病）。证的命名及分类，比较复杂。按病因病理辨证分型者有 20 个病种，如噎隔（痰气交阻、津亏热结、瘀血内结、气虚阳微），肺痨（肺阴亏损、阴虚火旺、气阴耗伤、阴阳两虚）等。按病的属性辨证分型的有 8 个病种，如肺痿（虚热、虚寒），便秘（热秘、气秘、虚秘、冷秘）等。按病因病理病性辨证分型的有 5 个病种，如水肿（阳水：风水泛滥、湿毒浸淫、水湿浸渍、湿热壅盛；阴水：脾阳虚衰、肾气衰微），郁证（实证：肝气郁结、气郁化火、气滞痰郁；虚证：忧郁伤神、心脾两虚、阴虚火旺）等。按病因病理病性病位辨证分型者有 14 个病种，如咳嗽（外感咳嗽：风寒袭肺、风热犯肺、风燥伤肺；内伤咳嗽：痰湿蕴肺、痰热郁肺、肝火犯肺、肺阴亏耗），喘证（实喘：风寒袭肺、表寒里热、痰热郁肺、痰浊阻肺、肺气郁痹；虚喘：肺虚、肾虚）等。还有按发病阶段辨证分型者，如肺痈（初期、成痈期、溃脓期、恢复期）。按发病阶段结合病性辨证分型者，如哮证（发作期：寒哮、热哮；缓解期：肺虚、脾虚、肾虚），等等。

---

* 蒙木荣.中医内科病证命名刍议 [J].广西中医药，1991，14（3）：127-130.

如果以概念的准确性、名实的一致性、症候的特异性，防治的针对性、中医理论的传统性作为衡量病的标堆；以准确的病位、病性、病因，并体现出中医学特色作为证的衡量标准，比较上述病、证命名的情况，基本可以反映出各自的规范化程度。病的命名，以病因病理命名的 16 个病种中，比较规范者有 12 个，占 75%；而以主要症候命名的 33 个病种中，比较规范者有 10 个，约占 30%。前者较后者为优。证的命名，49 个病种中，比较规范者有 14 个病种所赅括之证，约占 29%。病名与证名比较，病名较证名规范化程度高。

2. 病、证命名问题的剖析

（1）病名缺乏特异性。

疾病发生与发展的表现有其普遍性，也有其特异性。如果以普遍的症象作为疾病的命名，鱼目混珠，无特异的标志，就失去了它的实际意义。如内伤发热，以内伤发热之症候作为标志名病，而其他内伤疾病如肺痨、胁痛、积聚、虚劳等，在其发病过程中，也可引起发热。可见内伤发热并不具有特异性，以其作为病名，很容易与诸如上述疾病混淆。又如腹痛之病，它以腹痛为标志，而腹痛又可散见于泄泻、痢疾、虫证、积聚、肠痈等病。腹痛是诸病共有之症，并不能反映疾病本质的特异性。以之为名，还得循名责实，因此这个"名"也就是虚设的了。

（2）病名反映不出疾病的本质。

疾病的命名，应名副其实，这个"实"是指疾病的本质。名实相符，辨证施治才能有的放矢，否则辨证就成为无的之矢。如黄疸病，它是由于邪毒、湿热、瘀血、虫积、砂石等因素熏蒸肝胆或瘀塞肝胆所引起。黄疸是疾病过程中的表象，并不是本质。其本质应当是引起黄疸的致病因素及其病理变化。因此，以黄疸作为病名，反使辨证隔着一层渺茫表象的面纱。从治疗角度来说，如果黄疸是由邪毒、湿热、砂石、虫积引起的，通过祛邪解毒、清热化湿、排石驱虫等治疗，不用治黄黄自退，那么黄疸这个病名就失去了指导治疗的针对性。再说，诸如积聚所致的黄疸（肝硬化）以及黄疸病本身（如黄疸性肝炎），黄疸消退后，并不意味着疾病的康复。那么，黄疸病名就失去了它的实际内涵。

（3）病名范畴的扩大影响辨治的准确性。

疾病的概念，应有一定的范畴，应紧扣该病的病机及治法。如果病名范畴太大，无确切的针对性，势必涉及多方面适应症，容易与其他病和证混同，并伴随产生很多相应的治法。适应性越多，则准确性和特异性就会越差，治疗就会陷入盲目性。如虚劳病，从其内涵来说，它是由多种原因所致的，以脏腑亏损，气血阴阳不足为主要病机的多种慢性衰弱证候的总称。它概括了五脏六腑、阴阳气血所有的虚损病证。照理，在其他病种中，就不该多次出现虚劳中的各种虚证。事实并非如此，诸如哮证缓解期的肺虚（肺气虚、肺阴虚）、脾虚（脾气虚、脾阳虚）、肾虚（肾气虚、肾阴虚、肾阳虚），喘证虚喘的肺虚、肾虚，胃痛的胃阴亏虚、脾胃虚寒，呕吐虚证的脾胃虚寒、胃阴不足，消渴的肾阴亏虚、阴阳两虚，痿证的脾胃亏虚、肝肾亏损等，与虚劳相应的证型都相互混含与重复。可见，虚劳并不是一个病，而是各病虚证的综述。再从另一角度来说，虚劳含义指发病由多种原因所致，病机是阴、阳、气、血不足，组成病的数量是多种慢性衰弱证候。如果这一含义成立的话，那么由单一病因引起、由单一脏腑衰弱证组成的独立的各证型就不可能成立，证治与病名就会自相矛盾。这样证治没有紧扣病名，病名也就毫无意义。

（4）证型缺乏病性病位指标。

在每种疾病范畴之内，所分化出来的证型各有不同。其不同之处，主要表现在病因、病性、病位的差异，并形成不同的病机，从而确定不同的治疗原则。倘若缺乏上述某一指标，就很难辨出准确的证。如水肿病的阳水：风水泛滥、湿毒浸淫、水湿浸渍、湿热壅盛证，虽提示病因病性，但无明确的病位，治疗上是宣肺开通水之上源，还是健脾渗湿制其水，抑或固肾利水治其本，这对于拟订治疗方案显然不利。又如积聚之积证的气滞血阻、瘀血内结、正虚瘀结证，病位究竟是在肝、胆、胃、肠，还是在膀胱、胞宫，在一腔大腹之中，没有辨出准确的病位，势必导致治疗的盲目性。再如虫证的蛔虫病及绦虫病，在确定病因病位之后，不辨虚、实、寒、热之病性，重视验方治疗，而忽略了由虫积所导致脏腑功能失调的辨证施治。

（5）证型分级不确导致混乱及重复。

疾病范畴较大，采取分级命证，大证分小证，条分缕析，于辨证当然有利。但证型分级不确，则会分化出各式各样的小证，以致出现不必要的重复及混乱。如血证以鼻衄、齿衄、吐血、便血、尿血、紫斑之出血外候分大证，病位看似确切，其实模糊性很大。它不能直接反映出具体脏腑的病灶，因而鼻衄、齿衄、吐血大证之中均出现胃热炽盛小证，吐血、尿血、紫斑大证之中均出现气虚血溢小证（或称气不摄血、脾不统血），齿衄、紫斑大证之中均出现阴虚火旺小证。这些同一病中重复的证，病位相同，病性一致，治疗原则乃至用药完全相同。它既不属于同病异证，也不属于同证异病，很难与中医"同病异治，异病同治"原则相联系，容易造成辨证治疗方面的混乱。

3. 病、证命名的设想

总的来说，病与证的命名，应以病名为纲，以证名为目，纲与目皆要以反映各自所赅括的病证本质为原则。在病的范畴内，证是组成病的集合单元，各证从不同角度更深层次揭示病的本质。具体方法上，病、证的命名，既要考虑到概念的准确性，又要考虑到继承中医的传统性，以此二者为衡量标准，予以存弃及创新。现结合病、证命名现状的剖析，提出如下设想。

（1）病的命名设想。

①病因病理命名为主。

病因病理命名较之症状命名更能高度概括疾病的本质，更具规范化，因此非特异症状命名的病名，应尽可能向病因病理命名转化。如胃痛一病，只能提示"痛"的一面，不能赅及"痞胀""反酸""嗳气""呕吐""纳差"等常见症状，对于指导治疗显然不利。若将寒邪客胃、饮食积滞、肝气犯胃等非器质性的邪滞胃痛改成"胃滞"；借助现代仪器及临床症状特征，将溃疡、胃炎所致的胃痛改成"胃疡"；将癌变者另立"胃癌"；并保留传统医书的"胃痈"。这样胃痛分化改成病理命名，对于指导治疗，提高疗效，判断预后，将更有意义。

②症状命名要具有特异性，并反映疾病本质。

有的疾病不便于病因病理命名，以症状命名也未尝不可，但要具有特异性。如遗精，唯男子独有，病位主要在肾、心，不易与其他疾病混淆；虫病（教材为虫证）既是病因命名，又是主症命名，它以排出虫体以及体表虫斑作为主要依据，反映出疾病的本质，并不与其他疾病相类，更能指导针对性治疗。因此，类似遗精及虫病的命名具有特异性，是比较规范的。比如鼓胀之类病名，虽显示出某些特异标志，但其不能直接反映疾病的本质。鼓胀只不过是积聚病势的延伸，腹水消退，积块自然水落石出。因此，鼓胀归于积聚一个证更为恰当。否则，由积聚导致的一系列的胁痛、鼓胀、黄疸等症，辨证就无所适从。

③病名范畴不宜过大。

本教材的腹痛、血证、虚劳等病，病名范畴之大，适应症之多，给辨证与治疗带来很多不利。如腹痛，根据其内涵，它包罗了大腹之中的所有痛症。而教材中的寒邪内阻、湿热壅滞、中虚脏寒、饮食积滞、气滞血瘀之证更是鞭长莫及，远不能概括腹痛的病变的。这样，不仅失去疾病命名的意义，而且给证型的命名设下障碍。如果取消腹痛病名，将其内容分解并入泄泻、痢疾、便秘、虫病、胆石、癥瘕、肠痈等病中，既可去其内容重复，又可缩小范围，使辨证及治疗的准确程度升高。

④甄别病位的取舍。

疾病的命名是否确定病位，应当视病变部位来决定。如果病变是局灶性的，标明确切病位，更有利于辨证施治。肺痈、肺痿、肺痨等病，病灶较局限，定位较准确，且与病理命名相结合，则显得简明扼要，名副其实。淋证、癃闭等病则不然，病灶局限，而不标明病位，使人难以字义理解疾病的本质。若将主要病位在尿道的淋证改成"尿淋"，将癃闭改成"尿闭"，则径直而不拂其意。如果病变是全身的，涉及多脏腑，标明病位困难，则可从免。如感冒、痰饮、消渴等全身性疾病，不标病位也是允许的。

（2）证的命名设想。

证的命名，一般来说要反映出病位及病因病性，但仍须具体情况具体处理。若属全身性疾病，病名无法标明病位，证型病位则不可阙如。如消渴的肺热津伤、胃热炽盛、肾阴亏虚证，指出各证主要病位分别在肺、胃、肾，病因病性主要分别是内热、津伤、阴虚，这是比较具体而准确的。而感冒的风寒证、风热证、暑湿证，不标明病位，似觉欠妥。若改名为风寒表证、风热表证、暑湿表证，病位在表，病因病性分别为风寒、风热、暑湿，则病、证契合无阙。而不能以感冒是感受触冒外邪引起，病位在表是心照不宣的为由，取消证型的病位。如果此说成立，依此类推，胃痛、泄泻等病，皆可因外邪侵袭所致，那么病位也可说在表了，这显然有悖于实际。还有一种情况，证型所隶属的病虽是局部的，病名也有定位，但病变的其他脏腑，则证名也要标明病位、病因、病性。如肺胀，病位主要在肺，涉及心、脾、肾等脏，故以痰浊壅肺、痰热郁肺、痰蒙神窍、肺肾气虚、阳虚水泛命证是比较恰当的。倘若证型所隶属的病是局部的，主要涉及单一脏腑，则证名可不标病位，概括出病因病性即可。如肺痈各证，虽不标明病位，也知晓病位在肺。但以初期、成痈期、溃脓期、恢复期命证，尤其是初期及恢复期阙如病因病性，使证型准确性降低，模糊性扩大。若各证改成"感受风热""蕴热成痈""阴津亏损"，则更确切明了，对辨证施治更具有针对性。

以上仅以《中医内科学》教材为线索，略陈管见，足见中医病证命名现状之一斑，病证规范势在必行。

（五）临床解惑[*]

消渴病患者有的食多，有的食少，其病机有何异同？治疗用药应注意什么问题？

答：消渴病是以多饮、多食、多尿、身体消瘦或尿有甜味为特征的病证。其总的病机主要为肺燥、胃热、肾阴虚，以阴虚为本，燥热为标。就多食而论，当责之胃热杀谷，与脾肾相关。盖胃主受纳，脾主运化，饮食入胃全赖脾之输化，藏精于肾。缘脾之输化精微失司，肾不能归藏之，阴精流失，乃至阴虚内热，胃热则杀谷而善饥多食。再者，胃热杀谷并不能化精充养形体，形体日瘦，不得不求助于多食以自救。然而，这种胃纳亢盛、多食自救代偿是有限度的，当胃腑受纳长期得不到脾之运化有效协助，最终胃气亦困乏，纳食减少。此外，由于肾虚封藏失职，阴精亏耗不能养肾，日久肾衰而竭，浊阴上犯于胃，胃纳受挫，故厌食而食少，甚至恶心呕吐，此乃病情最危笃者。

本病的治疗，常以养阴益气治肾为主。但须注意，养阴益气之药多腻滞，容易碍脾。脾性喜燥恶湿，组方时切忌一派滋腻，宜适当选用一两味

*蒙木荣.临床解惑［J］.中医杂志，1991，32（4）：55.

理气燥脾药，以助脾醒脾。尤其是脾运呆滞，不能为胃行其津液而影响到食欲，食量减少者，更须注意适应脾性药物的运用。在这方面，近代名医施今墨喜用苍术配元参，取其燥腻相配，既可燥脾，又可滋阴，使滋而不腻，补而不滞。其组方构思，别有深意。余治疗本病，以养阴益气为基础，酌情选加苍术、木香等燥脾醒脾之品，亦多获良效。

如若肾衰浊阴上犯而食少呕恶者，先拟熟附子、制大黄、黄连、半夏等解毒降浊以治标。当然，此治标之法，仅为权宜之计，与前面所述的脾运失司，胃气困乏而食少的治法是不同的，治疗难度更大。俟浊邪祛除，再参考前法辨证以治本。

（六）季节变化对胃痛影响的调查分析[*]

《内经》关于季节变化对人体五脏病发病与加甚的影响的精辟论述，与当今国际兴起研究的"生物钟"现象不谋而合，受到医学界普遍的重视。为此，我们以胃痛为研究对象，选择本院内科 1984 ～ 1991 年 8 年中慢性胃病疼痛加重而住院的患者，进行统计分析，旨在探索季节变化对胃痛加重的影响规律。兹将调查结果报告如下。

1. 调查对象与方法

查阅本院二附院内科 1984 ～ 1991 年 8 年住院病历，慢性胃病疼痛加重难忍而住院患者（癌症病例除外），合计 803 例。其中，男性 552 例，女性 251 例；年龄 29 岁以下 139 例，30 ～ 39 岁 232 例，40 ～ 49 岁 170 例，50 ～ 59 岁 133 例，60 ～ 69 岁 76 例，70 岁以上 53 例，平均年龄 42.83 岁；经检查诊断为十二指肠球部溃疡 176 例，胃溃疡 95 例，慢性胃炎 250 例，残胃炎 56 例，消化性溃疡或胃炎合并出血 226 例；胃痛史最短 1 年，最长 43 年。

每年按春（1 ～ 3 月）、夏（4 ～ 6 月）、秋（7 ～ 9 月）、冬（10 ～ 12 月）四季统计，累积 8 年中各季节胃痛加重住院病例数，并进行各季节病例数比较，统计学处理。

2. 调查结果

8 年间胃痛加重住院共 803 例，其中，春季 295 例，夏季 167 例，秋

---

*蒙木荣，牛豫洁.季节变化对胃痛影响的调查分析［J］.山西中医，1992，8（5）：13-14.

季 148 例，冬季 195 例，分别占胃痛住院总病例数的 36.74%、20.80%、18.43%、24.28%。各季节月份住院病例数等级相关比较见表 4-5。

表 4-5　各季节月份住院病例数等级相关比较

季节	秋季			夏季			冬季			春季		
月份	7	8	9	4	5	6	10	11	12	1	2	3
病例数	40	48	60	64	56	47	61	65	69	87	118	90

注：经等级相关分析，$r=0.8811$，$P < 0.01$。

可以认为季节对胃痛影响有直线正相关关系存在，即胃痛加重而住院病例数按秋、夏、冬、春季节逐渐升高。若按季节时序排列，春季为胃痛加重高峰，夏季逐渐降低，秋季达到低谷，冬季胃痛加重又逐渐回升。

3. 讨论

《内经》以五行生克的脏腑与四时的关系，脏腑与脏腑之间的关系，探测五脏病愈、甚、持、起的季节节律变化，所谓"邪气之客于身也，以胜相加，至其所生而愈，至其所不胜而甚，至其所生而持，自得其位而起"。告诫人们"天人感应"，"时不可违"，然"天道可见，民气可调，阴阳卷舒"，勿乖其政而防之，诚为预防五脏慢性病周期性加甚之至理名言。以此推演，脾在长夏为自得其位而起病；脾在秋，秋属金，脾土生金，是至其所生故病愈；脾在春，春属木，脾土受克于木，是至其所不胜而病甚。故"木郁之发……民病胃脘当心而痛"。

调查结果表明，四季的时序变化，对胃痛的影响有一定规律性，病甚呈秋、夏、冬、春季节的直线正相关关系。春季是慢性胃痛加甚的高峰季节，这与《内经》"脾病甚于春"的观点是一致的，也从另一个侧面为"脾病甚于春"的论断提供一组可靠佐证。我们认为，之所以春季胃病容易加甚，是因为寒冬刚过，春意萌发，天气或寒或暖，或厉风淫雨，或雾露迷漫，气温多不恒定。慢性胃病患者猝不及防，自我调节机能下降，未能适应气候骤变，胃腑受到淫邪的强烈刺激而致。因此，注意做好自我防护，"虚邪贼风，避之有时"，加强锻炼，提高机体适应气候变化的能力，是预防慢性胃病复发加重的措施之一。

（七）瞑眩刍议*

瞑眩一词，出自《尚书·说命》"若药弗瞑眩，厥疾弗瘳"。此后，《类聚方广义》也引用此词："此方之妙，在于用蜜，故若不用蜜，则不特不效，且瞑眩而生变。"（按："此方"指甘遂半夏汤）。由此观之，前者瞑眩当属药中病所、病有转机的药效反应，后者瞑眩则为治疗无效的中毒反应。前后所说，似有矛盾，其实不然，二者药后效果虽然不同，但其所表现的症候大致相仿，此仅言其状而已。《中华大字典》注云："瞑眩，溃乱也……瞑眩二字，形声义三者颇歧出，《方言》凡饮药傅药而毒，东齐海岱之间谓之瞑，或谓之眩。是瞑眩有毒义。"（傅通附，即附着之意）。可见，瞑眩为一种饮用或接触有毒药物后的"溃乱"反应，此种反应包括了上述所说的"药弗瞑眩，厥疾弗瘳"的药效反应及"瞑眩而生变"的药毒反应的两种可能性。

汉代张仲景在使用毒药治病时，曾有药效瞑眩现象的记载：如抵当丸服后"晬时当下血"；大黄牡丹皮汤服后"有脓当下，无脓当下血"；硝石矾石散服后"小便正黄，大便正黑，是其候也"；桂枝附子去桂加术汤"初一服，其人身如痹，半日许复服之，三服都尽，其人如冒状，勿怪"；乌头桂枝汤服后"其知者，如醉状，得吐者为中病"。对这些治疗中的瞑眩案例的著述，不仅在过去人类与疾病斗争中，作过卓越的贡献，就是在医学科学如此发达的今天，仍然不失有益的启迪。祖国医学对于那些沉疴痼疾，常用峻猛之剂治疗，这类峻剂多毒性较大，运用于临床时大多出现不同程度的不良反应，若使用得当，往往可于反掌之际，力挽沉疴。正如近代名医岳美中所说："深痼之疾，服药中病则瞑眩，瞑眩愈剧，奏效愈宏。"

笔者曾见一例类风湿性关节炎关节剧痛不止的成年女性患者，医者辨证为寒痹而用乌头汤（常用量）配合西药激素治疗罔效，后来患者不遵医嘱，自买乌头每剂量增大至 60 克，药后出现头晕、恶心、心慌、汗出、烦躁、血压下降，医者急予洗胃及解毒治疗，诸症逐渐缓解，关节剧痛竟也随之豁然而愈。本例深痼之疾出现瞑眩，然病有转机，提示有些中药治疗量可予以药物化量，但必须辨证清楚，掌握好药物性能及剂量的使用，

*蒙木荣.瞑眩刍议，[J].云南中医杂志，1984，5（4）：47-48.

采取少量逆增的方法，如仲景之甘草附子汤"恐一升多者，宜服六七合为始"；《金匮》赤丸"酒下三丸，日再，夜　服，不知，稍增之，以知为度"。为了中和及减少毒药的毒性，如《类聚广义》甘遂半夏汤入蜜，以防瞑眩而生变。这些都提示后学者运用峻猛药物时，既要严格掌握药物化量，又要注意预防中毒。前辈所开药效瞑眩的先河，是值得师法的。但须注意的是：因用药、配伍、用法、用量不当，药后出现中毒的瞑眩并不鲜见，《类聚方广义》的甘遂半夏汤不入蜜而致"瞑眩而生变"就是一例。又因对瞑眩辨析不清，有时反弄巧成拙，出现将治疗有效的瞑眩，视为中毒反应而中断治疗，或将中毒反应视为药效的瞑眩而继续观察的谬误，或因畏惧药物毒性导致瞑眩而不敢尝试。然中医以辨证施治为其宗旨，张景岳曰："医有慧眼，眼在局外；医有慧心，心在兆前。"短短数言，对探索瞑眩的奥秘，尤觉可贵。

（八）中药治疗化量浅识[*]

大凡药物治病，皆须达到一定的量才能发挥最佳的疗效，此用量谓之为治疗化量。今就中药使用后如何观察治疗化量的临床表现以及藉此制订调整药量方案等有关问题，谈谈个人看法。

1. 毒药性"怒"，中病瞑眩

治疗某些疾病，尤其某些顽症怪疾，有时不得不使用毒性中药，利用其特殊作用，力挽沉疴。明代张景岳说："药以治病，因毒为能。所谓毒者，因气味之有偏也。"当使用达到治疗化量时，它就会产生一种激发的作用，李言闻称之为"怒性"，李时珍则称之为"霸道"。它既有轻度的毒性反应，同时也恰是药中病所，奋然抗邪，病有转机，瞑眩而后愈的象征，此即《尚书·说命》"若药弗瞑眩，厥疾弗瘳"之谓。换言之，即中药特殊的治疗化量表现。汉代张仲景使用毒药治病时，曾有瞑眩现象的记载：如抵当丸服后"晬时当下血"；大黄牡丹汤"顿服之，有脓当下，如无脓，当下血"；桂枝附子去桂加术汤"初一服，其人身如痹，半日许复服之，三服都尽，其人如冒状，勿怪"；乌头桂枝汤服后，"其知者，如醉状，得吐者为中病"。笔者曾遇一例类风湿性关节炎关节剧痛不止的成年女性患者，辨为寒痹用

*蒙木荣.中药治疗化量浅识［J］.山西中医，1988，4（9）：31-32.

乌头汤常用量（其中乌头 12 克），数服，尤似杯水车薪，加用激素治疗，亦无济于事。后来患者自买乌头每剂量增大到 60 克，药后出现头晕、恶心、心慌、汗出、烦躁、口唇麻木、血压下降。医者查明原因，急予洗胃及灌服蜜糖、甘草绿豆汤等解毒处理，诸症逐渐缓解，关节剧痛竟也随之豁然而愈。当然，病者这种妄加药量，以冒险之举，换取侥幸之胜不可效。然而，这教训却包含着治疗成功的奥秘，提示了一个无可辩驳的哲理：开始袭用乌头一般剂量，对于个体有异的沉疴，达不到治疗化量，故未见效。当用药达到一定量时，即产生良好的治疗化量效能。可以设想，如果乌头剂量逐步由少量递增，直至病者出现轻度瞑眩反应为止，这样会更安全，可以有效地防止毒性反应。

毒药治疗，达到治疗化量所出现的瞑眩现象，有时与中毒反应难以鉴别，因此，临证时仔细观察，综合神、色、脉、症等变化，分析真伪，去伪存真，才能做到心中有数，随机应变，化险为夷。清代叶香岩在《外感温热篇》中对时病的战汗瞑眩，做了详细的辨述，他说："若其邪终在气分流连者，可冀其战汗透邪，法宜益胃，令邪与汗并，热达腠开，邪从汗出。解后胃气空虚当肤冷一昼夜，待气还自温暖如常矣。盖战汗而解，邪胜正虚，阳从汗泄，故令肤冷，未必即成脱证……但诊其脉，若虚软和缓，虽倦卧不语，汗出肤冷，却非脱证。若脉急疾，躁扰不卧，肤冷汗出，便为气脱之证矣。"叶氏分析病机，鞭辟入里，洞察症结，预见变端，以全局观点，辨析毒药治疗化量的瞑眩现象，做了很好的示范，值得师法。

2. 平药性缓，量足病除

平药，多指性味无毒，或毒性轻微者。其使用较平稳、安全，一般无毒药所具有的"怒性"，因此，临证用平药达到治疗化量时，一般不出现瞑眩反应，而表现为痛恙顿除，身体舒适轻快的感觉。如黄氏报道患者刘某某，有高血压病史 10 余年，血压维持在 170/100 毫米汞柱左右，常服平肝潜阳、活血通络之品及多种西药降压药，处方中常有钩藤，疗效均不显。某日病情加甚，语言不清，步态不稳，头晕目眩，血压如上。医者仍以前法为治。配药时，药房将后下之钩藤另包成一大包为 210 克，连同原 7 帖药共 8 包。患者带回家后，误将钩藤 210 克作为 1 帖药而煎服，次日清晨觉精神爽快，行走亦较前稳当，自诉患病以来从未有过这样轻快、舒适，查血压为 150/90 毫米汞柱。钩藤一般用量 10 ～ 15 克，平时该患者服用此量无效，而无意中一次服用 210 克，为常量的 14 ～ 21 倍，数量大得惊人。笔者也曾以天麻钩藤饮而重用钩藤治疗一肝阳上亢之肾性高血压患者，症见头痛目眩，血压为 150/100 毫米汞柱。开始钩藤用 30 克，效果不显，后来钩藤每剂量加大至 60 克，次日头痛目眩顿失，血压恢复正常。可见，因人之易，钩藤的治疗化量也大不相同。又如，一心动悸、脉结代的患者，曾服《伤寒论》炙甘草汤（一般用量）而不效，后经会诊认定此汤是治"心动悸，脉结代"一张名方，原方加大剂量为：生地 250 克，麦冬 45 克，桂枝 45 克，党参 30 克，麻仁 60 克，炙甘草 60 克，生姜 45 克，大枣 30 克，阿胶 30 克（烊化）。2 帖。如此大的剂量，配药室不肯配，将剂量大约减到原来的七分之一，即常用量，配 14 帖，然后 7 帖药合为 1 帖煎服。药后第 3 天早搏消失，第 4 天又煎第二帖，第 6 天复查心电图正常。同一患者，同用炙甘草汤，前者泥守常用量无效，后者加大用量而效果卓著，不言而喻，该患者服用炙甘草汤的治疗化量是常用量的 7 倍。

实践证明，平药虽平淡不彰，但只要证治合拍，用药达到治疗化量，也可屡建奇功。然而任何事物都有两重性，平药也不例外，如果使用不当，大大超过治疗化量，人为地造成药物堆积，药性过偏，亦可引起中毒反应。如人参无毒，国内曾报告有 5 例服用人参过量而中毒，其中 2 例死亡者。此种情况，虽不常见，但可引以为鉴，切忌因平药无毒而滥用或任意加量。

3. 量随证变，揆度当慎

辨证准确，立方无误，还得在调整药量上下功夫，才能使中药达到治疗化量而收效。由于受人体素质、地域气候、药物质地等因素的影响，因此中药治疗化量的定量不能一概律同。再者，毒药的治疗化量与中毒量比较接近，掌握不好，极易引起中毒。凡此种种，都无可非议地向医者提出如何掌握好中药治疗化量的规律问题。笔者认为，要掌握这一点，医者不仅要熟悉中药的性能及其效用，而且还须了解中药的副作用，预料用药后可能出现的种种不良反应，必要时做好应急处理的准备。张景岳"医有慧眼，眼在局外；医有慧心，心在兆前"之说，即指此意。一般而言，开始给药时，应以一般量为基数，根据患者的体质强弱略加调整。如张仲景使用大乌头煎时，"强人服七合，弱人服五合"。药量的增减，须以患者的神、色、脉、症等变化，综合分析为依据。如《神农本草经》提出："若用毒药疗病，先起如黍粟，病去即止，不去倍之。"为慎重起见，增加用量，尤其是毒药的药量，宜采取少量递增的方法，以观察动静。如张仲景使用甘草附子汤，"恐一升多者，宜服六七合为始"；乌头桂枝汤"初服二合，不知，即服三合，又不知，复加至五合"；赤石脂丸"先食服一丸，日三服，不知，稍加服"。为了用药安全而又使其达到治疗化量，取得良好效果，有些毒药毒性较大，使用时可能出现中毒反应者，可采用加工炮制合理配伍等方法，最大限度地减轻其毒性。如乌头汤之乌头久煎，入蜜；甘遂半夏汤煎后入蜜，以蜜制其毒性。这些经验，对指导临床巧妙用药，诚为可贵。

（九）"亢则害，承乃制"辨析及其治法举要 *

"亢则害，承乃制"，语出《黄帝内经·素问·六微旨大论》。张介宾注曰："亢者，盛之极也。制者，因其极而抑之也。盖阴阳五行之道，亢极则乖，而强弱相残矣。故凡有偏盛，则必有偏衰，使强无所制，则强者愈强，弱者愈弱，而乖乱日甚。所以亢而过甚，则害乎所胜，而承其下者，必从而制之。"五行气运的亢害承制，是自然界力图维持平衡的自稳调节现象，机体也需要与外在环境一样通过自我调节保持相对的平衡状态，才能维持自身的正常生理活动。正如《医碥》曰："不足欲其生，太过欲其克，故木疏土而脾滞以行，金得火而肺寒以解，肾得脾之健运而水无泛滥之虞，肝得金之敛抑而木无疏散之患……此平人之无病，实由五脏互相克制，故不致偏胜为灾，即《经》所谓'亢则害，承乃制，制则生化'。"王安道亦曰："盖造化之常，不能以无亢，亦不能以无制。"于此不难理解，在"亢则害，承乃制"之前，《经》言"相火之下，水气承之；水位之下，土气承之；土位之下，风气承之；风位之下，金气承之；金位之下，火气承之；君火之下，阴精承之"。可谓一亢则一制，制后随之以生，由生而化，由微而著，更相承袭。体现了亢害承制关系在人体生理活动中最基本的动态平衡的规律。当这种规律受到克贼之邪的侵扰，则又成为疾病。克贼之邪

---

*蒙木荣，叶庆莲．"亢则害，承乃制"辨析及其治法举要［J］．中医文献杂志，1995（1）：17-19．

的来源，不外内外两因：内因是由于脏腑与脏腑间的亢害承制关系失常。以肝木与脾土之间的关系为例：如郁怒过甚，肝木鸱张，肝气亢盛贼害脾土，致使脾运不良。其他脏腑发病亦如此，即某一脏腑亢盛时，易克其所胜。外因则来源于六淫，如《素问·至真要大论》曰："风气大来，木之胜也，土湿受邪，脾病生焉；热气大来，火之胜也，金燥受邪，肺病生焉；湿气大来，土之胜也，寒水受邪，肾病生焉；清气大来，燥之胜也，风木受邪，肝病生焉；寒气大来，水之胜也，火热受邪，心病生焉。"六淫致病，同类相投，内归相应脏腑，以胜相加，导致脏气亢盛，亦可克伐其所胜。由此可见，脏腑间生理的承制与脏腑失调，六淫邪气所致的病理变化，其基本规律均为克其所胜，只不过生理上制之有度，病理上克之太过罢了。

但是脏腑之间的生理病理关系，并不局限于五行相生相克的一般规律，正如《石室秘录》云："肾生肝也，而不能全生肝木，盖肾水无一脏不取资也。心得肾水，而神明始焕发也；脾得肾水，而精微始化导也；肺得肾水，而清肃始下行也；肝得肾水，而谋虑始决断也。六腑亦无不得肾水而后可以分布之也。肾经之不全生，而无乎不生也。"又云："肾克火也，而不全克心也，盖肾火无一脏不焚烧也。心得肾火，而烦躁生焉；脾得肾火，而津液干焉；肺得肾火，而咳嗽病焉；肝得肾火，而龙雷出焉。六腑亦无不得肾火而燥温枯竭之症见矣。此肾经之不全克，而亦无乎不克。"可见，脏腑之间生理上互相取资的密切联系，病理上互相波殃的情况是不容忽视的。这种病理现象临床上多见于某一脏病邪亢盛而传变迅猛，其他脏腑猝不及防而被殃及者。如肝木过于亢盛，除克伐脾土引起脾运失常外，尚可凌侮肺金，致肺金清肃；肝火亢盛，下汲肾水，即子病及母，致肾水不足，相火妄动；肝木亢盛，木火上炎，母病及子，致使心火亢而无制。另外，还有一种逆生克承制规律的病理变化者，即承制之脏亏乏，或受制之脏病邪较盛，承制不及，反被受制之脏邪气凌侮。如肝木不足不能克制脾土，或脾湿壅盛，均可引起土壅木郁之见证。总而言之，脏腑病变，除按五行气运的一般规律"克其所胜"为常见外，尚可见于殃及邻脏或侮其所不胜者。而《内经》则仅言其常，而不言其变也。

根据五行亢害承制的原理，不仅能阐明人体生理病理的普遍现象，而更为主要者是运用承制关系拟定相应治法，以达到扭转人体亢害病机之目的。《素问·至真要大论》说："谨守病机，各司其属，有者求之，无者求之，盛者责之，虚者责之。必先五胜，疏其血气，令其调达，而致和平。"疾病的病理变化，不外虚实二端，补虚泻实，扶正祛邪，则成为治病之大法。然而，补何脏，如何补？泻何脏，如何泻？根据五行亢害承制的规律，建立相应的治疗大法，这又是中医治疗学中独具一格的精华部分。兹举几种常用治法为例。

1. 祛除克贼以扶被克疗法

脏腑间相克太过，则成为克贼，治之当制其克而扶其被克。如抑木扶土法，即抑制过亢的风木之邪，以扶持中土。常用之方如痛泻要方、左金丸等。案例："薛立斋治太宁朱阳山，因怒，腹痛作泻，或两胁作胀，或胸乳作痛，或寒热往来，或小便不利，饮食不入，呕吐痰涎，神志不清。此肝木乘脾土，用小柴胡加山栀、炮姜、茯苓、陈皮，合左金。一剂即愈。"（《古今医案按·卷七·腹痛》）此案因怒而肝木亢盛，故见两胁作胀，胸乳作痛等症；亢盛之肝邪横逆克其所胜，则见腹痛作泻，饮食不入，呕吐痰涎等脾土受克之症。据此，薛氏明察病机，选用小柴胡加山栀、左金辈疏肝制木之药为主，佐纳炮姜、茯苓、陈皮等扶脾之脏治疗，一剂即效。

2. 扶相承以胜相侮疗法

脏腑间生理相克，即《内经》称之为相承，反常的相承则出现病理的相侮，治之当扶被侮以胜其侮。如益水胜土法。土，指湿土之邪。益木胜土，实取风能胜湿之义。即吴鞠通所谓"卑监之土，须暴风日之阳"。常用之方如羌活胜湿汤等。案例："东垣病脾胃久衰，视听半失。此阴盛乘阳，加之气短，精神不足，此由弦脉令虚多言之故。阳气衰弱，不能舒伸，伏匿于阴中耳。癸卯六七月间，霖雨阴寒，逾月不止，时人多病泄利，乃湿多成五泄故也，一日体重肢痛，大便泄泻，小便秘涩，默思《内经》云：'在下者，引而竭之'是也。利小便也。故《经》又云，治湿不利小便，非其治也。当用淡渗之剂以利之为正法。但圣人之法，虽布在方策，其不尽者，可以意求。今客寒湿之淫，自外入里而甚暴，若以淡渗之剂利之，病虽即已，是降之又降，复益其阴而重竭其阳，则阳气愈削而精神愈短矣。唯以升阳之药为宜。用羌、独、升麻各一钱，防风、炙甘草各五分，水煎热服。此得阳气升腾故愈，是因曲而为之直也。"（《古今医案按·卷二·泄泻》）

本案脾胃素弱，然病在六七月间，湿邪偏胜，脾为湿阻而致邪实，乃见体重肢痛，泄泻，小便涩。东垣自虑正虚邪实，不执"利小便而实大便"之常法，而选用羌活、独活、升麻、防风之品，以升阳助肝木春生之令，克制脾土湿胜之邪，辨治精当，是故泄泻速愈。

3. 隔二、隔三疗法

根据五行相生或相制关系制定的治法，称为隔一疗法，依据生与制联系的间接疗法，则可称隔二、隔三疗法。如《难经·七十五难》所说的"东方实，西方虚，泻南方，补北方"即寓隔二、隔三疗法之意。如木实泻火，是为隔一；补水以泻火而使木平，是为隔二；再扶助肺金以生水制火，使木不亢盛，是为隔三。案例："高鼓峰治一妇人胃痛，夕水不入，寒热往来，或从火治，用芩连栀柏；或从寒治，用姜桂茱萸，辗转月余，形体羸瘦，六脉弦数，几于毙矣。高曰：此肝痛也，非胃痛也。其病起于郁结生火，阴血受伤，肝肾枯干，燥迫成痛。医复投以苦寒、辛热之剂，胃脘重伤，其能瘳乎？急以滋肾生肝饮与之，一昼夜尽三大剂，五鼓熟寐，次日痛定。再用加味归脾汤加麦冬、五味，十余剂而愈。"（《续名医类案·卷十八·心胃痛》）此案病痛在胃，乃因肝郁化火而克其所胜。前医不察，误投苦寒、辛热之剂，伤阴助火，致其病延月余，形体羸瘦，几于毙命。高氏洞察症结，先用滋肾生肝饮治之，以助水制火，使肝木平而不克脾土，然后再用加味归脾汤以实脾土，使肝木不易克制而善后。其治法之妙，在于不重蹈泻肝木以治胃痛之常法，而是运用隔三之滋补法治疗"至虚有盛候"之证。

以上几种治法，按五行亢害承制的关系，以祛除克贼、扶助被克之疗法，是为常法，而扶助相承以胜相侮疗法，以及隔二、隔三的间接疗法，则是依据亢害承制规律演化出来的治法。临床实践证明，这些治法行之有效，历验不衰。诚然，实践的反馈，理论的进一步完善，承认亢害承制，又不拘泥于亢害承制的观点，应当是比较客观的。

（十）关注中医药发展的几种倾向及误区 走中医药现代化的道路 *

中医药现代化是中医药发展战略的一个永恒的主题，也是中医药学跨入 21 世纪求生存、求发展的历史使命。中医药工作者应该清醒地意识到：古代并驾齐驱的世界四大传统医学，到现在只剩下中医药学仍存于世界医学之林了，其他三大传统医学已被现代医学所淘汰。在当前科学技术飞速发展的背景下，中医药学的路如何走，这便成为一个紧迫的焦点问题。毋庸讳言，如果坚持中医药学理论亘古不变，因循守旧；或抛弃中医药理论，保留中药；或用西医学理论来改良中医药学，必然会导致中医药学自身的消亡，前车之辙，当引以为鉴。只有与时代同步，不断吸取现代科学的精华，使之注入新鲜血液及生命力，中医药学才能立于不败之地！然而，当受到用现代科学武装而日新月异发展的西医学的冲击下，有些中医药的同行们面对中医药学发展的前途、中医药现代化的全新理念，却不知所措而彷徨、迷惘，出现了几种认识上不同的倾向，甚至成为误区，值得我们共同关注。

1. 坚持纯中医药学论的误区

所谓纯中医药学，是指客观上不接受其他学科的先进理论的改造，不吸取其他学科的科技成果营养，而坚持以古代哲学辩证理论为指导思想的传统中医药学。2000 多年来，中医药学的发展，曾经有过辉煌的历史，有它植根于广大人民群众的基础。大概因为这种缘故，一些中医药工作者认为中医药学没有必要借鉴其他学科的理论，也无须与现代科学结缘，按照传统中医药理论为指导走自己的路。这种观点，粗略分析，似有道理。然纵观历史，早到《黄帝内经》，其内容博大精深，包括了哲学、数学、天文、地理、冶金、军事，乃至诸子百家学术观点在内的，当时所能吸收的一切科技成果。其后，《伤寒杂病论》的问世，金元四大家的争鸣，温病学派的崛起，中西医汇通的尝试，都是历代医家在总结当时临床经验的基础上，吸收其他学科的理论与科技成果的结果。没有当初和后来无数医家广纳百川的胸怀及远见卓识，中医药学就不可能有今天的成就。试想，

* 蒙木荣 . 关注中医药发展的几种倾向及误区 走中医药现代化的道路 [J]. 广西中医学院学报，2001，4（4）：21-23.

现代科学的飞速发展，到我们这一代或后几代却将中医药学自我封闭，不再吸取现代科学的成果，不难推测，中医药学必然避免不了枯萎、衰退，甚至消亡！常言道，逆水行舟，不进则退。中医药的发展面临着与现代医学激烈竞争的社会大环境，犹如逆水上行，中医药学必须不断补充新的动力，必须不断自我超越。要超越，必须正视自身的不足与差距，然后修正前进的航向。与其他自然科学的发展过程一样，由于受时代的局限或多或少都存在着缺陷和不足。中医药学的发展过程中的缺陷与不足显得更为突出。其一，由于中医药学的理论是以古代辩证逻辑为指导，与现代辩证逻辑体系存在着较大的差距，如缺乏严密的逻辑学论证，导致许多名词概念缺乏明确的内涵与外延而模糊不清。有些病证术语混淆，标准不一，内容不规范；同一术语在不同的层次，不同的情况下，可以有多种不同的解释。在其推理过程中经常运用的以取象类比和意会结果，以及"有诸内必形诸外""司外揣内"作为判断依据的方法，常易导致判断结果的直观性与模糊性，甚至错误；有些潜在的疾病，由于无证可辨，无法推理，难以预见，而至晚期才被发现。其二，中医药学理论体系，是在古人运用古代直观方法观察人体组织、生命运动、生理病理变化，以及治病实践的基础上，在中国古代哲学思想的指导下进行抽象、归纳、演绎而形成的，其观察分析结果只能是宏观上的高度概括。这种缺乏详细而包罗万象的模糊分析结果，使人难以把握，抓不住症结所在。如对于病因的概括为六淫、七情、饮食失宜、劳倦所伤、外伤、诸虫、先天因素等。随着现代科学的发展，发现的疾病谱越来越多，其发病原因绝不可能用上述几种因素就能解释清楚。其三，由于中医药学在古代只能用直观方法观察分析疾病，在当时算是进步的。随着科学的发展，微观分析在西医学上的应用，使西医学突飞猛进，而中医药学没有及时吸收微观分析为我所用，这种缺陷制约了中医药学自身的进步。缺乏微观分析，很难发现某些疾病的本质及其形成发展的细节，很难把握疾病诊断辨证标准及疗效标准。如一个慢性肾炎患者人的水肿消失，饮食、精神恢复正常，无其他所苦，但尿中蛋白仍未转阴，这并不能判断病情痊愈。其四，中药剂型以汤剂、膏、丹、丸、散为主，给药途径较为单一，有些胃肠功能差的患者对口服中药存在着"生物利用度"问题；急性病、危重患者需要快速给药救治，而中药比之西药给药方法及途径落后，不能快速、高效的挽救患者生命，因此，许多危重急症患者的救治便成为西医的专利。

可见，纯中医药学论不管从历史的借鉴，或是与现代医学的比较，都显露出很大的缺陷与不足，它远远落后于时代了，它必须修正前进方向，走中医现代化的道路。

2. 抛弃中医药学特色，全盘西医化的误区

在我国，自古代至清代末，中医药学一枝独秀，对中华民族的繁衍昌盛、防病治病曾做出过重要的贡献。至近代，西医学的传入，并迅速发展壮大，成为当今的医学主流力量。中医、西医两个学术体系并存，两股医疗卫生队伍同为国人的健康服务。当然，中西医学在各自发展过程中也存在着激烈竞争。竞争的结果，中医药市场不甚景气，致使一些中医药工作者感到困惑，甚至自惭形秽，对中医药学发展的前途感到失望。特别是在一些基层综合医院或中医院，中医科只能算作附属科室，设备简陋，中药剂型匮乏，难以应急，中医药人员少有机会参加进修学习，中医药技术得不到提高。面对这种艰难困境，他们不是采取积极务实的做法，而是仅凭掌握的那点浅薄的西医知识，改行易辙，全盘西化，成为挂着中医职称的西医师。这种做法，无论是对个人或中医药事业都是一种损失。从长远考虑，抛弃多年系统学习中医药知识的老本，而完全从事本不是自己长处的西医工作，这不可能与经过系统西医理论培养的同等西医工作者技术比高低，也无从发挥自己的优势，成就自己的事业。试想，只看到中医药学的劣势，而看不到其优势；在思想上存在保守落后的观念，在行动上采取消极的态度，中医药事业的发展又何从谈起？不可否认，中医药学与西医学两个不同的医学体系各有优劣长短，中医药学也有西医学不能替代的优势。其优势体现在：理论体系蕴含的整体观、辨证观、病因病机与辨证论治有机的联系和理法方药的系统性，这些为中医药的发展提供了指导思想和原则。另外，2 000多年来，中医药流传下来大量宝贵的文献资料，这不仅为我们进一步挖掘吸取其精华，完善提高中医药理论成为可能，而且为我们在新形势下确立中医药发展方向，开拓研究思路留下了可供借鉴的经验。再者，在临床治疗方面，中医治病强调辨证论治，多途径、多靶点、多因素、多方位的整体调治，用药时不仅考虑因人、因证、因时、因地的具体情况进行灵活组方，而且要考虑到中药性味归经，升降沉浮，甚至于七情相合，其作用常呈调整性，甚则双向性的特点。正是由于中药多靶点的组方原则及其作用的奇妙性，克服了如西医单一针对靶器官的用药方式的局限性，而不容易使人体产生耐药，使许多难治性、复杂性疾病的中医药疗效显著。在防治疾病过程中，中医更多采用自然药物与无损伤治疗方法，其毒副作用明显低于西药。显然，中医药学在临床疗效方面具有西所不具备的优势，也正是中医药赖以存在的最重要原因。尤其是近年全世界出现"回归自然"的绿色浪潮，中医药发展正好遇上了千载难逢的良机。凡此种种，中医药工作者理应看到中医药学蕴藏的瑰宝，应看到中医药学发展的光明前途，共同努力开拓曾经值得中华民族骄傲的中医药事业。

3. 名为中西医结合，实为弃医存药的误区

中医药学与西医学两种学术体系，其学术理论、治病方法、药物应用等方面各有优劣长短，优势互补性较强。新中国成立之后，许多有识之士提倡"中西医结合"，并在临床工作中进行不懈的尝试，取得了可喜的成绩，得到政府的承认与支持。之后，中西医结合便成为我国第三支医疗卫生队。在数十年的中西医结合工作探索过程中，既有互相扶持容纳、相辅相成的意识，亦有优势互补的创新思路和火花，使中西医理论互相渗透和借用，使二者之长结合在一起，提高了临床疗效。然而，中西医结合工作毕竟还没有一套完善的结合模式。一些中西医结合工作者认为中医药理论古老、落后，并存在不少缺陷，与现代科学格格不入难以磨合，而中药的疗效不可否认具有一定的优势，在医疗市场仍占有一席之地。因此主张以西医理论为标准，符合西医观点的中医理论为正确，不符合者为错误，甚至主张干脆抛弃中医药理论，以西医理论来指导中药的治疗，致使临床工作中对患者发生的炎症，而机械地选用黄芩、黄连、黄柏、金银花、蒲公英之类的清热解毒药；患者免疫功能低下而选用人参、黄芪、白术之类的补气药。诸如此类，完全西医的理论照搬照套，失去了中医辨证论治的特色，也失去了中医整体观的灵魂。其结果，治疗效果不理想，甚至失败。究其原因就是不用中医药理论而用西医理论来指导中药治疗，它违背了中医多靶点的整体治法，也违背了中医的"同病异治，异病同治"的因人、因时、因地制宜的治病原则，同时它无从运用中药"君臣佐使"的组方遣药的技巧。尽管中医、西医理论对人体生命、疾病现象的看法有互通之处，但两者毕竟属于不同的理论体系，其认识论与方法论迥然有别，以其理论指导对方的临床治疗，分明是错位而荒谬的，也绝不可能使二者水乳交融。欲抛弃中医药理论以西医理论代之，存留中药造福人类，那么，中药只能是无本之木，无源之水，终有一天会枯竭。

4.保持中医药学特色，走中医现代化的道路

中医药学要发展，必须顺应时代的潮流，走现代化的道路。所谓中医药现代化，实际上是在中医药自身继承发展的过程中，按照现代科学的基本特征来规范、升华中医药学理论，并逐步实现与现代科学技术融合。要实现中医药现代化的目标，特别要注意的是，必须以保持中医药自身特色为前提，没有这个前提，就谈不上也绝不是中医药现代化。有人试图用西医学的认识论和方法论去验证和改良中医药学，这是非常错误的；也有人用还原分析的方式，采取实验的方法来验证中医药，无疑也是片面的，不能反映验证对象的全貌。因此，在中医药现代化过程中，千万不能迷失自我，始终贯彻"以我为主""为我所用"的原则，用现代科学方法来研究体现中医药学特色与优势的整体观、辨证观、唯物观及其学术理论的系统性，理法方药之间的联系性的科学内涵。也就是说研究中医药学要联系到人体是一个复杂的整体系统，这一复杂系统包括社会环境、自然环境对机体的影响、考虑多因素致病，体内多方面的病理变化，包括脏腑经络、阴阳气血津液的病理变化，考虑中药复方多组分、多靶点、多途径的整体综合调理，考虑治病康复标准的阴阳平衡状态。总之，中医学重视整体的人，以整体的、动态的辨证的观点去把握健康与疾病。从某种意义来说，中医药学既属于自然科学范畴，但也跨越模糊科学、人文社会科学。因此，中医药学的现代化研究，需要现代化科学多学科的介入，包括现代实验方法、现代临床研究方法、以及模糊评判方法、现代哲学推理方法等多种研究方法、借鉴兼容现代科学研究的成果营养，在继承发扬中医药特色的基础上不丢失培植新的交汇点、生长点，不断修正与完善中医药学发展方向，逐步实现对传统的升华与超越，使中医药学以一个新的面貌出现在世人面前，融入世界医学的主流体系，为人类的健康做出应有的贡献。

三、读书心悟

（一）《续名医类案》述评 *

《续名医类案》是我国现存最大部的中医医案专著。是清代浙江钱塘魏之琇继明代江瓘《名医类案》之后，选录明清名医医案为主，并收明以前《名医类案》未曾收录的部分医案编纂而成。该书取材广泛，涉及古代名医三百零八人，古医书和其他文、史、哲著作二百九十六种，卷帙浩繁，逾百万字。内容包括内、外、妇、儿、五官、针灸、伤寒、温病等类病证，凡三百四十五门，五千二百五十四条医案和医论。魏氏不拘门户之见，兼收并存不同学术观点的案例，以病名为纲，以病案为目，一病数例，相互参证，相互启发。既有成功经验，也有失败教训；既有内治、外治；也有针治、心治。或示之以法，或儆之以戒，内容丰富，颇具特点，为后人提供经验，拓宽思路。近年笔者有幸参与本书的点校工作，获益良多，爰书所得示诸同道。

1. 成书及版本流传概况

该书原为六十卷本，约成书于清乾隆三十五年（1770 年），并被邀录于《四库全书》。脱稿未久，魏氏过世，尔后著名温病医家王孟英对此书进行了全面审阅，认为此书虽然纲罗繁富，变证咸备，但编次潦草，内容芜杂，实有加以整理之必要。正如《四库全书总目提要》所指出的："如脚门载张文定患脚疾，有道人与绿豆两粒而愈一条，谓断非常食之绿豆，此特绿豆下夺一'大'字耳。盖言得药如绿豆大两粒，与虫门浦南人一案相似，然究不知其为何药。重出的医案亦有十数条之多。且有自注未选入而仍编入者。其脱简舛讹，尤难卜数。况卷首无序无目，显为草创之初稿未经删定之书。"有鉴于此，清咸丰三年（1853 年），王氏将《续名医类案》六十卷厘定为三十六卷，参与此次校正修改工作的，还有定州杨素园。清同治二年（1863 年），《续名医类案》三十六卷首次由著易堂刊行。此后，六十卷本逐渐为医家冷落，而三十六卷本继而代之为传世通行本。不

* 蒙木荣 .《续名医类案》述评［J］. 广西中医药 1989，12（2）：43-45.

少医家据本传抄、刊刻、影印、校订，流传的版本有十七种之多。我们经过考察、对比之后，将该书版本归纳为二大系统。一为六十卷本系统，如《四库全书》本、六十卷抄本、文渊阁《四库全书》台湾影印本等。一为三十六卷本系统，此系统又可分为三个子系统（三个子系统均为三十六卷本）。一为著易堂本子系统，如清同治二年癸亥著易堂刊本（为三十六卷本的始刊本）、清同治间刻本、清光绪十二年丙戌著易堂刻本、清刻本等。二为信述堂本子系统，如清光绪十一年信述堂刊本、光绪十三年信述堂刻本、1957 年人民卫生出版社据清光绪十一年信述堂藏版影印本等。三为耕余堂本子系统，如清光绪二十三年丙申耕余堂铅印本及同年刊本。

2. 学术特点简评

明清名医之盛，远胜于前，宣阐古蕴，发明心得，正复可数。本书所载主要是该时代名医医案的精华。书中介绍的急救法及疑难杂症诊疗法，很有见解，值得借鉴。今择录数则爰作分析，以窥本书之一斑。

（1）医理物理融一体，巧妙施治显奇功。

张景岳治一小儿误吞铁钉入腹，用磁石一钱，朴硝二钱，共研为末，令熬熟猪油加蜜和调药末与服。"下午吞之，至三鼓时解下一物，莹如莼菜，润滑无棱，药护其外，拨视之则钉在其中矣，乃京中钉鞋所用磨菇钉也"。

立方之意，以硝非磁石，则不能使药附钉，磁石非硝，则不能逐钉速出，非油则无以润，非蜜则未必滑，同功合力，则裹护而出矣。

又如一儿被鸡骨鲠喉，诸医束手，一叟以丝棉裹白糖如梅大，令其咽下入喉间，留一半于外，时时以手牵掣，俾喉中作痒，忽然痰涎上涌，骨粘于棉而出。

张景岳说："凡诸物鲠于喉中，或刺于骨，必得锋芒之逆，所以刺而不下。凡下而逆者，反而上之则顺矣。"骨刺于喉，吞咽不下，当反其势，涌而吐之，犹如拔刺也。若芒刺既深，必欲推下，张氏主张以锡糖吞咽之，或用韭菜煮略熟，勿切，吞下一束，因势利导，则骨被裹而下。

以上医案之急救，医理物理融会贯通，辨析透彻，鞭辟入里，治疗方法巧妙，简单易行，疗效可靠，值得师法。

（2）辨急症有胆有识，求根本用药精当。

一男子坠马，肠有瘀血，服下药过多，致发热盗汗，自汗，脉浮涩。龚子才诊断为重剂过伤气血损阳，投以十全大补汤益甚，时或谵语。继而断为"药力未及而然"，守法守方，以前药加炮姜、熟附子各五钱服之即睡，觉来顿安，再剂而愈。

龚氏临惑证慧眼识病，辨证剀切中理，不为假象所惑，守法守方，用药果断，终获成功。

又如，一孝廉病衄，"其衄汩汩然，七昼夜不止，甚则急如涌泉，众医济以寒凉不效，急以大承气汤下之，亦不行"。吴桥诊之，"孝廉故以酒豪，积热在胃"，投以石膏半剂而愈。众医不解，请曰："积热宜寒，则吾剂寒之者至矣，公何独得之石膏？"桥曰："治病必须合经，病在是经，乃宜是药，石膏则阳明经药也，安得以杂投取效哉。"

吴氏治病，注重审因，辨中肯綮，且辨药归经，用药精当，一矢中的，故效如桴鼓。

再如，《续名医类案》选载的《医旨绪余》一案，"有侄女十岁，因伤齿动摇，以苎麻摘之，血出不止，用末药止之，少顷复从口出。诊其脉皆洪大有力，以三制大黄末二钱，枳壳汤少加童便调下，去黑粪数枚，其血顿止"。

医者以脉断证，辨为阳明热甚，气血上涌，非塞流所能止，而以疏通阳明逆气，釜底抽薪，从根本治疗，收效卓捷。其学博，其识精，处处包涵着辨证哲理。

（3）力挽沉疴起痼疾，专病专药效尤宏。

"朱彦真酒膈，呕逆不食，每日惟饮热酒一二觥，少顷即作酸呕出，膈间大痛，杂治经年不效"，张路玉诊之，以为平昔好饮热酒所致，死血停滞胃口使然，授以人参散方，用人参一两，煎成加麝香半分，冰片三厘，三剂便能进食。另有"秦伯源患此，形神枯槁，神志抑郁，且汤药无资"，张氏令用啄木鸟入麝熬膏，时嗅其气以通结，内服逍遥散加香、砂以散郁，不数剂顿瘳。

张氏对于此类膈证，在辨证用药的基础上，曲运匠心，加入"善散胃口痰与瘀血"之麝香，不能饮药者，先熬膏嗅其气通结，专病专药，巧运绝招，功专效宏，力挽沉疴。无怪乎俞东扶赞之曰："石顽治病，喜用古方，而杂以新药，能生后学智慧。"

（4）投石问路察虚实，试探治疗辨匿证。

"董龙山夫人，年三十五病便血，日二三下，腹不疼，诸医治三年不效"，孙文垣诊之，"左脉沉涩，右脉漏出关外，诊不应病"，谓"血下既久，且当益其气而升提之，以探其病"。乃用补中益气加阿胶、地榆、侧柏叶，服八剂，血不下者半月。偶因劳，血复下，病者再索前药。孙氏以前探虚实为据，诊为"内有瘀血"，而用桃仁承气汤加丹皮、五灵脂、荷叶蒂，水煎服之，下黑瘀半桶，后以理脾药养之五日，复用下剂，继以补中益气汤、参苓白术散调理痊愈。

又案，"沈某病感症，外似实热，内甚虚寒"，医者以熟附子做饼热贴脐上，时许便觉稍安，后放心给服温补药而愈。

临床中，阴证似阳，阳证似阴，脉证互相矛盾之复杂病证并非罕见。或主证隐隐，兼证显现；或真象隐蔽，假象突出，此即张景岳"独处藏奸"之谓。以上二案，医用内探确诊法及外探确诊法，投石问路，以察虚实，把握病机，有的放矢，无不入毂。其经验之谈，堪为后学之津梁。

另外，《续名医类案》还选载了不少心理治疗法，如杨贲亨治一贵人"患内障，性暴躁，时时持镜自照，计日责效，数医不愈"，后诡言其"左股旦夕当发毒"，使患者凝神于左股，不久目疾自愈。还有该书选载的舌诊决预后，腹诊察动气，使用不同的剂量和特殊的煎服方法以取效等案例，均从不同的角度，提供临床经验，开启后学。可以说，《续名医类案》之所以能广为流传，是与它的学术高度和实用价值分不开的。

和其他许多中医古籍一样，《续名医类案》也有其历史局限性和不足之处。据本书卷七"疟门"陆祖愚治陈雅仲案后评注称："录是案时己丑长至后一日。"书后胡敬"先友记"说："魏氏因积劳成疾，殁于乾隆壬辰年。"则本书的写作时间是一七六九年前后。"以六十卷之书仅三年而藏事"，撰写时间是比较仓促的，书中错、漏、芜杂潦草之处，也就不难理解。后经王孟英将此书厘定为三十六卷，比六十卷本精良得多，但缺点仍然不同程度地存在。如一些医案记载欠严密完整，有的案例有证无方，或有方无药。有的体例混乱，前后不论。个别案例还带有一定的迷信腐朽色彩，这些都是我们在评价本书时应当指出的。尽管如此，然瑕不掩瑜，此书所选载，毕竟绝大部分确为名医医案之精华，功为魏之琇，而推波助澜使此书得以阐扬者，当是王孟英等人。

（二）《续名医类案》奇难病案辨治赏析[*]

《续名医类案》为清代魏之琇编集的我国现存最大部头的中医医案专著。近几年笔者校点此书时，赏阅不少名医之奇难病证医案。其宣阐古蕴，发明心得，可谓曲尽匠心；辨证治疗，制方用药，别具一格。读后诱掖非浅，获益良多。兹择录数则，以飨读者。

1. 误吞铁钉案

张景岳治一小儿误吞铁钉入腹，用磁石一钱，朴硝二钱，共研为末，令熬熟猪油加蜜和调药末与服。下午吞之，至三鼓时解下一物，莹如莼菜，润滑无棱，药护其外，拨视之则钉在其中矣，乃京中钉鞋所用蘑菇钉也。

按：立方之意，以硝非磁石，则不能使药附钉，磁石非硝，则不能逐钉速出，非油则无以润，非蜜则未必滑，同功合力，则裹护铁钉随粪便而出。张氏融医理、物理于一炉，辨析施治巧妙，非同凡响。

2. 肾积奔豚案

冯楚瞻治戚氏妇，腹中有块作痛，发则攻心欲死，上则饮食不进，下则泄泻无度，医药三百余剂不效。脉之六部沉细已极，右关尺似有似无，明系火衰土弱，肾家虚气上凌于心脾，土不能按纳奔豚之气，非温补不可。用炒干熟地八钱，补水滋土；炒黄白术六钱，补土固中；炮姜、熟附各二钱，补火以生土，更入五味子一钱，以收敛之，俾元气有归，脏得其藏，而肾乃纳而不出也。数剂而安，一月痊愈。

按：冯氏分析病证，探幽索隐，索源于《难经》"肾之积，名曰贲豚，发于少腹，上至心下，若豚状，或上或下无时，久不已，令人喘逆骨痿少气……"之示训。据经识证，触类旁通，辨证施治，制方用药，更卓有定见，既取决于《难经》"脾病传肾，肾当传心，心以夏适王，王者不受邪，胃复欲还脾，脾不肯受，故留结为积……"之秘论。而具体运用时，又有所发挥，创制以补水滋土，补土固中，补火生土为治法，药虽五味，却精

---

*蒙木荣.《续名医类案》奇难病案辨治赏析［J］.中医文献杂志，1989（2）：9-10.

专力宏，一矢中的，取得"数剂而安，一月痊愈"之卓效。

3. 血瘕尿闭案

陈自明治昆陵一贵宦妻，患小便不通，脐腹胀痛不可忍。众医皆作淋治，如八正散之类，俱不得通，陈诊之曰："此血瘕也，非瞑眩药不可去。"与桃仁煎，更初服至日午，大痛不可忍，遂卧。少顷下血块如拳者数枚，小便如黑豆汁一二升，痛止得愈。

按：陈氏治疗血瘕尿闭，宗《尚书·说命》"若药弗瞑眩，厥疾弗瘳"之旨，排除干扰，不落前医窠臼，非兼虚即大胆起用峻猛逐瘀药，并预见正邪抗争，病有转机之瞑眩变端，以安病者，药后果如其言，"大痛不可忍"，随即大下瘀血，尿通痛止而愈。可见，陈氏治病，不随大流，经验独到，即使是治疗贵室玉宠，也不为"下药治愈无功，补药治坏无过"之时弊所束缚，大胆果断，力挽沉疴。

4. 移情治病案

傅青主治一妇，妒恶夫有所昵，忽患腹痛，辗转地上不可忍，其夫求治，先生令持敝瓦釜置妇床前，捣千杵，服之立止。

按：移情治病，时而见于历代名医高手案例。本案病妇腹痛，起因于妒恶其夫另有外遇，冷漠于己，情怀不畅。傅氏洞察症结，把握病机，授意其夫持瓦釜于床前捣药千杵，以示改邪转意，温情相待。见情见义，病妇妒恶之念顿失，腹痛立止。此即"医者，意也"之妙用，其妙在于心病心治，心治重于药治。

5. 重症伤寒案

张今韶治一妇人，患伤寒十余日，手足躁扰，口目瞤动，面白身冷，谵语发狂，不知人事，势甚危笃。其家以为风，缚其手足；或以为痰迷心窍；或以为虚；或以为寒；或辞不治。张诊之，切其脉全无，问其证不知；按其身不热，张曰："此非人参附子症即是大黄芒硝症，出此入彼，死生立判。"因此坐视良久，聆其声重而且长。曰："若是虚寒证，到脉脱之时，气沉沉将绝，哪得有如许气力，大呼疾声久而不绝？"即作大承气汤……药始以下咽，黄昏即解黑粪半床，次早脉出身热，人事亦知，舌能伸出而黑，又服小陷胸汤二剂而愈。

按：此案伤寒十余日，手足躁扰，口目瞤动，面白身冷，谵语发狂，不知人事，切脉全无。据此脉症，既可疑为正气虚衰之脱证，又可疑为邪热内伏之阳明腑实证，二证相类，但治疗则迥然有别。遇此类病证，张氏采用排除辨证法，将类证相似的所有病证排队联系，然后以阴性证据一个个加以否定，剩下的病证即可肯定。此案虽似脱证，然"其声重而且长，若为脱证，哪有气力大呼疾声久而不绝"？于此可见，张氏在相同症中，善于搜寻细微的异症，剔出辨证依据，以此断为"热邪传里之阳明腑实证，大胆施以大承气汤，一矢中的"。其辨证方法之妙，察微析疑之精，值得师法。

6. 试探治疗案

董龙山夫人，年三十五，病便血，日二三下，腹不痛，诸医治三年不效。孙文垣诊之，左脉沉涩右脉漏出关外，诊不应病，谓下血既久，且当益其气而升提之，以探其病，乃用补中益气汤加阿胶、地榆、侧柏叶，服八剂，血不下者半月。偶因劳，血复下，病者再索前药。孙以前探虚实为据，诊为内有瘀血，而用桃仁承气汤加丹皮、五灵脂、荷叶蒂，水煎服之，下黑瘀半桶。后以理脾药养之五日，复用下剂，去黑瘀如前者半，继以补中益气汤、参苓白术散调理痊愈。

"沈某病感证，外似实热，内甚虚寒"，病证疑惑难判，医者以"熟附子作饼热帖脐上，时许便觉稍安"，即断为内虚寒证，后放心给服温补药而愈。

按：以上脉证矛盾，主证隐蔽，疑惑难断二案，医者运用内探确诊法及外探确诊法，投石问路，以辨明病证，把握病机，治疗进退如意，左右逢源。其经验之谈，堪为后学之津梁。

（三）《续名医类案》热病辨治特点 *

《续名医类案》为清代魏之琇编集的较有影响的医案巨著。许多真知灼见的医案出自名家之手，颇有心得。尤其是对热病的阐发，可谓曲尽匠心，非同凡响。探索其辨治规律，撷取其精华，对于提高临床水平及开展中医高热的研究，诚有裨益。兹就本书有关热病的辨治特点，试归述如下。

---

* 蒙木荣.《续名医类案》热病辨治特点 [J]. 江苏中医，1990, 11（4）：30-32.

1. 阳明热甚，推崇白虎之清降

本书对阳明热甚，尤其兼呕逆、头痛齿痛之治疗，十分推崇重降清解之白虎汤。认为方中主药石膏味辛凉而镇坠，辛凉能解肌透热，镇坠下胃家痰热，诚宜本证之治。并指出柴葛辈升散，用于阳明邪火上逆尤弊。如缪仲淳治辛衡阳铨部，病在阳明，头痛壮热，渴甚且呕，前医先用葛根汤而病更甚。缪氏力纠其误，予大剂白虎加竹叶、麦冬，"天明投药，朝餐瘥"。又如魏玉横治表侄凌二官，甲申夏患热症，呕恶不眠，至七日不愈。魏氏拟予白虎汤，凌以先日服犀角地黄而吐，疑为寒不敢服。另延一医，诊其脉伏，按其腹痛，误为疝症，而予温散三剂，药后躁扰烦渴，扬手掷足，谵语妄言。后仍复诊于魏，予大剂白虎加地黄煎服，热退神清，诸症全失。再如施笠泽治孝廉唐后坡长公，发热面赤，头齿大痛，脉洪而数。断为阳明热证，用白虎汤，每剂石膏一两。一剂头痛齿痛俱已，热亦除，但脉尚搏指，嘱再进一剂，以祛余邪，否则两日后定发斑。孝廉疑而另延他医，他医贬斥石膏用量太重，置而不服。两日后果发斑，灼热十日不退。复诊于施，因病情已变，不得已改用柴苓芍药汤，热退后再用参、术调理而愈。

于此可见，对于阳明热甚，尤其兼见呕逆、头痛齿痛等邪火上逆之证，掌握有利时机使用重剂白虎汤，是诸多名家所推崇的一着高招，他们极力反对一热证就用升越发散之治法，并举例示之以训，儆戒后人。

2. 热兼腑实，釜底抽薪后调理

书中强调热兼腑实之证，只要不属危绝，应先泻下腑实，釜底抽薪，开通邪路，驱邪外出。泻下之后，邪去正虚，则调理善后，以收全功。如蒋仲芳肖氏妇，素虚弱，患热病将一月。一日忽厥，予生姜灯心汤灌之，药后罔效。细察之，腹痛甚，已二十日不思食亦不大便矣。蒋以大黄一两，芒硝五钱，桃仁、当归各三钱与之。众骇然曰："素有弱症，且病久何能堪此？"强与之，去黑物半桶，即用人参五钱煎汤补之，调理月余而愈。又如陆肖愚治史洞庭室，头痛发热，病在卫分，他医误用气分药引邪入于阳明，致谵语狂妄，大便秘结。陆以润字丸三钱投之，夜出燥矢约二十枚，谵语犹未全止，再进前药二钱，出燥矢数枚及溏便少许，后以清气养营汤调理痊愈。再如张子和从军于江淮时治一舟子病，病乃五实（五实为《素问·玉机真脏论》之病名，即脉盛、皮热、腹胀、前后不通、闷瞀）。先作大剂下之，殊不动摇，忽忆桃花萼丸，顿下七八十丸，连泻二百余行，其人昏困数日方已。大疾已去，徐以调和胃气之药，并啜糜粥调养，自尔平复。此病邪盛实，非峻猛则无以中病，正如张氏所说："此不可以常法治，不如此则病无由衰也。"

上述各案，热兼腑实，尽管腑实的轻重不同，选用缓下峻下之法有别，但皆中病则止，然后根据伤正程度给予调理扶正，以复病体。

3. 热稽津伤，养阴增液助汗源

对于热邪稽留不退，耗伤阴津，不能作汗者，或热结阳明，耗伤阴津太甚，不堪攻下者，该书主张养阴增液，以资助汗源，俾邪随汗泄。如吕东庄治吴华崖馆童，感热症，身如燔炭，夜必谵语，下痢脓血，舌黑而燥，脉已散乱，状如游虾。吕不以下痢脓血所惑，而断为病在阳明，热结旁流，阴津大伤，急用熟地一两，佐以生地、麦冬、当归、白芍、枸杞子、甘草，以救欲竭之阴津。药后微汗，痢下已止。改用四顺清凉饮加熟地一两、大黄五钱，急下存阴。药后下黑矢数十枚，诸症顿失。越二日，前症又发，复加喘急口渴。吕以为阳气来复作汗之兆，予白术一两，黄芪一两，干姜三钱，甘草一钱，归、芍各三钱，尽剂汗如注，酣卧至晓，病霍然而愈。魏玉横治案，大热无汗，鼻煤唇焦，小便全无，舌苔渐黑，脉洪数，以白虎汤加鲜地黄四两，药后大汗自顶至足，热退而瘳。张路玉治童姓者，伏气发于盛暑，大发燥热，烦渴索水，其妇不敢与饮。张令速与饮，连进两盏稍宁，少顷复索，又与一大盏，放盏通身大汗，安睡热除，不用汤药而愈。同时有西客二人，亦患此症，皆与水而安。

综上热症案例，吕案先补而下，再补而汗，魏案清热养阴，张案引水济阴，根据病症轻重程度不同，采用不同的增液养阴方法，终以津足汗解告愈。

4. 失下热厥，法宜微下忌妄下

阳明腑实，由于失下热极，津液耗甚，而致热厥之症，该书认为应细审辨治，"下与不下，大下与微下，死生在呼吸，间不容发"。根据本症病机特点，主张采用微下，反对猛浪妄下。如王肯堂治余云衢太史，形气充壮，辛卯夏六月，过食酒醴肉炙，患热病，时或扬手掷足，四肢厥冷，昏愦不知人事，时发一二语不了了，七日不大便，脉微细欲绝。王谓"阳病见阴脉，法在不治"，姑以大柴胡下之，时用熟大黄二钱。而太医王雷庵以为大黄太少，力争用大承气。王曰："如此脉症，岂宜峻下，待大柴胡不应，而后用调胃承气，再不应后用小承气以及大承气未晚也。"药后大便即行，脉已出，手足温矣，继以黄连解毒数剂而平。可见，对于此类失下热厥之症，治疗上既要急下挫其热势，又要顾护阴津，以防暴亡。采用缓下之法实为恰当。正如刘河间在《伤寒直格论》分析失下热极之治疗所说："或失下热极，以致身冷脉微而昏冒将死者，若急下之，则残阴暴绝而死，盖阳气竭而然也，不下亦死。宜凉隔散或黄连解毒汤养阴退阳，积热渐以宣散，则心胸再暖，脉渐以生。"

5. 血热互结，挫其瘀热后固元

表证未已，热邪随经入里，血热互结，引起少腹满闷、发狂之蓄血证，本书主张沿用《伤寒论》抵当汤治疗，挫其瘀热。然尚觉《伤寒论》有不足之处，认为攻邪之后，元气大伤，宜救阴扶阳，以善后收功。如张意田治角江焦姓人，七月间患壮热，少腹满闷，小便自利，已三十余日。初服解散，继以攻下，俱得微汗，而病终不解。张诊之，脉沉微，重按疾急。此表证仍在，随经瘀血，结于少阴，宜服抵当汤。药后，下瘀血无算，随用熟地一味，捣烂煎汁，时时饮之，以救阴液。继用人参、熟附子、炙草煎服，以固真元。共服熟地二斤余，人参半斤，熟附子四两，渐得平复。

6. 辨脉断证，真寒假热治以热

真寒假热，证候表现颇为复杂，临证不易辨别。该书十分重视脉法，认为此类病证，多"脉从而病反"，当舍症从脉。主张大剂温药投之，以散盘踞于内之真寒，收敛浮游于外之假热。如龚子才治一妇人，夏间病热，初用平调气血兼清热和解之剂，二三服不应，热愈甚，舌上焦黑，谵语撮空，循衣摸床。诊其脉两手皆虚微，右手微甚。据脉象断为内虚寒而外浮热，改用四物汤加黄芪、人参、白术、陈皮、麦冬、知母、熟附子，服之一二时汗出热退。次日复热，再服仍退。又次日复发，知其虚剧，加重熟附子，服十余剂而安。杨乘六治朱氏温热证，痞闷眼赤羞明，遍身疮肿，大便燥结，小水痛涩，闻声则惕然而惊。医与解毒清火导赤十余剂，火益甚，不食不眠。脉之浮取鼓指，沉则缓大，两关洪软而迟。亦据脉候断为真寒假热症，投参附养荣汤，十余剂全瘳。王节斋治案，病热口渴，唇干谵语。诊其脉细而迟，用四君子汤加黄芪、当归、白芍、熟附子，进一服热愈甚，狂言狂走。或疑附子有偏，诊其脉如旧，仍增附子一大剂，药后汗出热退，脉还四至。

综观《续名医类案》辨治热病，方法颇多。诸多案例从不同的角度、不同的途径来进行辨治，值得后人借鉴。尤其有些虚实错杂、真假难辨的热证，案例中或独辟新径，或挖掘古蕴，进行辨治示范，对于拓宽思路，诚有重要价值。

（四）略论《痧胀玉衡》的学术特点 *

《痧胀玉衡》为清代郭右陶所著，凡四卷。郭氏精于医，遍阅仲景、东垣、丹溪诸家之书。适时行痧胀，诸医莫知所名，多有坐视其死者。郭氏拜访医林先辈，并搜寻册籍，研究古义，日夕究心，始悟痧胀变端。恐前人无论，难启后贤，而推原其始，详究其终，著为此集。该书对中医理论有所发挥，临床治法独特、简便，疗效卓捷，笔者就此对其学术思想作一初探。

1. 量痧轻重　综合辨治

痧胀为病，病变多端"缓者或可迟延，急者悬命顷刻"。如"痧之深而重者，胀塞肠胃，壅阻经络，直攻手少阴心君"，此痧胀之极，不拘表里，传变极速。若一法独施，则难以救急。又如痧毒"犯在气分，有兼痰兼血；在血分，有兼食兼积，或又有兼外感内壅"者，症情复杂。若守一方一法，则捉襟见肘，难奏全效。因此，郭氏主张综合治疗，"除刮痧、放血之外，又必用药以济之"，发挥各治法之所长。"肌肤痧，用油盐刮之，则痧毒不内攻；血肉痧，看青紫筋刺之，则痧毒有所泄；肠胃脾肝肾三阴经络痧，治之须辨经络脏腑，在气在血，则痧之攻内者，可消可散可驱，而绝其病根也"。然后据痧用药，三法兼备。郭氏并反复举案以证之。如治廉斋朱先生夫人，夏月痧痛危急，刮痧放痧不愈，更易三医，莫敢任事。郭氏往视，更放痧三十二针，兼刮痧讫，用宝花散、沉香丸，清茶稍冷饮之，并用散痧解毒活血顺气之剂，翌日即瘳。可见，郭氏始终强调痧症以综合治

---

* 蒙木荣 . 略论《痧胀玉衡》的学术特点 [J] . 浙江中医杂志，1988，23（6）：267-268.

疗为要。

2.痧症无虚　治须驱邪

"邪之所凑，其气必虚"，是中医的发病观，然郭氏认为对虚实要辨证分析，痧毒犯人，为疫气邪毒入中，属有余之证，即使是虚人犯之，亦当以治痧毒为要务。他说："其有余者，非有余于本原，乃有余于痧毒也。"并喻人之虚实，如人家之资财厚薄，痧毒中人，犹如贼寇入室。"假若贼寇操戈，已入于室内矣，而乃以家之资财之薄也，其贼寇可不驱而出之乎？……故痧发不论虚实，驱毒在所当先，温补必于收后，此痧之所以有实而无虚也。"故治疗应力驱其邪而绝其根，否则痧复肆毒，后患无穷。诸如"在表者已刮（指刮痧），在中者已放（指放血），而在内者，少有未消，一吃米饮或热汤热酒，痧毒复由内而攻表，遂遍周身。如在内已治，在中者已放，而在表者未刮，即复由外而攻内。若表里俱尽治矣，而在中者未放，亦复传遍表里"。如若犯之，谓为可畏之极，生死所关，当引以为鉴。

3.痧多瘀毒　法应祛瘀

痧之中人，由表及里，病情复杂急重，传变迅速。郭氏论治不限于王孟英等温病学派之热入血分，以凉血解毒为治，且悟出痧毒入血可引起热毒血瘀，而首创刮痧祛瘀之法。他说："痧者，天地间之厉气，入于气分，则毒中于血而为蓄为瘀。凡遇食积痰火，气血即因之阻滞，结聚而不散。"故郭氏不少处方常伍以活血祛瘀药。如紫苏厚朴汤用红花，防风胜金汤用赤芍、元胡，必胜汤用红花、赤芍、桃仁，紫朴汤用三棱、莪术，独活红花汤用红花、桃仁、元胡等。全书列方56首，其中伍用活血化瘀药者就有27首，约占总方剂48%，可见郭氏用活血祛瘀药之多，论理独到，卓有定见。

4.选药考究　用药平和

痧胀传变由表传里，有气分、血分之殊。痧毒在表在气，当用宣散，在里在血，宜用攻里。郭氏宗前人之治疗大法，但在运用时，常灵活多变，据药性指归、四气五味，使药中病而不伤正，契合病机而不留邪。痧毒热邪易于伤津耗液，须宜处处保津；痧毒入中，往往壅塞瘀滞，当宣畅理气。然理气药多辛燥走窜，易伤津耗液，与保津相矛盾，宜乎不用而又不得用。如此，当权衡利弊。如痧气壅遏于表，一般用荆芥、防风、薄荷之类，表汗而散。如若不效，郭氏喜用香薷，取微汗，而禁用麻黄，避免"发汗太过"耗伤津液。痧毒犯中，致脘痞呕恶，半夏为止呕之良药，然"性燥忌用"，而选用藿香，既能辟秽和中而性不甚燥。痧毒入中，邪气留恋，当以驱邪为大法。倘若热毒炽盛，须清热解毒，芩、连当为首选，然其性寒凝滞，易冰伏留邪，郭氏列为忌用，若要用者，须酒炒或姜汁制，以去其凝滞之性。若热毒伤津，宁用葛根、天冬、麦冬，而不用花粉，因"花粉性沉寒，痧毒未清者，恐凝滞痧气也"。人参、黄芪、白术、山药善于补虚，然痧毒未除，也当大忌，用之"恐补毒气"。元参"清气消痰，滋阴润肺，但色黑止血，痧有瘀血，忌用"。木瓜、五味子、白芍酸敛，易闭邪留寇，亦列为大忌。凡此种种，充分体现郭氏用药之经验。选药考究，不偏不倚，主次有度，既精通药物之禀性，以针对疾病之症结，又立论精辟，论有所据，处处充满辨证哲理。

郭氏对痧症辨析，不仅说理清楚，而且列举许多病案予以一一印证。其中有急重症救治之成功经验，也有他人技穷或误治之失败教训，多示之以法，告诫后人。其内容丰富，各具特点。为开创中医急症治疗，提供方法经验，诚有重要的参考价值。值得一读。

（五）《傅青主男科》惑证辨治举隅[*]

傅青主，名山，明末清初阳曲人，所著《傅青主女科》广为世传，颇具影响，而《傅青主男科》一书，却鲜为人知。然该书学术思想独树一帜，褒贬分明，制方用药独创而见新义，尤对惑证辨疑透彻，传古人未传之妙，辨证施治不落窠臼，堪为后学之津梁。今择录数则，爰做介绍。

1. 阴虚下陷

"凡人阴虚脾泄，岁久不止，或食而不化，或化而溏泄。方用：熟地一两、山药五钱、山萸五钱、茯苓三钱、白术五钱、肉桂一钱、升麻三分、五味子一钱、车前子一钱，水煎晚服。"

按：素有"气虚下陷"之论，并无"阴虚下陷"之说。傅氏首开"阴虚下陷"先河，提出"阴虚脾泄证"，取"阴中求阳"之意，用养阴为主，温阳升提为佐的治法，使阴分充足而气得以升提，脾泄自止。他说："此

* 蒙木荣.《傅青主男科》惑证辨治举隅［J］.吉林中医药，1985（6）：7.

方纯是补阴之药，且有升麻以提阴中之气，又有温湿之品以暖命门而健脾土，何至溏泄哉。"然此"阴虚下陷"与"气虚下陷"并不无联系，其"提阴中之气"，即示在阴虚之上又有气虚，不过是以阴虚为本。证之临床，确不乏其例。

2. 肾寒吐泻

"此症由于心寒胃弱，呕吐不已，食久而出是也，下痢不已，五更时痛泻三五次者是也。人以为脾胃之寒，服脾胃之药而不效者，何也？盖胃为肾之关，而脾为肾之海，胃气弱，不补命门火，则心包寒甚，何以生胃土而消谷食？脾气弱，不补命门之火，则下焦虚冷，何以化饮食而生精华？故补脾胃莫急于补肾也。方用：熟地三两，山茱萸二两，茯苓三两，人参三两，山药四两，附子一两，肉桂一两，吴茱萸五钱，五味子一两，蜜丸，每日空心，白水送下五钱。"

按：吐泻之证，责之脾胃，五更泄泻责之于肾，此为常理，然傅氏却曲尽一隅反三，倡言吐证不仅与胃有关，而且与肾也有密切关系，他认为肾元虚冷，则胃土虚寒，不能消谷，胃气上逆而作呕。证之临床，某些肾阳虚衰（如尿毒证、肾机能衰退）的病人常见呕吐，与傅氏肾寒吐泻之说确有相似之处。故肾吐之说羽翼了呕吐责之脾胃之所未备。

3. 脾胃症辨

"人有能食而不能化者，乃胃不病而脾病，当补脾，而补脾尤宜补肾中之火，盖肾火能生脾土也。不能食，食之而安然者，乃脾不病而胃病也，不可补肾中之火，当补心火，盖心火能生胃土也，世人一见不饮食，动曰脾胃虚也，殊不知胃之虚寒责之心，脾之虚寒责之肾也，不可不辨也。"

按：傅氏遥承赵养葵重命门火的思想，提出"脾虚尤宜补肾火"，并加以发挥，胃虚予以补心火，认为肾火能生脾土，心火能生胃土。然补肾火治脾已为后世所宗，而补心火治胃尚属少见。傅氏之所以补心火治胃，是因为心阳虚衰及胃之故也。证之临床，亦不乏其例，如心力衰竭表现为心阳虚衰者，常致水液潴留，湿困中焦，胃阳虚衰，当治以温运心阳，胃阳则随之振奋。可见，"胃之虚寒责之心"，确有独到见地。

（六）《傅青主男科》惑证辨疑及治疗妙法 *

《傅青主男科》为明末清初医家傅青主所著，读后诱掖非浅，教益良多。傅氏深研医理，探幽索隐，可谓曲尽匠心。临证辨惑析疑，制方用药，别具一格。本文对该书惑证辨治择录几则，以飨读者。

1. 病在上而求诸下

"头痛目痛耳红腮肿，一切上焦等证，除清凉发散正治外，人即束手无策，而不知更有三法：如大便结、脉沉实者，用酒蒸大黄三钱微下之，名'釜底抽薪'之法；如大便泻，脉沉，足冷者，宜六味地黄汤加牛膝、车前、肉桂，足冷甚者，加熟附子，是冷极于下而迫其火之上升也，此名导龙入海之法；大便如常、脉无力者，用牛膝、车前引下之，此名引火归原之法也。"

按：头痛、目痛、耳红、腮肿等上焦病证，实证者，以清凉发散为治，此为常法。然傅氏深窥经旨，临证巧妙运用，提出"病上求下"三法，其中"导龙入海"及"引火归原"二法是有独到见解的。所谓"导龙入海"及"引火归原"皆为导引上浮之火归藏于肾，但二者同中有异。王冰曰："病之大甚者，犹龙火也，得湿而焰，遇水而燔。"龙火不安其位，乃因命门火衰，寒极于下，逼阳上越之故。张景岳称之为"无根之火"。故傅氏提出"如大便泻，脉沉足冷"，命门火衰者，治以六味地黄汤加牛膝、车前子、熟附子、肉桂，益火之原，以消阴翳，导龙入海，以安其位。而"引火归原"其病机为阴虚阳亢，虚火上浮，故"大便如常、脉无力"、足不冷，治疗用药列举牛膝、车前子二味，重在滋阴清火，使虚火归原。此法之运用，后人常于众多滋阴降火药中少佐温阳，取同气相投之意，导引虚火潜降。其中温阳药使用的轻重多寡与"导龙入海"法是大不相同的。由此可知，"导龙入海"及"引火归原"二者虽同属病上求下、引火潜降之法，但有"火衰阳越"与"阴虚阳浮"机理之不同。用药上，一以滋阴温阳为主，一以滋阴清火为治，此正切合《内经》"微者逆之，甚者从之"旨意。

2. 肾虚呕吐

"世人皆以呕吐为胃虚，谁知由于肾虚乎？故治吐不效，未窥见病之

* 蒙木荣.《傅青主男科》惑证辨疑及治疗妙法［J］.吉林中医药，1986（6）：38.

根也","盖肾水不足，则大肠必干，而细饮食入胃难于下行，故反而上吐矣","此症又有食久而反出者，乃肾火虚不能温脾，故脾寒而反出也"。

按：呕吐责之脾胃，此理医者皆知。而傅氏提出肾虚致吐者，则后人未必尽然。细玩其意，缘肾主二便，若肾阴亏虚，大肠失润，水不行舟，则大便干塞，腑气不通，所入饮食不得下行，而反上逆作呕。证之临床，可见于阴虚之人，久患干呕者。若肾阳亏虚，命门火衰，脾胃失于温养，中土寒冷，食入水谷不得腐熟，宿食久留不化，升降失其常度，反逆于上而作呕也。此证每每脾肾同病，临床屡见不鲜。可见傅氏肾吐之说补充了呕吐单责于脾胃之不足，为全面探讨呕吐之病机，创立治疗新法，诚为有益启示。

3. 吐血

"此证人非以为火盛，即以为阴亏。用凉药以泻火，乃火愈退而血愈多；用滋阴之味、止血之品仍不效，谁知是血不归经乎！治当用补气之药，而佐以引血归经之味，不止血而血自止矣。方用：人参五钱、当归一两、丹皮（炒）、黑芥穗各三钱，水煎服，一剂而止","此方妙在不专补血，而反去补气以补血，尤妙在不去止血，而去行血以止血。盖血逢寒则凝，逢散则归经，救死于呼吸之际，大有神功"。

按：傅氏治血，不泥于泻火、滋补、止血等古法，而有所创新，提出益气活血以止血。他认为，人体周身，无非血路，一不归经，斯各处妄行，有孔则钻，有洞则泄，甚则吐血，或衄血、便血。考其缘由，诸因所致出血，乃血不循经则外溢，而离经之血多成瘀，瘀血又反阻于血脉内外，则血行受阻，血溢不已。故傅氏治血，不是以寒凉滞其行，而是以温和顺其性，不是涩血、止血，而是摄血、行血。方中用人参益气以摄血，用当归、丹皮活血以疏通血路，引血归经；少佐黑芥穗以止血。全方妙用，重在益气活血。证之临床，近年颇多用攻积导滞、逐瘀通经之大黄治疗胃肠出血而效果卓著，用药虽异，同出一理。

傅氏对惑证辨疑及治疗妙法恒多，其立意新颖，说理透彻，敢抒己见，不人云亦云，师古而不泥古而有所发挥，足堪开启后学。

第五章

验方集萃

一、肾脾肝验方

（一）肾复康方

组成：熟地黄 15 g、山茱萸 15 g、山药 15 g、茯苓 15 g、丹皮 10 g、泽泻 10 g、黄芪 30 g、猫须草 15 g、芡实 15 g。

功效：益肾育精，健脾收涩，利湿消肿。

主治病症：原发性肾小球疾病（急、慢性肾小球肾炎、肾病综合征等），以及继发性肾小球疾病（高血压性肾小球肾炎、糖尿病性肾小球肾炎、红斑狼疮性肾小球肾炎、紫癜性肾小球肾炎等）。以蛋白尿、尿隐血为主要症象的病症。

服用方法：每日 1 剂，水煎分 3 次服。

加减运用：偏肾阳虚者加熟附子 10 g（先煎）、肉桂 6 g；偏肾阴虚者将熟地黄改生地黄 15 g，加女贞子 10 g、黄精 15 g；阴精遗脱较甚者加莲须 15 g、金樱子 10 g、桑螵蛸 10 g；兼脾虚食少便溏者加炒扁豆 15 g、白术 10 g；尿少，水肿较甚者加车前子 10 g、茅根 30 g、猪苓 15 g；尿血或尿检隐血者加旱莲草 30 g、三七 3 g；兼血瘀者加益母草 15 g、路路通 10 g、泽兰 15 g。

方义分析：肾病蛋白尿当责之肾脾亏损，阴精遗脱，为病之本；肾虚无以主水，水湿泛滥浮肿，为病之标。是故益肾固涩、健脾育精、利湿为治疗肾病蛋白尿之大法。此方由六味地黄丸加黄芪、猫须草、芡实组成。方中六味地黄丸纯阴重味，补中有泻，对于肾虚阴精亏损，微有水肿者尤宜；黄芪补气摄精利尿，《药性论》谓黄芪"主肾衰、耳聋"；《本草正义》推黄芪为"中气不振，脾土虚弱，清气下陷者最宜"；《金匮要略》创防己黄芪汤以黄芪为主药，取其益气健脾利水之意，药效全面，标本兼顾。猫须草又名肾茶，清热利水，消水肿而不易伤正，为治标要药；芡实益肾敛精，健脾除湿，《本草从新》释：芡实具"补脾固肾，助气涩精"之功。诸药相伍，其功效与治疗大法甚为合拍。

（二）益肾健脾泻浊方

组成：熟地 15 g、山萸肉 15 g、山药 15 g、丹皮 10 g、泽泻 10 g、茯苓 15 g、黄芪 15 g、大黄 10 g、熟附子 10 g、枳实 10 g、厚朴 10 g、甘草 6 g。

功效：益肾健脾，泻浊解毒。

主治病症：各种肾病所致的肾功能衰竭。

服用方法：每日 1 剂，水煎分 3 次服。

加减运用：若倦怠乏力，面黄肌瘦，不思饮食者，加红参 10 g、白术 10 g、神曲 10 g；恶心欲呕者加姜半夏 10 g、苏梗 10 g；面色晦暗，舌有瘀斑，或腰背刺痛者，加三七 3 g、红花 10 g、益母草 15 g；若浮肿，尿少者，加猪苓 15 g、车前子 10 g、玉米须 15 g；若尿多，蛋白泄漏较多者，加金樱子 10 g、复盆子 10 g；若形寒肢冷，加干姜 10 g、肉桂 10 g、仙灵脾 10 g。

方义分析：本方为由六味地黄汤加味组成。熟地、山萸肉、山药、黄芪健脾益肾，药性平和，而不留滞；丹皮清热凉血，活血化瘀；泽泻、茯苓，祛湿邪而不伤正；大黄、熟附子相合，一寒一热，相反相击，相辅相成，泻浊毒而功专；枳实、厚朴以行气导滞，助大黄、熟附子泻浊毒之功；甘草解毒，调和诸药。

（三）壮阳育精汤

组成：枸杞子 10 g、菟丝子 10 g、复盆子 10 g、山萸肉 10 g、龟板胶 10 g（烊化）、鹿角胶 10 g（烊化）、狗鞭 1 条（先焗）、女贞子 10 g。

功效：滋阴壮阳，补肾育精。

主治病症：成年男性婚后不育。证见阳痿、早泄、腰膝痠软；或性功能正常，但精液量少，精子不足，活率低，活力弱，或精液不液化，或雄性激素低下。

服用方法：每日 1 剂，水煎分 3 次服。20 天为 1 个疗程，一般服用 1～2 疗程。

加减运用：阳痿者加淫羊藿 10 g、阳起石 15 g；早泄者加桑螵蛸 10 g、芡实 10 g；腰膝痠软乏力者加杜仲 10 g、川续断 15 g；小便短赤，舌苔黄腻，湿热偏盛者加黄柏 10 g、车前子 10 g；会阴部及阴茎刺痛，舌质暗滞、夹瘀者加丹参 15 g、红花 10 g；精神忧郁，胸胁不适，肝郁气滞者加柴胡 10 g、白芍 15 g；口苦口干，舌红苔少而干，阴虚火旺者加生地黄 15 g、黄柏 10 g。

方义分析：本方由五子衍宗丸加减而成。方中狗鞭、鹿角胶乃血肉有情之品，配以菟丝子、山萸肉益肾补精壮阳，尤以狗鞭、鹿角胶壮阳生精之力为著。《本草纲目》谓"牡狗阴茎治阴痿不起……令生子"。《本草逢原》谓"鹿是山兽，属阳……，角乃督脉所发，督为肾脏外垣，外垣既固，肾气内充，命门相火，不致妄动，气血精津，得以凝聚，扶阳固阴，非他草木可比"；复盆子与山萸肉相伍，固肾涩精。诸药合用，取阴中求阳与阳中求阴之意，达到壮阳滋阴，补肾育精之目的。

（四）止遗方

组成：熟地 15 g、山茱萸 15 g、山药 15 g、茯苓 15 g、枸杞子 10 g、乌药 10 g、益智仁 10 g、复盆子 10 g、桑螵蛸 10 g、五味子 10 g、甘草 6 g。

功效：补肾收涩止遗。

主治病症：慢性尿道炎、膀胱炎、精囊炎、慢性前列腺炎或前列腺增生症。证见肾虚遗尿、尿频、遗精、滑精等。

服用方法：每日 1 剂，水煎分 3 次服。

加减运用：若形寒肢冷，小便清长，肾阳亏虚者，加肉苁蓉 10 g、鹿茸末 3 g；若尿频尿黄，腰膝瘦软，烦热多梦，阴虚内热者，加知母 10 g、黄柏 10 g；若遗尿遗精频数，肾关不摄者，加煅牡蛎 15 g、煅龙骨 15 g；若尿频，尿出不畅，或尿中疼痛，为瘀血内阻，加桃仁 15 g、川牛膝 15 g。

方义分析：本方由左归饮、缩泉丸合方加味组成。左归饮中熟地、山茱萸、山药、枸杞子、茯苓，为纯甘壮水之药，重在滋阴补肾；缩泉丸中益智仁温脾肾，固精气、涩小便，乌药温膀胱气化，止小便频数；复盆子甘酸微温，可补可敛，能补五脏之阴而益精气，善敛耗散之气而生精液，固精元，缩小便；桑螵蛸甘咸平，性收敛，甘能补益，咸能入肾，具有补肾固精，缩尿止遗精，滑精之功；五味子补肾涩精，尤以心肾不交而频繁梦遗者，能交通心肾而止遗；甘草调和诸药。

（五）益肾清淋方

组成：熟地 15 g、山茱萸 10、山药 15 g、丹皮 10 g、土茯苓 15 g、泽泻 10 g、黄柏 10 g、知母 10 g、瞿麦 10 g、萹蓄 10 g、蒲公英 30 g、甘草 6 g。

功效：益肾利湿通淋。

主治病症：慢性尿道炎，肾盂肾炎。

服用方法：每日 1 剂，水煎分 3 次服。

加减运用：尿短、尿黄、尿急较甚者，加金钱草 30 g、车前草 15 g；小便涩滞不畅者，加滑石 15 g、通草 6 g；尿频、尿清长者，加乌药 10 g、益智仁 10 g；小腹痛，尿道辣痛者，加三七 3 g、白芨 15 g；腰痛、腰累者，加杜仲 10 g、续断 15 g、千斤拔 15 g。

方义分析：本方由知柏地黄丸加味组成。方中六味地黄丸补中有泻，寓泻于补，为通补开合之剂，加用知母、黄柏，以增强滋阴泻火之功，尤适用于久患尿道炎、肾盂肾炎，湿热伤阴之证。瞿麦、萹蓄，苦寒，主归膀胱经，清热利湿通淋之力较强；蒲公英重在清热解毒，杀灭尿道病菌，清泄下焦湿热；甘草调和诸药。

（六）利尿通淋排石方

组成：瞿麦 15 g、萹蓄 30 g、滑石 15 g、石苇 15 g、鸡内金 30 g、蝼蛄 10 g、冬葵子 10 g、琥珀 3 g、木通 10 g、车前子 10 g、甘草 6 g。

功效：清热利湿，排石通淋。

主治病症：尿路结石，胆结石。

服用方法：每日 1 剂，水煎分 3 次服。

加减运用：结石多者，加金钱草 30 g、海金沙 15 g；尿涩不畅，腰痛如刺者，加牛膝 15 g、地龙 10 g、乌药 10 g，以行气活血止痛；尿赤带血者，加茅根 30 g、旱莲草 30 g，以凉血止血；右胁胀痛，口苦，结石在胆者，加柴胡 10 g、龙胆草 10 g、郁金 10 g，以疏肝利胆；结石时间较长，或长期利尿排石，出现肾虚腰痛者，加山茱萸 10 g、千斤拔 15 g、杜仲 10 g，以补肾壮腰。

方义分析：方中石苇、瞿麦、萹蓄、滑石、冬葵子、木通、车前子，清热利湿通淋；鸡内金化坚消石之功较强，尤其是结石较坚硬难排出者，较宜长期使用；蝼蛄，具有较强的活络通窍，引药下行，利尿通淋之功，长于化石排石；琥珀活血化瘀，利尿通淋；甘草，调和诸药。

（七）益肾强骨内服外治方

内服方：熟地黄 15 g、山萸肉 10 g、枸杞子 10 g、菟丝子 10 g、龟板胶 10 g（烊化）、牛膝 15 g、杜仲 10 g、续断 15 g、乳香 10 g、没药 10 g。

外治方：制马钱子 3 g、乳香 15 g、没药 15 g、三七粉 3 g。

性质功效：理血剂。益肾强骨，消瘀止痛。

主治病症：肾虚瘀滞所致骨刺赘生之腰痛、诸关节痛。

治疗方法：内服方每日 1 剂，水煎分 3 次服。煎煮后的药渣，用米酒适量炒热，纱布包裹外烫患处，每天 1 次，连用 7～10 天。外敷方前 3 味用砂锅炒微黄研末，入三七粉调匀，再用米醋调药末成糊状，涂敷患处，盖上敷料，胶布固定，2 天 1 换，连用 10～14 天。

加减运用：偏于阳虚者，内服方加熟附子 10 g，肉桂 6 g；偏于阴虚者，加黄柏 10 g、知母 10 g。

方义分析：《素问·生气通天论》曰"因而强力，肾气乃伤，高骨乃坏"。提出肾伤精亏，骨髓失充，高骨（指腰间脊骨）损坏而不用的发病机理。因此当以补肾消瘀为治法。方用熟地黄、山萸肉、枸杞子、菟丝子、龟板胶、杜仲、续断、牛膝补肾益精，强腰壮骨，乳香、没药活血化瘀止痛；辅用酒炒内服，药渣外烫患处，取酒辛温走窜之性，引药直达病所，协同内服药以增强药效。再用马钱子、三七粉、乳香、没药醋调外敷，仿《本草纲目·木鳖子》中"醋摩，消肿毒"之意。以醋"除痕块坚积"之功（《食物本草》），助诸药软坚化瘀，通络止痛。

（八）健脾和胃敛疡方

组成：党参 15 g、白术 10 g、血竭 3 g、白芨 15 g、三七 3 g、黄芪 15 g、珍珠层粉 3 g、延胡索 10 g、郁金 10 g、甘草 6 g。

功效：健脾和胃，敛疡止痛。

主治病症：胃及十二指肠球部溃疡。

服用方法：每日 1 剂，水煎分 3 次服。

加减运用：胃脘冷痛者，加砂仁6g、木香6g；胃脘灼热疼痛者，加川楝子10g、蒲公英15g；胃脘刺痛或舌有瘀斑者，加蒲黄10g、五灵脂10g；嗳气反酸者，加海螵蛸15g、旋复花10g；胃胀胸膈满闷者，加枳实10g、厚朴10g；若久病伤阴，口干、苔少者，加百合15g、石斛10g。

方义分析：消化性溃疡（胃、十二指肠球部溃疡）为胃镜下所见的内疡，类似于外科疮疡久溃难愈之证。本方仿治慢性疮疡法而设。方中党参、白术健脾益气，配黄芪以增强益气之力，且其具有托毒生肌之功，能促进溃疡愈合；血竭、白芨、珍珠层粉生肌敛疡，且血竭还有化瘀定痛之效；三七化瘀消肿定痛；延胡索、郁金行气止痛；甘草调和诸药。

（九）健脾和胃理气消痞方

组成：党参15g、白术10g、茯苓15g、陈皮6g、枳实10g、厚朴10g、山楂10g、砂仁6g、乌药10g、甘草6g。

功效：健脾和胃，理气消痞。

主治病症：慢性非萎缩性胃炎，以脘腹痞胀积滞为主证者。

服用方法：每日1剂，水煎分3次服。

加减运用：胃脘满闷，时时嗳气者，加法半夏10g、旋复花10g；饮食少思，胃纳不振者，加神曲10g、麦芽15g；胃胀兼痛者，加郁金10g、延胡索10g；若久病湿邪较重者，加藿香10g、佩兰15g；若胃中虚寒，泛吐清涎者，加干姜10g、木香10g；若胃胀化热，口苦、舌干者，加川连6g、石斛10g。

方义分析：方中党参、白术、茯苓、甘草补中益气健运脾胃；陈皮、枳实、厚朴行气燥湿消痞；砂仁温中行气醒脾，促进脾胃运化；乌药顺气消痞，兼能止痛；山楂消食健胃，行气消滞。

（十）疏肝和胃止痛方

组成：柴胡10g、白芍15g、党参15g、白术10g、茯苓15g、法半夏10g、陈皮6g、延胡索10g、郁金10g、三七3g、香附10g、甘草6g。

主治病症：胆汁返流性、糜烂性等慢性非萎缩性胃炎，以胃痛、口苦、

反酸为主证者。

服用方法：每日 1 剂，水煎分 3 次服。

加减运用：胃胀时时嗳气者，加旋复花 10 g、炒枳壳 10 g；反酸明显者加海螵蛸 15 g、煅瓦楞子 15 g；舌暗或胃脘刺痛者，加莪术 10 g、炮山甲 10 g。

方义分析：本方由柴芍六君子汤（六君子汤加柴胡、白芍）加味组成。胃痛者，除因饮食所伤而致外，大多由情志所伤引起。六君子汤主治脾胃虚弱，饮食不思，胸膈不利，或呕吐吞酸，大便不实（《医学正传》）。加柴胡、白芍，以舒肝柔肝，郁金、香附，舒肝解郁，行气止痛；加入延胡索，行气止痛，力量更宏；甘草，调和诸药。

（十一）调肝健脾止泻方

组成：党参 15 g、白术 15 g、白芍 15 g、茯苓 10 g、陈皮 10 g、防风 10 g、芡实 15 g、石榴皮 10 g、木香 10 g、黄连 6 g、甘草 6 g。

功效：调肝健脾，行气止泻。

主治病症：慢性结肠炎，肠道功能紊乱症。

服用方法：每日 1 剂，水煎分 3 次服。

加减运用：脘腹冷痛者，加吴茱萸 3 g、干姜 10 g；泄泻清稀如水者，加诃子 10 g、肉豆蔻 10 g；大便不通畅，泻而不爽，大便有黏液，大肠湿热者，加白头翁 15 g、槐花 15 g；腹胀、矢气较多，气滞不畅者，加炒枳壳 10 g、厚朴 10 g；纳食不振者，加山楂 10 g、鸡内金 10 g。

方义分析：本方由五味异功散，痛泻要方、香连丸三方加味而成。方中五味异功散补中益气，健脾醒脾；痛泻要方调肝补脾，白芍柔肝补木，陈皮理气醒脾，防风散肝舒脾；香连丸中木香温中行气，和脾止痛，黄连苦寒以清化湿热，具有寒热并用，阴阳相济之义；芡实甘涩收敛，健脾止泻；石榴皮涩肠止泻；甘草调和诸药。

（十二）润肠通便方

组成：党参 15 g、白术 10 g、枳实 10 g、厚朴 10 g、火麻仁 10 g、郁李仁 10 g、瓜蒌仁 10 g、桃仁 10 g、甘草 6 g。

功效：益气润肠通便。

主治病症：津枯肠燥，大便秘结，以及老年或产后血虚便秘。

服用方法：每日 1 剂，水煎分 3 次服。

加减运用：中气不足，无力助推大便而出者，党参改红参 10 g；老年肾阳亏虚，精血不足，肠道失润之便秘者，加肉苁蓉 10 g、菟丝子 10 g；血虚肠枯者，加当归 10 g、首乌 15 g；腹胀气滞较甚者，加槟榔 10 g、木香 10 g；有痔疮或大便兼夹黏液，大肠湿热者，加槐花 15 g、白头翁 15 g。

方义分析：方中党参、白术补中益气，助推肠中硬便而出；白芍益阴养血润肠；枳实、厚朴行气导滞，消积通便；火麻仁、郁李仁、瓜蒌仁甘润多脂，润肠通便；桃仁味苦甘平多脂，苦泄通利而不烈，功能润肠助运，开结通滞；甘草调和诸药。

（十三）清肝泻火除湿解毒方

组成：生地 15 g、龙胆草 10 g、黄芩 10 g、柴胡 10 g、泽泻 10 g、车前子 10 g、山栀 10 g、青黛 10 g、伸筋草 15 g、玄参 15 g、野菊花 15 g、甘草 6 g。

功效：清肝泻火，除湿解毒。

主治病症：由肝火夹湿热所致的带状疱疹，睾丸炎、阴囊湿疹。

服用方法：每日 1 剂，水煎分 3 次服。

加减运用：局部疼痛加三七 3 g、延胡索 10 g；瘙痒明显者，加蛇床子 10 g、地肤子 10 g；带状疱疹起水泡者，用青黛研末合米醋调和涂患处；湿疹者则用黄柏 30 g、苦参 30 g、水杨梅 50 g、蛇床子 20 g、地肤子 20 g，煎水外洗患处。

方义分析：本方由龙胆泻肝汤化裁而成。适治肝胆实火夹湿热而津液未伤者尤宜。方中龙胆草大苦大寒，泻肝胆实火，除下焦湿热；黄芩、山栀、野菊花苦寒泻火；泽泻、车前子清利湿热；青黛清热解毒、凉血，《本草术真》谓"青黛，大泻肝经实火及散肝经火郁"；伸筋草行气活血，疏通经络而止痛；生地、玄参清热养阴，使邪去而不伤正；甘草，清热解毒，缓急止痛，调和诸药。

二、肺心经络验方

（一）柴蒿银翘退热方

组成：柴胡 10 g、青蒿 15 g、金银花 15 g、连翘 10 g、大青叶 10 g、薄荷 10 g、荆芥 15 g、牛蒡子 10 g、桔梗 10 g、竹叶 10 g、芦根 10 g、甘草 6 g。

功效：辛凉透表，清热解毒。

主治病症：外感发热，尤其是高热难退者。

服用方法：每日 1 剂，水煎分 3 次服。

加减运用：发热无汗，或汗出不畅者，加麻黄 6 g、石膏 30 g（先煎）；咽喉肿痛者，加射干 10 g、马勃 10 g；咳嗽者加蝉蜕 6 g、桑叶 10 g、枇杷叶 10 g。

方义分析：本方由银翘散加味而成。方中柴胡疏风清热，尤长于退热；青蒿、大青叶能对多种细菌、病毒起到杀灭作用，对上呼吸道感染所致的发热（尤其是高热）具有良好的退热作用；金银花、连翘清热解毒，配伍竹叶，以加强清热之功；薄荷、荆芥辛凉轻散解表，其中荆芥虽属辛温之品，与薄荷辛凉解表配伍，相反相成，可增强解表之功；芦根"甘寒除邪热"，清热生津；桔梗、甘草，宣肺化痰，利咽止咳，对外感高热，兼见轻微咳嗽尤其适宜。

（二）止咳方

组成：鱼腥草 10 g、桔梗 15 g、法半夏 15 g、桑白皮 10 g、浙贝母 10 g、蝉蜕 10 g、枇杷叶 15 g、百部 10 g、甘草 6 g。

功效：宣肺止咳，清热化痰。

主治病症：外感咳嗽，急慢性支气管炎。

服用方法：每日 1 剂，水煎分 3 次服。

加减运用：兼鼻塞流涕，微恶风寒者，加荆芥 10 g、薄荷 10 g；热咳者，加黄芩 10 g、金银花 15 g；寒咳者，加麻黄 10 g、干姜 6 g；咽痒者，加射干 10 g、千层纸 10 g；痰多者，加葶苈子 10 g、天竺黄 10 g；久咳难愈者，加紫菀 10 g、款冬花 10 g。

方义分析：鱼腥草，味辛微寒，辛以发散，寒可泄降，主入肺经，以清肺见长，有清热解毒，止咳化痰之功；桔梗苦、辛、平，具有宣肺化痰利咽之效，与鱼腥草合用，为治肺及气管炎症之主药；法半夏燥湿化痰，浙贝母清热化痰，二者合用使气顺痰消而止咳；桑白皮，甘寒降泄，能泻肺火兼肺中水气而定咳；百部，甘苦微温，润肺止咳；甘草，甘平，祛痰止咳，调和诸药。

（三）敛汗方

组成：黄芪 15 g、白术 10 g、防风 10 g、山茱萸 15 g、五味子 10 g、糯稻根 30 g、浮小麦 15 g、麻黄根 10 g、甘草 6 g。

功效：益气养阴，固表止汗。

主治病症：气虚自汗、阴虚盗汗之多汗证。

服用方法：每日 1 剂，水煎分 3 次服。

加减运用：气虚甚，稍动则大汗出者，重用黄芪 30 ～ 50 g、加党参 15 g；阴虚甚，夜间盗汗湿透衣被，口干舌红少津者，加鳖甲 15 g、百合 15 g、女贞子 10 g。

方义分析：本方由玉屏风散加味而成。黄芪补气固表，白术健脾，补中以资气血生化之源，佐以防风走表而助黄芪益气御风，且黄芪、防风合用，相畏相使，其功益彰；山茱萸补益肝肾，敛阴止汗，张锡纯谓"萸肉既能敛汗，又能补肝，是以肝虚极而元气将脱者，补之最效"；五味子味酸甘，既能益气生津，又能收敛止汗，气虚自汗，阴虚盗汗，均可配伍应用；糯稻根、浮小麦、麻黄根，均有收涩止汗之功；甘草调和诸药。

（四）燥湿止痒方

组成：苍术 10 g、黄柏 10 g、苦参 10 g、土茯苓 15 g、赤芍 10 g、丹皮 10 g、蛇床子 10 g、地肤子 10 g、甘草 6 g。

功效：清热解毒，燥湿止痒。

主治病症：急性、慢性湿疹。症见皮肤起粟粒或绿豆大小丘疹，挤压出黄水，皮肤焮热瘙痒。

服用方法：每日 1 剂，水煎分 3 次服。并用内服药渣加水适量煎煮，待药稍凉后，擦洗患处，每日 1 次。

加减运用：皮肤掀红，灼热甚者，加金银花 15 g、连翘 10 g；渗水多，湿热夹风者，加防风 10 g、木瓜 15 g、五倍子 10 g；皮肤晦暗不热，夹瘀明显者，加鸡血藤 15 g、红花 10 g；瘙痒甚，加白癣皮 15 g、僵蚕 10 g。

方义分析：苍术祛风燥湿；黄柏、苦参燥湿，泻火解毒；土茯苓除湿解毒；丹皮、赤芍清热凉血，活血化瘀；蛇床子祛风燥湿止痒；地肤子清热利湿止痒；甘草调和诸药。

（五）清热解毒养阴愈疡方

组成：金银花 15 g、玄参 15 g、佩兰 15 g、灯芯草 3 g、竹叶 10 g、麦冬 15 g、三七末 3 g（冲服）、生地 15 g、丹皮 10 g、甘草 6 g。

功效：清热解毒、养阴愈疡。

主治病症：急性、慢性或复发性口腔溃疡，或并发外阴部溃疡。

加减运用：溃疡掀红，热毒较甚者，加连翘 10 g、野菊花 15 g；口咽干、舌苔少津，阴津亏虚较明显者，加女贞子 10 g、桑椹子 10 g；慢性反复发作者，加生黄芪 15 g；溃疡时间长，虚火不甚者，生地改熟地；溃疡疼痛较甚者，加白芍 15 g。

方义分析：口腔溃疡属中医口疮，生于唇、舌、颊、上腭等处。分急性、慢性两种。口疮为病，正如《内经》所云："火气内发，上为口糜。"证之临床，"火"有实火、虚火之分。实火多见急性口腔溃疡，虚火多见于慢性复发性口腔溃疡。其发病与心、肺、脾、胃、肾等脏腑有关。舌为心之苗，咽为肺之门户，口为脾之窍，脾与胃燥湿相济，升降相因，脾虚不能散津，胃失滋养，虚火上炎，故龈痛、口腔生疮；肾水不能上承，心火独亢，则舌边、舌尖溃疡疼痛；火热刑肺，门户受灼，则咽痛咽燥。总而言之，心、肺、胃、肾之火，包括实火及虚火，火气上炎，燔灼口舌，则口舌生疮，形成溃疡。方中金银花，性味甘、寒，具有清热解毒之功。《滇南本草》言其"清热，解诸疮，痈疽发背，丹流瘰疬"，《生草药性备要》亦言该药"能消痈疽疔毒"。二书均突出论述金银花对疮疡治疗的清热解毒之功效。竹叶，性味辛、甘、淡寒，具有清热泻火、凉心除烦之功。《药品化义》言竹叶"专清心气，使心经热血分解"，宜用于心火炽盛、躁扰烦乱、口糜之证。玄参，性味甘、苦、咸、微寒，具有清热凉血、滋阴解毒之功。《本草正义》言"玄参，禀至阴之性，专主热病，味苦则泄降下行，故能治脏腑热结等证，味又辛而微咸，故直走血分而通血瘀，亦能外行于经隧，而消散热结之痈肿"，故用治口疮颇为恰当。佩兰，药性辛、平，气味芳香，为脾之所喜，其入中焦，善化湿而不伤胃，使胃火潜降；灯芯草，性味甘、淡、微寒，具有清心泻火之功，对于心火上炎所致口疮者更有针对性；麦冬、生地、丹皮养阴清热凉血，以清降虚火；三七末，性味甘、微苦、温，具有化瘀止血、敛疡定痛之功，对于口疮疼痛者尤宜。

（六）清热解毒祛湿通络方

组成：黄柏 10 g、薏苡仁 15 g、牛膝 15 g、苍术 10 g、伸筋草 15 g、秦艽 10 g、威灵仙 6 g、忍冬藤 10 g、鸡血藤 10 g、络石藤 15 g、防己 10 g、甘草 6 g。

功效：清热解毒，祛湿通络。

主治病症：痛风性关节炎，风湿性关节炎（属于热痹者）。

服用方法：每日 1 剂，水煎分 3 次服。

加减运用：局部红肿热甚者，加红藤 15 g、丹皮 10 g；疼痛甚者，加乳香 10 g、没药 10 g；痛处漫肿者，加金钱草 30 g、车前草 15 g；瘀血者，加泽兰 15 g、路路通 15 g。

方义分析：本方由四妙丸（《全国中药成药处方集》）加味而成。方中以四妙丸治湿热下注，关节肿痛而设。伸筋草，味辛苦，性温，能行气活血，祛瘀通络；威灵仙，辛散温通，通络之中尤善止痛；秦艽，苦辛微寒，辛宣苦泄，微寒清热，《本草正义》谓"宣通诸府，引导湿热，直走二阴而出"；防己，苦辛寒，辛能宣散，能祛风除湿，清热通络止痛；忍冬藤，甘寒，络石藤，苦微寒，均能清热解毒，凉血消肿；鸡血藤，苦甘温，活血补血，守走兼备，能舒筋活络，祛风止痛；甘草，甘平，清热解毒，缓急止痛，调和诸药。

（七）四风三藤方

组成：走马风 15 g、肿节风 15 g、过山风 15 g、钻地风 10 g、络石藤 15 g、宽筋藤 15 g、鸡血藤 15 g、黄芪 15 g、全蝎 3 g、五加皮 15 g、豨莶草 15 g。

功效：祛风除湿，舒筋活络，行血化瘀，消肿止痛。

主治病症：风湿性关节炎、类风湿性关节炎。

服用方法：每日 1 剂，水煎分 3 次服。并用内服药渣加酒适量炒热，用纱布包裹烫洗患处关节，每日 1 次。

加减运用：若寒重者，加了刁竹 10 g、桂枝 10 g、制川乌 3 g；热重者，加石膏 30 g、忍冬藤 15 g；瘀阻重者，加蜈蚣 1 条、地鳖虫 5 g；肝肾亏虚重者，加山茱萸 15 g、菟丝子 10 g。每日 1 剂，水煎分 3 次服，并用内服药渣加酒适量炒热，用纱布包裹烫洗患处关节，每日 1 次。

方义分析：方中走马风、过山风、钻地风，性平或微温，善祛风除湿，通络止痛。肿节风、豨莶草，性寒凉，祛风除湿，活血化瘀，消肿止痛。《本草经疏》谓豨莶草为"祛风除湿，兼活血之要药"，对细胞免疫及非特异性免疫均有抑制作用。肿节风除具有"祛风活血，消肿止痛"之效外（《浙南本草新编》），尚有一定的免疫保护效应。黄芪、五加皮性温，益气和营，强壮筋骨，以扶助正气。《本草汇言》曰："贼风之疴，偏中血脉，而手足不随者，黄芪可以荣筋骨。"全蝎性平味辛咸，能"穿筋透骨，逐湿除风"（《玉揪药解》）。络石藤性凉，宽筋藤性平，鸡血藤性温，均能舒筋活络，行血消肿。诸药合用，通补相成，温凉相制，药性平和，共奏祛风除湿，舒筋活络，行血化瘀，消肿止痛之功，并寓益气和营，养筋壮骨于祛邪之中，壮其根本而助祛邪之力。

第六章

古方运用发挥

一、肺脏治法之方剂

（一）银翘散（《温病条辨》）

组成：金银花、连翘、桔梗、薄荷、竹叶、淡豆豉、牛蒡子、荆芥穗、甘草。

适应证：感冒、流行性感冒。症见发热、无汗或有汗不畅、口渴、头痛、咽痛、微恶风寒者。

运用发挥：本方辛凉解表，轻清宣达，最为温病初起所宜。若头部胀痛较甚者，宜加桑叶、菊花、柴胡，以清利头目；若咽喉肿痛甚者，宜选加射干、马勃、玄参、木蝴蝶，以清热解毒利咽；咳嗽明显者，宜加法半夏、蝉蜕、桑叶，以宣肺止咳；若痰多者，宜加川贝母、杏仁、前胡，以清肺化痰；若咯痰稠黄者，宜加黄芩、瓜蒌仁、七叶一枝花，以清化痰热；若发热、气急鼻煽者，宜加麻杏石甘汤，以辛凉宣泄，清肺平喘；若时行热毒症状明显者，宜入大青叶、板兰根、蒲公英，以加强清热解毒力；若风热化燥伤津，呛咳痰少，口干咽燥口渴者，宜加天花粉、沙参、梨皮，以清热生津润燥。妇女经期感冒发热而原有行经不畅者，宜加香附、红花以理气活血。本方用途广泛，如普通感冒、流感、各种急性热病初起，以之作为解热剂投用外，因具有发汗、消炎、解热、排毒之作用，故其他眼、耳、牙龈、扁桃体、支气管炎等热病初期，见症如上述者，以本方为基础加减治疗，均获较好的疗效。

（二）荆防败毒散（《摄生众妙方》）

组成：荆芥、防风、羌活、独活、柴胡、前胡、川芎、枳壳、茯苓、桔梗、甘草。

适应证：风寒夹湿之感冒。症见恶寒重，发热轻，无汗，头痛，肢节痠疼，鼻塞流清涕，苔薄白，脉浮紧。

运用发挥：本方具有发汗解表除湿之功。若感冒表寒较重者，宜加麻黄、桂枝，以加强辛温散寒之力；若头痛较甚者，宜加细辛、白芷、藁本，以辛温散寒止痛；若鼻塞流涕较甚者，宜加辛夷花、苍耳子，以辛温通窍；

若颈项强痛者，宜加葛根，以发表解肌；若咽痒咳嗽者，宜加法半夏、蝉蜕、枇杷叶、射干，以疏风利咽止咳；若体虚者，加人参，又称人参败毒散，益气以解表。此外，亦可用于疮肿初起，局部红肿疼痛，伴恶寒发热，舌淡苔薄白，脉浮数者。疮肿初起，恶寒发热者，宜加金银花、连翘、黄芩、蚤休，以清热解毒退热；若疮肿红肿疼痛者，宜加败酱草、野菊花、蒲公英、地丁、赤芍、白芷，以清热解毒消肿。

（三）川芎茶调散（《太平惠民和剂局方》）

组成：川芎、白芷、荆芥、防风、羌活、细辛、薄荷、甘草。

适应证：外感风邪，致偏正头痛，或巅顶作痛，伴恶寒发热，目眩鼻塞，苔薄白，脉浮。

运用发挥：此方对外感风邪头痛，偏于寒者最为适用。"头痛必用风药者，以巅顶之上，惟风药可到也"，故方中所用多属辛散祛风之品。临床若见巅顶头痛较甚者，宜加藁本，以疏风散寒；若头痛连及两侧者，宜加柴胡，和解少阳；若属风热头痛者，宜加桑叶、菊花、僵蚕，以疏风清热；头痛日久不愈，为久痛入络者，宜加桃仁、红花、僵蚕、全蝎，以疏风活血通络。对于气虚，血虚，肝阳上亢之头痛，则非本方所宜。另外，本方多为辛散祛风之药，不耐久煎，故应用时宜量轻微煎。

（四）玉屏风散（《世医得效方》）

组成：黄芪、白术、防风。

适应证：表虚自汗，以及虚人易感风邪者。临床用于多汗症、抵抗力低下易于感冒之病患者。

运用发挥：本方具有益气，固表，止汗之功效。治疗虚人易感风邪者，以黄芪为主药，大补肺脾元气，固表实卫；表虚不固，风邪易乘虚扰其卫阳，故配入善于祛风的防风使表邪去，助黄芪固表实卫而外无所扰；欲补肺气，当先补脾，又配白术补气健脾以资生化之源，为黄芪之辅助使之内有所据。服药1个月为1疗程，使之逐渐增强肌体抵抗力，则不易患感冒之病矣。治疗表虚多汗证者，原方固表以止汗，三位合体，其功益彰；若气虚较重，宜加红参，以助益气之功；若动则汗出，汗出不止者，宜加浮小麦、麻黄根、糯稻根，以收涩敛汗；若气阴两虚者，宜加山茱萸、菟丝子、五味子，以滋阴敛汗；平素易感风邪，抗病力弱者，宜加山茱萸、沙苑子、莲子、红参，以补肾益气固表。

（五）小青龙汤（《伤寒论》）

组成：麻黄、细辛、白芍、干姜、桂枝、法半夏、五味子、甘草。

适应证：风寒客表，水饮内停，恶寒发热、无汗，喘咳，痰多而稀，苔润滑，脉浮紧等证。临床多用于急性支气管炎、慢性支气管炎急性发作、支气管哮喘、老年性肺气肿等属本症候者。

运用发挥：本方解表化饮，止咳平喘，为治疗风寒痰饮咳喘之良方。若喘少咳多者，宜加紫菀、款冬花、桔梗、白前，以止咳化痰；若痰涌喘咳较甚者，宜加葶苈子，泻肺逐饮；若痰量较多，阻塞气道，肺气不畅者，宜加杏仁、白前、苏子、陈皮，以化痰利气；若症见烦躁，口渴，痰黄稠者，当加石膏，以清热生津；若病久，阴盛阳虚，喘咳发作频繁，喉间痰鸣，汗出肢冷者，宜加熟附子、补骨脂、胡桃肉、苏子，以温阳补虚、降气化痰；若肺气虚，喘咳声低，气短不足以息者，宜加红参、百合，以补气平喘；若喘急，呼多吸少，肾不纳气者，宜加蛤蚧、肉苁蓉，以补肾纳气。

（六）三子养亲汤（《韩氏医通》）

组成：白芥子、苏子、莱菔子。

适应证：咳嗽喘逆，痰多胸闷，食少脘痞等证。临床多用于慢性支气管炎、肺气肿而见上述诸症者。

运用发挥：本方具有降气，化痰，消食之功效。常治老年脾虚，痰盛气滞之证。朱丹溪云："凡治痰，用利药过多，致脾气虚，则痰反易生而多。"论证了"脾为生痰之源，肺为贮痰之器"，若用药过于消导，则有易伤中气之虞。咳喘之证若痰郁化热，喘不能卧，痰黄黏稠者，宜加鱼腥草、葶苈子、桑白皮、黄芩，以清热泻肺平喘；若喘而胸满闷室，痰多黏稠色白，纳呆者，宜加苍术、厚朴，以燥湿理脾行气；若痰浊阻肺，咳喘痰白量多，痰稠而偏寒者，宜加法半夏、贝母、杏仁，以温肺化痰；若肺气亏虚，气喘不足以息者，宜加红参、白术、山药，以益气健脾；若肺肾亏虚，肾不纳气，呼多吸少，多汗者，宜加红参、蛤蚧，以益肾纳气；若降气化痰使症状缓解后，当转以六君子汤等方调理脾胃为主。

（七）止嗽散（《医学心悟》）

组成：荆芥、桔梗、紫菀、陈皮、百部、白前、甘草

适应证：感冒咳嗽经服解表药而咳仍不止者。常用于治疗急性、慢性支气管炎、肺气肿、支气管扩张等引起的咳嗽。

运用发挥：本方药共七味，温而不燥，润而不腻，散寒不致助热，解表而不伤正，诚为止咳化痰，疏表宣肺之良方。若咳嗽初起，表寒证较重者，宜加苏叶、防风、生姜，以解表散寒；若干咳少痰，风燥伤肺者，宜加瓜蒌、贝母、桑叶、枇杷叶、杏仁，以润燥生津化痰；若肝郁化火，郁火上冲，胸胁胀痛，咳嗽少痰者，宜加柴胡、山栀、贝母、青黛，以清肝泻火、解郁止咳；若咳而口渴，心烦，尿赤，肺热较甚者，宜加黄连、黄芩、天花粉，以折其火；若痰涎黏稠者，宜加法半夏、天竺黄、葶苈子、桑白皮，以祛湿化痰；若痰白，泡沫较多，此为风痰，宜加蝉蜕、地龙、防风，以祛风化痰；若阴虚内热，干咳无痰或少痰者，宜去荆芥、紫菀，加知母、贝母、沙参、麦冬、玉竹，以养阴润肺。

（八）沙参麦冬汤（《温病条辨》）

组成：沙参、麦冬、天花粉、玉竹、桑叶、扁豆、甘草。

适应证：咽干口渴，干咳少痰，或胃阴不足，舌红少苔者。临床常用于治疗慢性胃炎、肺结核等阴津损伤之病证。

运用发挥：本方有清肺养胃，生津润燥之功，其治燥热之力虽轻，但因其既能清肺生津，又可养胃润燥，是肺胃同治，体现出"补土生金"之效。①治疗肺结核疾患。若干咳痰少而黏，难以咯出者，宜加川贝母、杏仁，润肺化痰；若呛咳，舌边尖红较明显者，宜加桑白皮、地骨皮，以清肺泻火；若久咳、干咳、咳而气促者，宜加五味子、诃子、芡实，以收敛肺气；若久咳潮热者，宜加功劳叶、银柴胡、青蒿、鳖甲、胡黄连，以清虚热；若阴虚内热，夜间盗汗者，宜加乌梅、五味子、浮小麦、糯稻根，以收敛止汗；若咳而痰中带血者，宜加三七、藕节、旱莲草，以养阴止血。②治疗慢性胃炎。若燥伤津液，口干口渴，胃阴津亏损明显者，宜加石斛、山药，以养阴生津，健脾和胃；若肝胃不和，胃胀闷而痛者，宜去桑

叶、扁豆，加素馨花、玫瑰花，以行气解郁、和血止痛；若胃中灼热，胃脘灼痛者，宜去桑叶、扁豆，加百合、黄连、蒲公英、素馨花，以养阴清胃、行气止痛；若阴津亏损，肠道失润，大便燥结者，宜加火麻仁、郁李仁、瓜蒌仁，以润肠通便。

（九）清燥救肺汤（《医门法律》）

组成：党参（或北沙参）、杏仁、麦冬、阿胶、桑叶、枇杷叶、石膏、火麻仁、甘草。

适应证：温燥伤肺，气阴两伤，邪热未解，症见干咳无痰，气逆而喘，咽喉干燥，心烦口渴，舌干无苔，脉虚大而数。本方为治疗肺燥干咳而设，一般用于干性气管炎，喉头结核初起，肺结核咳嗽，燥咳咽痛者。

运用发挥：本方适用于受邪较重，肺气燥热，肺之气阴均伤者。若痰多而黏稠者，宜加川贝母、瓜蒌仁，以润肺化痰；若阴虚血热者，宜加生地、玄参、玉竹、天花粉，以滋阴润肺；若咳血者，宜加侧柏叶、仙鹤草，以凉血止血；若肺虚而咳，口咽干燥，烦热，自汗出者，宜去石膏、火麻仁，加五味子、带皮雪梨，以生津敛汗；若阴虚内热，虚火上炎，咽喉干痛者，宜加玄参、牛蒡子，以清热润燥利咽；若肺结核，干咳无痰或少痰，夜间盗汗者，宜去石膏，加百部、石油菜、百合、糯稻根，以润肺止咳敛汗。本方所治之证，是燥伤气分，肺津受伤，若及于营血，加之感染疫毒者，则需兼用生地、玄参、丹皮清营热而养阴血，加上黄芩、金银花、射干、连翘清热解毒，故可用于喉头结核、阴虚白喉、急性咽炎等咽喉红肿疼痛疾患。

二、脾胃治法之方剂

（一）理中汤（《伤寒论》）

组成：党参、炮干姜、白术、甘草。

适应证：脾胃阳虚，中焦虚寒，见胸脘痞满呕吐，脘腹胀满疼痛，喜温喜按，手足不温，大便溏泄，舌淡苔白，脉微。临床多用于治疗慢性胃肠炎、消化功能紊乱等属脾胃虚寒者。

运用发挥：本方具有补气益脾，温中散寒之功。①治疗慢性胃肠炎。若气滞腹痛较剧者，宜加木香、乌药、白豆蔻，以行气止痛；脘腹寒冷、隐隐作痛者，宜加砂仁、草豆蔻、高良姜、香附，以温中散寒止痛；若呕吐清水痰涎者，宜加法半夏、桂枝、茯苓、丁香、益智仁，以降逆止呕。②治消化功能紊乱。若不思饮食，食后腹胀者，宜加鸡内金、神曲、莱菔子，以健脾消食除胀；若腹痛肠鸣、泄泻清稀，日久不愈者，宜加熟附子、乌药、川朴、诃子、肉豆蔻，以温中行气、收涩止泻。

附：附子理中汤。在前方基础上加大辛大热之熟附子组成，其温中散寒之力更强，故用于脾胃阳虚之阴寒重证。临床上用于治疗慢性结肠炎，大便稀烂或清稀如水，日便多次，脐腹不痛但喜温喜按，可加赤石脂、诃子、禹余粮等收涩之品以止泻。

（二）黄芪建中汤（《金匮要略》）

组成：黄芪、桂枝、白芍、生姜、红枣、炙甘草、饴糖。

适应证：治虚劳里急，脘腹虚寒疼痛，得温按则痛减。临床多用于胃、十二指肠溃疡，慢性肝炎，神经衰弱，再生障碍性贫血等属中焦虚寒证者。

运用发挥：本方具有温中补虚，调和肝脾，缓急止痛之功。虚劳里急，实系中焦虚寒，脾虚肝乘所致，理应温中补虚为法，即温建中阳，兼养阴血，调和肝脾，和里缓急而止挛痛。①治虚劳里急之脘腹疼痛。以生姜、桂枝温中阳，重用白芍益阴平肝，合饴糖缓急止痛，黄芪增强益气建中之力。若寒盛腹中冷痛者，宜加川椒、砂仁、木香、延胡索以温中散寒、行气止痛。②治疗胃、十二指肠溃疡之胃脘痛。若脾胃虚寒，泛吐清水较多者，生姜改为干姜，加陈皮、法半夏、茯苓，以温中散寒、行气化湿；若反酸多者，宜加吴茱萸、海螵蛸、瓦楞子，以和胃制酸；若脾胃虚寒，呃逆或反胃者，宜加吴茱萸、丁香，以降气止呃；若脾胃虚寒，泄泻清稀者，宜加肉豆蔻、诃子、五味子，以温中散寒、收涩止泻。③治气虚自汗，懒言短气，心悸怔忡，阳虚发热者。前人谓桂枝汤"外证得之，解肌和营卫，内证得之，化气调阴阳"。本方以桂枝汤为基础，具有化气调阴阳的功效，故能治疗虚劳发热以及心悸等症。若气虚自汗明显者，宜加煅牡蛎、麻黄根、糯稻根、芡实，以收涩敛汗。本方加当归名当归建中汤，可用于治疗产后虚弱，四肢倦怠，小腹拘急，喜温喜按，或疼痛牵引腰背之病症。

（三）香砂六君子汤（《温病条辨》）

组成：党参、白术、茯苓、甘草、法半夏、陈皮、砂仁、广木香。

适应证：由脾胃虚弱致食欲不振，胸脘痞闷不舒或疼痛，纳呆，嗳气，或呕吐，或泄泻。临床多用于慢性胃炎之痞满，妊娠呕吐，脾虚泄泻等脾胃气虚，挟有痰湿之证。

运用发挥：本方具有健脾和胃，理气止痛之功。以四君子汤加法半夏、陈皮、砂仁、广木香而成，功在健脾和胃，理气散寒，且能止痛。①用于脾胃气虚，兼有痰、食、气滞所致的痞满证。若脘胀闷较显、嗳气频频者，宜加旋复花、枳实，以和胃降逆；若脘腹胀痛较明显者，宜加延胡索、香附，以行气止痛；若纳食呆滞者，宜加神曲、炒麦芽、鸡内金，以消食导滞。②用于脾胃气虚的妊娠呕吐。因胃气虚致妊娠后食欲不振兼反复呕吐者，宜加藿香、枇杷叶、竹茹、生姜，以和胃止呕；若脾胃虚寒、纳食不化而泄泻稀薄者，宜加诃子、芡实，以收涩止泻；方中甘草味甜，多服易满中，呕吐患者应斟酌除去不用。

附：归芍六君汤。由本方去木香、砂仁，加当归、白芍组成。适用于呕吐平复后食欲不振，气血欠充，作为健脾和胃、养血益气之常用方。

（四）保和丸（《丹溪心法》）

组成：山楂肉、姜半夏、茯苓、橘红、神曲、炒麦芽、莱菔子、连翘。

适应证：消化不良，食积停滞，脘腹胀满或痛，嗳腐恶食，舌苔黄腻或黄厚，大便不畅或泄泻。常用于慢性胃炎及消化不良而有上述症状者。

运用发挥：本方能消食滞，化湿和胃，是治疗饮食积滞，脾胃不和的通用方。若食积化热上冲，食已即吐，口气臭秽者，宜选加黄连、黄芩、竹茹，以清胃止吐；若食积化热成燥，大便不畅或秘结者，可采用"通因通用"之法，加大黄、枳实、厚朴，以行气泄热、通腑荡积；若胃寒冷痛，泄泻稀薄者，宜加干姜、砂仁、党参、芡实，以益气健脾、温中散寒；若肉食积滞，厌食油腻者，宜重用山楂，以化腻滞；若面食积滞，不思饮食者，宜重用炒麦芽、莱菔子，加谷芽，以消食导滞；若酒食积滞而吐者，宜重用神曲，加白蔻仁、葛花，以醒酒化滞；因消化不良而有脘胀腹痛者，宜加枳壳、厚朴、乌药，以行气止痛；若脾气虚弱，饮食易于停滞者，宜加党参、白术、山药，以健脾益气，消补兼施。临床中证见吞酸、苔黄，宜佐少许连翘清热散滞。

（五）补中益气汤《脾胃论》

组成：党参、黄芪、白术、甘草、升麻、柴胡、当归、陈皮、生姜、红枣。

适应证：脾胃气虚．清阳下陷，而见神疲乏力，少气懒言，食欲不振，自汗，头晕目眩或气虚发热等证。临床常用于慢性消耗性疾病，慢性出血性病变等原因所引起中气不足，气虚下陷者，以及低血压，胃下垂，胎位下垂，子宫脱垂或脱肛，重症肌无力者。

运用发挥：本方是一张具有补气健脾、升举清阳、强壮脾胃的升补方。多用于慢性消耗性疾病、慢性出血性疾患所致清阳下陷者。经验所得，本方在临床上有三大运用：①中气不足的精神疲倦、动则心慌气短，或崩漏或月经淋漓。若精神疲倦者，宜加黄精、莲子，以补脾益气；若崩漏或月经淋漓色淡者，宜加旱莲草、乌贼骨、茜草根、蒲黄，以养阴止血。②因气虚不摄，清阳之气虚下陷，胃、肾下垂，老年重症肌无力之上眼睑下垂，妇女胎气下垂、子宫脱垂等，益气药之党参、黄芪用量宜重，党参改红参效果更佳；内脏下垂，宜加枳壳其效更显著；若妇女胎气下垂或子宫脱垂见证者，尚须加山茱萸、沙苑子、鹿角胶，以补益肾气；若产后气血亏虚，小便失禁，气虚下陷者，宜加阿胶、龟板胶、益智仁、芡实，补血养阴以益气。③大病后气虚发热、动则自汗、渴喜热饮者，宜加防风，升麻、柴胡用量宜轻。

附：举元煎。与本方作用类似而药味稍精简，只用党参、黄芪、白术、甘草、升麻等五药，治气虚下陷、血崩血脱，不能服当归、熟地等阴药，而宜升补其气者。如兼见亡阳症候，应加熟附子、干姜；子宫大出血不止，加山萸肉、五倍子、煅龙骨、煅牡蛎。

这两张方也有不适应的症候：如阴虚火旺、咽干少津、盗汗、失眠，或肝阳上亢而头晕、头胀、目眩，以及其他上实下虚的患者，一般不宜用。

（六）参苓白术散（《太平惠民和剂局方》）

组成：党参、白术、茯苓、甘草、山药、扁豆、薏苡仁、莲肉、陈皮、砂仁、桔梗。

适应证：脾胃虚弱，湿邪内阻，见食欲减退，胸中痞满，形瘦，四肢乏力，大便不实或久泻及脾虚带下。常用于慢性胃肠炎、慢性营养不良、妇女带下证见脾胃虚中气下陷者。

运用发挥：本方具有补气健脾，升清降浊之效。①治脾虚泄泻者，本组方药既补其虚、除其湿、又导其滞、调其气，使清气得升，浊阴得降，实为调治脾虚胃肠病的基础方。若泄泻日久，肠鸣漉漉，大便溏黏者，此为湿滞，宜去白术，酌加防风、苍术、厚朴，以行气燥湿；若久泻、泄泻清稀，脾胃虚寒者，宜加干姜、芡实、诃子，以温中散寒、收涩止泻。若肛门灼热、大便泻下呈黄褐色，肠道湿热者，宜加黄连、厚朴、绵茵陈、槐花，以清热行气祛湿；若腹痛肠鸣，胃肠气滞者，宜加木香、枳壳、白芍，以行气缓急止痛。②治小儿疳气，若患儿不思饮食，食后腹胀者，宜加鸡内金、麦芽、神曲，以消食导滞，增进食欲。③治妇女脾虚带下，带下日久，滑脱不止者，加金樱子、煅龙骨、芡实、乌贼骨，以固涩止带；腰痠痛者，加杜仲、千斤拔、菟丝子。

附：七味白术散。即党参、白术、茯苓、甘草加木香、藿香、葛根。治脾虚泄泻，肌肤发热，口渴证有效。

（七）藿香正气散（《太平惠民和剂局方》）

组成：藿香、紫苏、白芷、大腹皮、茯苓、白术、陈皮、半夏、厚朴、桔梗、甘草。

适应证：外感风寒，内伤湿滞，寒热头疼，胸膈满闷，心腹疼痛，恶心呕吐，肠鸣泄泻，口淡苔腻等。临床多用于胃肠型感冒、急性胃肠炎、外感风寒夹湿证、夏月时感、中暑、感寒吐泻等病证。

运用发挥：本方具有解表和中，理气化浊的功效。对于四时感冒，外有风寒表证，内有痰湿中阻，尤其是夏月时感，外客表寒，内则肠胃不和，最为适宜使用本方。若表寒重，头痛较甚者，宜加荆芥、防风，以温散风寒；若寒邪入里，恶心呕吐较甚者，宜去桔梗，加苏梗、生姜、枳实，以和胃止呕；若风寒积滞肠道，泄泻较甚者，宜加防风、葛根、白芍，以祛风除湿止泻；若肠胃气滞，腹痛明显者，宜加木香、乌药，行气止痛；若泄泻夹食滞，脘腹痞闷，不思食者，宜加神曲、麦芽、山楂，以消食导滞；若暑月泄泻，身重体困，湿热偏重者，宜去紫苏、陈皮、半夏、桔梗，加香薷、金银花、连翘、扁豆花，以清热解暑化湿。

（八）半夏白术天麻汤（《医学心悟》）

组成：半夏、白术、天麻、茯苓、橘红、甘草、生姜、大枣。

适应证：治风痰上扰之眩晕头痛，胸膈痞闷，舌苔白腻，脉弦滑。主治风痰眩晕头痛。

运用发挥：本方有化痰熄风，健脾祛湿作用。眩晕病发生之病机，简单归纳有"风、火、痰、虚"四个方面，各类眩晕还可相互并见。其中"有湿痰壅遏者……头旋眼花，非天麻半夏不除是也，半夏白术天麻汤主之"。（程钟龄语）若眩晕较甚，呕吐频作者，宜加竹茹、代赭石，以镇逆止呕；若头痛甚者，宜加蔓荆子、川芎、白芷，以祛风止痛；若脘闷纳差者，宜加砂仁、白蔻仁，以芳香和胃；若耳鸣重听者，宜加石菖蒲、郁金、苍耳子、葱白，以通阳开窍；若痰郁化火，头目胀痛，心烦口苦者，宜加黄芩、黄连、枳实，以清热燥湿；若肺气虚，气短而喘者，宜加红参、黄芪、五味子，以益气敛肺；若肾气亏虚，呼多吸少，肾不纳气而喘者，宜加红参、蛤蚧、紫河车，以补肾纳气。

（九）温胆汤（《备急千金要方》）

组成：法半夏、茯苓、陈皮、甘草、生姜、枳实、竹茹。

适应证：温胆汤能健胃镇吐，燥湿化痰。主治痰湿内滞之咳嗽，胸脘胀满，恶心呕吐，头晕心悸，或由于饮食生冷过度，脾胃不和，痰热上扰，呕吐呃逆；虚烦不寐，惊悸胆怯，耳胀痛或耳鸣如蝉，胸闷痰多，舌苔薄腻，口淡。常用于慢性胆汁反流性胃炎、耳源性眩晕、妊娠恶阻等有上述证候者。

运用发挥：本方即二陈汤加竹茹、枳实。二陈汤是应用广泛的治痰基础方，有燥湿化痰与理气和中两大作用，病位主要在脾胃肺。临床可根据不同的痰疾加减运用，如《医方集解》说："风痰加南星、皂角、竹沥；寒痰加半夏、姜汁；火痰加石膏、青黛；湿痰加苍术、白术；燥痰加瓜蒌、杏仁；食痰加山楂、神曲、麦芽；老痰加枳实、海浮石、芒硝；气痰加香附、枳壳；胁痰在皮里膜外加白芥子；四肢痰加竹沥。"温胆汤有化痰利气，清热除烦作用。①治慢性胆汁反流性胃炎。见胸闷泛恶者，加胆南星、苍术、白术，以燥湿化痰；呕吐清水痰涎，背心一处常冷者，加干姜、熟附子、肉桂、白芥子、莱菔子，温化寒痰；治耳源性眩晕，若痰热或肝热上扰，加吴茱萸、川连，以清泻肝火；若头昏重痛，加胆南星、熟附子、天麻、勾藤、天竺黄；若口燥舌干红，宜去半夏，加麦冬、五味子、天花粉，以生津润燥。②治妊娠恶阻。若内热心烦，宜加黄连、灯芯草、炒栀子，以清心安神除烦；若心气不足，心烦少寐，宜加党参、酸枣仁、茯神，以益气安神；若虚烦不眠，或有痰稠黏，苔黄腻等，加黄连、瓜蒌、贝母、桑白皮、石膏、青黛等以清热化痰。

（十）实脾饮（《济生方》）

组成：厚朴、白术、木瓜、木香、草果仁、大腹子、熟附子、白茯苓、干姜、甘草。

适应证：脾肾虚寒，水湿积滞，肢体浮肿，身半以下肿甚，胸腹胀满，身重懒食，手足不温，口不渴，二便通利，舌苔厚腻而润，脉沉迟。临床多用于慢性肾小球肾炎、肾病综合征、慢性肾功能不全等有上述症候者。

运用发挥：本方具有温阳健脾、行气利水之功。方中温阳行气之药有余，扶正益气之力不足，对阴水寒胜气滞者较宜。若气短乏力，元气亏虚者，宜重用茯苓，酌加黄芪、肉桂，以温补元气；若水肿甚，尿少者，宜加猪苓、车前子，或合五苓、五皮之类，以加强利尿行水；若脾肾亏虚，腰膝痠软乏力，尿清长，下肢凹陷性浮肿者，宜加熟地、山茱萸、山药、菟丝子，以益肾健脾；若肾气亏虚，精微下泄较甚者，宜加桑螵蛸、复盆子、金樱子，以收敛固脱涩精；若水湿困脾，胃气上逆而呕恶者，宜加法半夏、神曲、陈皮，以平胃降逆；若湿毒内盛，疲倦乏力，泛泛欲吐，检查肾功能明显衰竭者，宜加大黄、枳实、姜半夏，以泻浊排毒。

（十一）痛泻要方（《景岳全书》引刘草窗方）

组成：防风、白术、白芍、陈皮。

适应证：肠鸣腹痛，大便泄泻，泻必腹痛，泻后痛减，苔薄白，脉弦缓，临床多用于慢性结肠炎、肠功能紊乱等有上述证候者。

运用发挥：本方所治，是肝旺脾虚，肝木乘脾，脾受克制，运化失常所致。其病在肝脾，故治宜燥湿健脾，疏肝解郁。四药配伍，可补脾土而泻肝木，调气机以止痛泻。若兼食滞，水谷不化者，宜加炒麦芽、鸡内金，以消食导滞；若食少，脘腹胀闷不舒，脾胃虚弱者，宜加党参、茯苓、山药，以益气健脾；若寒湿困脾，泄泻清稀，宜加藿香、苍术，以芳香化湿；若兼脾阳亏虚，腹中冷痛，泄泻水样便者，宜加熟附子、干姜、车前子、茯苓，以温中健脾，利小便实大便；脾虚久泻，中气下陷而见脱肛者，宜加升麻、党参、黄芪，以升提中气；若泄泻腹痛，泻下急迫，泻而不爽，肛门灼热，宜加葛根、黄芩、黄连，以清化湿热；若气滞腹胀痛较显，宜加乌药、厚朴、炒枳壳，以行气止痛；若泄泻里急后重，大便带有黏液者，宜加木香、黄连、白头翁，以清热化湿行滞。

（十二）养脏汤（《太平惠民和剂局方》）

组成：党参、白术、当归、炒白芍、肉桂、炙甘草、木香、炙罂粟壳、煨肉豆蔻、诃子皮。

适应证：脾胃虚寒，泄泻日久，滑脱不禁，食少，腹冷痛，舌苔白，脉弱。常用于慢性肠炎、慢性痢疾、肠结核而有上述症候者。

运用发挥：本方有温中健脾、涩肠固脱作用，多用于慢性肠炎。若虚寒较甚，形寒肢冷，宜加炮姜、熟附子，以温中散寒；若泄泻日久，肾阳虚衰，不能温养脾胃，肠鸣即泻或五更泻者，宜加补骨脂、吴茱萸、五味子，以温肾健脾、固涩止泻；因泄泻而致脱肛者，宜加升麻、柴胡、炒枳壳，以升阳举陷；慢性泄泻，虚证居多，治用温补固涩，若腹胀或痛，纳减不适，属中虚兼气滞者，宜加炒枳壳、厚朴、神曲，以健脾行气消食；若年老体弱，久泻不止，中气下陷者，宜加黄芪、白术，以益气健脾；若泻痢清稀或白冻，滑脱不禁者，宜加赤石脂、禹余粮、五味子、粳米，以收涩固脱止泻。

（十三）四神丸（《内科摘要》）

组成：肉豆蔻、补骨脂、五味子、吴茱萸。

适应证：脾肾虚寒，命门火衰，五更泄泻，不思饮食，食不消化，或腹痛腰酸肢冷，神疲乏力，脉沉迟无力者。临床多用于慢性结肠炎、肠结核、过敏性肠炎见上述症状者。

运用发挥：本方具有温暖脾肾，固肠止泻之功。由二神丸（肉豆蔻、补骨脂）与五味子散（五味子、吴茱萸）二方合成。前方能温补脾肾，涩肠止泻；后方主温中涩肠。合用则温补固涩之功更佳，此即"大补下焦元阳，使土旺火强"。用于治疗慢性结肠炎之五更泄泻，既温脾又补肾，脾肾得于温补，则大肠得固，五更肾泻自愈。若腹中寒冷，泄泻清稀，宜加熟附子、炮姜，以增强温肾暖脾之力；若因久泻而兼见脱肛者，宜加升麻、黄芪，以升阳益气；若年老体衰，久泻不止，宜加黄芪、党参、白术、诃子，以益气健脾止泻；若腰酸肢冷甚者，宜加肉桂、熟附子、巴戟天，以温肾助阳；若脾肾虚寒，气滞不通，少腹痛甚者，宜加小茴香、木香，以温暖散寒、行气止痛。

（十四）归脾汤（《济生方》）

组成：红参、黄芪、白术、当归、炙甘草、茯神、远志、酸枣仁、广木香、龙眼肉、红枣、生姜。（《济生方》原无远志、当归，明代薛立斋加入）

适应证：心脾亏虚，气血不足，见心悸怔忡，健忘失眠，多梦，食少体倦，面色萎黄，以及妇女月经不调，崩中漏下。临床多用于治疗神经衰弱、贫血、血小板减少性紫癜、功能性子宫出血等属于心脾两虚病证者。

运用发挥：症状表现在心脾，一为气血亏虚，一为心神不宁，一为脾不统血，法当心脾同治。养心不离补血，健脾不离补气，气血盛心神安而脾运健。本方为补血养血，健脾养心之专剂。①治疗神经衰弱。若有自汗或盗汗，心胸汗出较多，或伴心悸少寐，面色不华，以心血亏虚，心液不藏者，宜加五味子、浮小麦、煅牡蛎，以敛汗收涩；若劳倦即有遗精、早泄者，宜加金樱子、芡实、潼蒺藜，以收涩敛精。②治疗血小板减少性紫癜、功能性子宫出血等表现贫血者。若血虚明显，宜加熟地、白芍，补血养血；若衄血或肌衄，时轻时重，久延不愈，宜加阿胶、旱莲草、仙鹤草、白芨，以收涩止血；若因肝气郁结伤脾，致脾不统血而月经先期者，宜加柴胡、绿萼梅、炒白芍，以疏肝解郁；若月经过多，淋漓不止，宜加五味子、山萸肉、莲须、煅牡蛎、血余炭，以益肾收涩止血。

（十五）人参养荣汤（《太平惠民和剂局方》）

组成：党参、白术、茯苓、熟地、当归、白芍、肉桂、黄芪、远志、五味子、陈皮、大枣、生姜。

适应证：五脏俱虚，心脾肺肝不足，神疲，少气，力弱，伴畏寒、心悸、失眠、食欲不振、大便溏薄者；或因月经长期失调，引起经量过多或过少，或淋漓不止者。临床常用于病后虚弱，贫血，或肿瘤化疗后的各种衰弱症，或产后气血两亏及月经长期失调引起的虚弱证。

运用发挥：本方是八珍汤的加减，是圣愈汤的加味，更是四君汤和四物汤的发展，正因为由这些方剂化裁而成，故有补虚弱、益气血之功，多用于内、妇科病的气血虚弱证。若肺脾气虚明显者，宜加蛤蚧、山药，以益肺健脾；若肾气虚明显者，宜加肉苁蓉、沙苑子、蛤蚧，以补肾纳气；若崩漏或产后失血过多，宜去肉桂，加阿胶、紫河车，以滋阴补肾养血；若肿瘤化疗后，气阴两虚者，宜去肉桂、生姜，加鹿角胶、龟板胶、山茱萸、女贞子、沙参、麦冬，以益气养阴。但肝肾阴亏，脉细舌红者，原方中温燥药如肉桂、生姜必须除去，改用枸杞子、菟丝子；陈皮改用佛手；远志改用酸枣仁，比较稳妥。

（十六）增液汤（《温病条辨》）

组成：生地、麦冬、玄参。

适应证：治诸阴液不足之证，尤宜用于高热阴伤液涸，咽干舌燥，尿短涩，大便秘结，舌质红干，脉细数无力者。临床多用于胃肠津少，大便秘结，及诸阴液不足之证。

运用发挥：温邪伤阴烁津，胃肠津液枯涸，大便秘结不下，此即"无水舟停"之谓。本方能清热养阴增液，使肠中津液充足，魄门开关通利，则粪便下出，是谓"增水行舟"也。若胃肠津液枯少，大便秘结不下，宜加鲜首乌、火麻仁、郁李仁，以润肠通便；对于诸阴液不足之证，如高热伤津较甚，口渴引饮，咽干痛舌燥裂者，加天花粉、沙参、天冬，以清热生津；若肺阴津亏耗，干咳无痰，宜加沙参、桑叶、桑白皮、杏仁、百合，以养阴润肺；若阴虚潮热，宜加功劳叶、银柴胡、青蒿、鳖甲、胡黄连，以养阴清虚热；若阴虚盗汗，宜加五味子、乌梅、糯稻根、浮小麦，以酸涩敛汗；若热甚伤阴，引起肢搐欲作痉者，宜加桑寄生或桑枝、白芍、木瓜、鸡血藤，以柔肝养血舒筋；该方用量宜大，量大而力专，方能显效。

三、肝胆治法之方剂

（一）逍遥散（《太平惠民和剂局方》）

组成：当归、白芍、柴胡、白术、茯苓、甘草、薄荷、生姜。

适应证：肝郁血虚，头胀、两胁胀痛、神疲食少，月经不调，乳房作胀，舌淡苔白，脉弦而虚。广泛用于肝气郁结不舒，或肝郁化热，热伤阴津，或肝气横逆，乘侮脾土，致脾失健运，或肝郁血虚，气血失调等见以上诸证者。对于肝脾郁结之月经不调尤为常用，此外用于治疗慢性肝炎、慢性胃炎、神经衰弱等具有胸胁不适，体倦无力，情绪易于激动等证。

运用发挥：本方具有疏肝散郁，益气健脾，和营柔肝之效。①运用于妇科。若月经量多，头晕目眩，血虚肝热者，宜用丹栀逍遥散，加蒲黄炭、血余炭、醋大黄、醋香附，以清热止血；若月经先期、量多、色鲜红，为虚热伤阴，宜加生地、龟板、元参、知母，以养阴清热；若月经后期、量少、腹痛有块，为气血郁滞，宜用逍遥散去生姜，加香附、元胡、川芎、玫瑰花、益母草，以行气活血化瘀；若经前乳房胀痛，为肝气郁结，宜加青皮、郁金、路路通、鸡血藤，以疏肝活血；若月经淋漓不净，心烦，头晕，五心烦热，宜加生地、龟板、黄柏，以养阴清热；若带下赤白，为湿热入胞中，宜去生姜，加樗根白皮、黄柏炭、贯众炭，以清化湿热止血。②治疗内科之慢性胃炎。若肝郁化热，胃失和降，胸脘闷热疼痛，反吐酸苦水，宜用丹栀逍遥散加川连、蒲公英、牡蛎、瓦楞子，以清热制酸和胃。③治疗慢性肝炎。若情志抑郁，肝郁化火而发热，热随情绪而起伏，口干苦者，宜去白术，加龙胆草、黄芩，以清热解毒疏肝；若见尿路感染之热淋证，尿赤尿急尿频，尿道涩痛，湿热下注膀胱者，宜去生姜、薄荷，加泽泻、木通、滑石、车前草，以清利湿热。

附1：丹栀逍遥散（《内科摘要》）。即逍遥散加丹皮、栀子。治肝郁血虚而有热者。

附2：黑逍遥散(《医略六书·女科指要》)。即逍遥散加入生地或熟地。治肝脾血虚，临经腹痛，脉弦者。

（二）龙胆泻肝汤（《太平惠民和剂局方》）

组成：龙胆草、栀子、黄芩、柴胡、木通、车前子、泽泻、生地、当归、生甘草。

适应证：①肝经实火，证见胁痛口苦，目赤，耳聋，耳肿。②肝经湿热下注，症见小便淋浊，阴肿，阴痒，囊痈，带下稠黏臭秽。临床多用于急性胆囊炎、黄疸性肝炎、带状疱疹，属于肝胆湿热内蕴者；以及急性尿道炎、盆腔炎、阴道炎、外阴炎、急性前列腺炎等，属于肝胆湿热下注者。

运用发挥：本方具有清肝泄热，分利湿热之功。①治肝经实热。若胸胁疼痛或少腹胀痛，宜加延胡索、郁金、乌药，以行气止痛；若带状疱疹，局部灼热疼痛者，宜加青黛、茵陈、丹皮、延胡索、三七，以清热祛湿凉血止痛。②治肝火上炎，头胀痛，目赤肿痛者，宜去当归，加野菊花、木贼、茵陈、密蒙花、延胡索，以清肝明目、消肿止痛。③治湿热下注膀胱，尿频急痛者，宜去当归，加金钱草、瞿麦、萹蓄，车前子改车前草，以清利湿热；若尿血，宜加茅根、茜草，以清热凉血止血；若尿短涩痛，尿不畅者，宜去当归，加金银花、野菊花、黄柏、王不留行，以清热解毒化瘀；若阴痒，宜去当归，加防风、地肤子、蛇床子，以祛风止痒。④治妇女白带多、稠黏、臭秽，宜加薏苡仁、苍术、土茯苓、蒲公英，以祛湿热；若阴部红肿疼痛，宜加金银花、连翘、野菊花、蒲公英、地丁，以清热解毒消痈。此外，还可用于黄汗证，汗出衣服黄染，尿黄，原方加茵陈、黄柏、苍术、滑石。

（三）当归四逆汤（《伤寒论》）

组成：当归、桂枝、白芍、细辛、通草、红枣、甘草。

适应证：素体血虚，外受寒邪，寒凝经脉，气血阻滞，四肢末端厥冷、发紫，脉沉微。临床常用于治疗冻疮初起未溃，厥阴头痛，慢性风湿性关节痛，痛经，脱疽等。

运用发挥：本方能温经散寒，养血通脉。一般用于寒盛血虚，不能荣于四末；或营血不足，卫阳不固，寒在经脉，手足厥寒，血脉不利。此时既要温经散寒，又要养血通脉，故以桂枝汤去生姜，加当归、细辛、通草成方。临床若见四肢厥冷，局部青紫而形成冻疮者，宜加川椒、熟附子，以温经散寒；若肝血亏虚，兼受风寒的厥阴头痛者，宜加藁本、吴茱萸，以温散厥阴之寒止痛；若两侧头痛，邪在少阳者，宜加柴胡、川芎，以和解少阳；若寒疝腹痛，宜加延胡索、乌药、郁金，以行气止痛；血虚有寒之痛经，月经暗红或有血块者，宜加桃仁、红花、益母草，以活血化瘀；若营血虚而卫气失于运行，肢体痹痛者，宜加川芎、鸡血藤，以和血化瘀；若风寒湿凝滞经脉，关节肌肉痹痛者，宜加制川乌、制草乌，以温经祛湿止痛；若血脉瘀阻，静脉暴张，宜选加红花、桃仁、丹参、鸡血藤，以活血化瘀通痹。

（四）四物汤（《太平惠民和剂局方》）

组成：当归、川芎、白芍、熟地。

适应证：营血亏虚，肝阴不足。头晕目眩，耳鸣，心悸，面色、唇、爪无华，脉细；或妇人月经不调，脐腹疼痛，腰酸腿痛；或崩漏日久不止；或月经量少色淡，淋漓不断；或胎前腹痛下血，产后血块不散等。凡属血分有病（包括血虚及血瘀），均可以此方为基础随证化裁运用。

运用发挥：本方具有补血、和血、调肝的功效，既可以作为补血的基础方（以熟地黄为君药），又可作为调经的基础方（以当归为君药）。近年用本方加味治疗诸种血虚证，尤其在妇科调经临床应用较广泛，加减成方甚多。如本方加党参、黄芪为圣愈汤，治气血不足之月经病；加党参、白术、茯苓、甘草为八珍汤，能双补气血；加阿胶、艾叶、甘草为胶艾四物汤，治崩漏腹痛及妊娠腹痛；再加黄芩为奇效四物汤，治血热崩漏；加桃仁、红花为桃红四物汤，治血虚有瘀之痛经；加艾叶、香附、续断、吴茱萸、肉桂为艾附暖宫汤，治子宫虚寒，月经不调，经行腹痛。运用四物汤，若阴虚血热者，宜去川芎，加龟板、鳖甲、玄参、银柴胡，以滋阴清热；若肝火旺者，宜去川芎，加丹皮、黄芩、菊花，以清肝泻火；若血热妄行，崩漏不止者，宜去川芎，加旱莲草、女贞子、侧柏炭，以凉血止血；若肝热血瘀，宜加泽兰、丹皮、桃仁、五灵脂、蒲黄，以清肝凉血化瘀；若血寒兼肝郁，宜加艾叶、香附、郁金，以疏肝散寒解郁；若血寒兼血瘀，宜重用川芎、当归，加益母草、香附、桃仁、红花，以温经散寒、活血化瘀；若阳虚内寒，宜加肉桂、黄芪、熟附子，以温阳散寒；若血虚气弱，宜加红参、黄芪，以益气养血；若阴血两虚，宜加龟板、山茱萸、玉竹、枸杞子，以滋阴补肾；若情志不畅，肝失疏泄者，宜加柴胡、郁金、香附、丹皮，以疏肝解郁。

（五）血府逐瘀汤（《医林改错》）

组成：红花、桃仁、当归、川芎、赤芍、生地、柴胡、枳壳、甘草、桔梗、牛膝。

适应证：胸中血瘀，血行不畅，证见胸痛、胁肋痛、头痛、失眠、心悸、易怒，舌黯红、边尖有瘀点、瘀斑，脉涩或弦紧等。临床常用于治疗顽固性头痛，肋间神经痛，冠心病心绞痛，顽固性失眠及脑震荡后遗症。

运用发挥：本方能活血祛瘀，行气止痛，是治疗胸部瘀血证的主方。若胸部刺痛较甚者，宜加降香、郁金、延胡索，理气止痛；瘀血甚者，酌加丹参、檀香、三七，以活血化瘀；若头部外伤瘀血者，宜加鸡血藤、苏木，以活血祛瘀通络；若痰浊盘踞，痰瘀互结，致胸阳失展而胸痛者，宜加栝蒌、薤白，以通阳散结化瘀；若脘腹血瘀、郁闷疼痛者，宜加砂仁、木香、郁金，以温中和胃、行气止痛；若顽固性失眠致气滞血瘀之头痛者，加鸡血藤、三七、柏子仁、酸枣仁，以活血化瘀、养心安神。另外，临床上对于其他杂病中久治不愈者，应考虑有无瘀血停滞，当以临床辨证为依据，运用活血化瘀之剂，往往可收到显著效果。

附1：膈下逐瘀汤（《医林改错》）。由红花、桃仁、当归、川芎、赤芍、丹皮、延胡索、五灵脂、乌药、香附、枳壳、甘草组成。适用于气滞血瘀，瘀在膈下，形成积块；或腹部有积块，痛处固定不移；或侧卧腹坠似有物者。本方具有调气活血、化瘀止痛的功效，专消中焦肝脾之瘀，与少腹逐瘀汤消下焦的瘀结病位不同，药性温清也有些不同。

附2：少腹逐瘀汤（《医林改错》）。由小茴香、干姜、延胡索、没药（包煎）、川芎、赤芍、肉桂、生蒲黄、五灵脂（炒、包煎）组成。适用于少腹瘀血内结，致小腹积块疼痛，或月经不调，痛经等证。本方为血分的温运剂，功能行瘀活血，消下焦少腹之瘀。应用时可酌加桃仁、红花，以增强活血化瘀之力；若伴见肝气郁滞，宜加柴胡、郁金、青皮，以疏肝解郁；若腰膝痠软疼痛，肾气亏虚者，宜加杜仲、续断、千斤拔，以益肾壮腰；若气血不足者，宜酌加党参、黄芪、鸡血藤、枸杞子、当归，以益气补血；若有热象，宜去肉桂、干姜之温热；若食欲不佳，五灵脂、没药须少用，宜加神曲、麦芽，以助健脾消食。

以上三方均具有活血祛瘀止痛的功效，血府逐瘀汤配行气开胸之药，具有通胸胁气滞，引血下行之功用；膈下逐瘀汤配疏肝行气止痛药，主治瘀血停于膈下，两胁及腹部；少腹逐瘀汤配温经止痛之品，主治血瘀少腹之痞块，月经不调，痛经等。

（六）延胡索散（《证治准绳》）

组成：延胡索、当归、川芎、没药、蒲黄、肉桂。

适应证：气滞、血瘀、寒凝之腹痛，痛经，及肝气郁结之胁痛，乳房胀痛。临床常用于治疗慢性胃炎、胆囊炎、乳腺增生等见脘腹胁肋疼痛而偏寒性者。此外，还可用于气滞血瘀夹寒凝的痛经证。

运用发挥：本方药性偏温，有温疏气血之效，行气活血，调经止痛的力量较强，故主治气滞血瘀作痛的慢性胃炎。若寒凝气滞，腹痛较重，宜加郁金、香附，以行气止痛；若脘腹痛如针刺，瘀血较显著，宜加丹参、三七、乳香、没药，以活血化瘀止痛；若脘腹胀痛，气滞伤阴者，宜去川芎、肉桂，加素馨花、甘松、玫瑰花，其行气止痛而不易伤阴；若脘腹胀痛而饮食呆滞者，宜去肉桂，加炒麦芽、神曲、鸡内金，以健脾消食导滞。若情志不畅，肝气郁结较显著，宜加柴胡、白芍、郁金，以疏肝解郁；用于乳房胀痛、有乳腺结节增生者，宜去肉桂，加莪术、三棱、柴胡、郁金，以疏肝软坚散结；用于气滞血瘀夹寒凝的痛经证，宜加香附、乳香、没药、乌药、吴茱萸。

（七）天麻钩藤饮（《杂病证治新义》）

组成：天麻、钩藤、生石决明、川牛膝、桑寄生、杜仲、山栀、黄芩、益母草、朱茯神、夜交藤。

适应证：因肝阳上亢，肝风内动所致的头痛、眩晕、耳鸣眼花、震颤失眠、甚则半身不遂、舌红脉弦数。临床多用于高血压、脑动脉硬化、高脂血症、脑血管意外等疾病。

运用发挥：本方具有平肝熄风、清热安神之功效。治肝阳上亢之高血压患者，若肝阳化火，面赤舌燥，肝火过盛，宜加龙胆草、菊花、丹皮，以清肝泻火；若眩晕较剧，泛泛欲吐，手足麻木，甚则震颤，有阳动化风之势，宜选加羚羊角、龙骨、牡蛎、珍珠母，以镇肝熄风；若眩晕同时伴见耳鸣、眼花、腰膝酸软，属肝肾阴虚、肝阳上亢者，宜去山栀、黄芩、益母草，加龟板、白芍、鳖甲、枸杞子，以育阴潜阳；若头痛较重者，宜加羚羊角、夏枯草、地龙，以清肝熄风；若失眠多梦者，宜加珍珠母、龙齿、五味子，以镇静安神；若眩晕甚，半身发麻、乏力，多为中风先兆，宜加桃仁、红花、地龙、赤芍，以活血通络化瘀；若中风后遗症，见眩晕，半身不遂，口眼㖞斜者，宜加僵蚕、全蝎、地龙、胆南星、天竺黄，以平肝潜阳、化痰开窍。

（八）独活寄生汤（《备急千金要方》）

组成：独活、寄生、杜仲、牛膝、细辛、秦艽、茯苓、肉桂心、防风、川芎、人参、当归、芍药、干地黄、甘草。

适应证：肝肾不足，风寒湿邪外袭，腰膝疼痛，四肢关节屈伸不利，或肿胀麻木不仁。临床常用于风湿性关节炎，风湿性坐骨神经痛，类风湿性关节炎，慢性腰膝骨退行性变关节炎等。

运用发挥：本方具有祛风湿，止痹痛，补气血，养肝肾之功。若正虚邪恋之久痹，受阴雨天气影响，关节痛甚者，宜去人参，肉桂心改为桂枝，加羌活、独活、制川乌，以温经散寒祛湿止痛；若疼痛以上肢关节为主者，宜加羌活、威灵仙、姜黄、丝瓜络、桑枝、白芷，以祛风通络止痛；若疼痛以下肢关节为主者，宜加防己、萆薢、路路通，以祛湿通络止痛；若疼痛以腰背关节为主，多与肾气不足有关，宜加淫羊藿、巴戟天、续断、千斤拔，以温补肾气；若以关节屈伸不利为主者，宜加鸡血藤、络石藤、宽筋藤、松节，以柔筋活络；若关节漫肿，甚至关节强直，屈伸不利，疼痛时轻时重者，多为痰瘀互结关节，宜加地龙、地鳖虫、白芥子、胆南星，以化痰祛瘀通络。对于痹病顽痛者，必要时加用虫类药及制川乌、制草乌、马钱子、雷公藤等辛热而有较大毒性的药物，注意使用时用量不宜过大，注意要久煎，并宜加入稍大量甘草同煎，或加蜜饮用，以减轻缓解其毒性，不宜久服，中病即止。

四、心脏治法之方剂

（一）天王补心丹（《摄生秘剖》）

组成：人参、丹参、玄参、白茯苓、五味子、天冬、麦冬、当归、生地、酸枣仁、柏子仁、远志、桔梗。

适应证：阴亏血少。心悸失眠，健忘虚烦，梦遗神疲，大便干结，口舌生疮，舌红少苔，脉细而数。临床常用于治疗心脏病，神经衰弱，以及神经性心动过速等阴亏血少，虚火内扰所致的心神不宁证。

运用发挥：本方滋阴清热，养血安神，调养心肾。对心肾不交属阴虚火扰者最适宜，治疗以心悸、失眠为主证。若失眠较重者加夜交藤、龙眼肉、制龟板、制鳖甲、龙齿、珍珠母等介类、石类镇潜之品；若兼见遗精滑泄，可酌加芡实、莲须、金樱子、煅牡蛎等以固肾涩精。

（二）犀角地黄汤（《备急千金要方》）

组成：犀角、生地、赤芍、丹皮。

适应证：温病热毒内甚，热入血分，迫血妄行，以致吐血、衄血、尿血、血崩、赤淋等。

运用发挥：本方之功用为凉血散瘀、清热解毒，药以犀角、生地为主，临证可用于温病高热神昏及血分瘀热发斑，及胎前产后由高热引起的败血症，可同时配伍紫血丹或安宫牛黄丸（但慢性出血及心脑衰弱之神志昏迷不能用）；也可用于原发性血小板减少性紫癜，加赤芍、紫草、青黛；若热毒较盛，口鼻出血者，宜加侧柏叶、三七、紫草、藕汁或藕节，以凉血止血；若湿热下注，尿涩尿血者，宜加茅根、小蓟、地榆，以清利湿热止血；若阴虚内热而出血者，宜加天冬、麦冬、旱莲草、女贞子，以滋阴止血；若妇女崩漏，腹中有瘀血，月经血块较多者，宜加桃仁、红花、大黄炭、三七，以活血化瘀止血。此外，本方药味原为犀牛角，由于药源甚少，有人改用水牛角或紫草，据多年来临床验证，紫草解血毒，凉血热，透斑疹的疗效，确不亚于犀角，如配伍等量的大青叶，清热作用更佳。

（三）五味消毒饮（《医宗金鉴》）

组成：金银花、野菊花、蒲公英、紫花地丁、紫背天葵。

适应证：多种火毒结聚的痈疮疖肿。初起局部红肿热痛或发热恶寒；各种疔毒，舌红苔黄脉数。临床常用于多种化脓性感染，如多发性疖肿、乳腺炎、阑尾炎、结膜炎等。

运用发挥：本方清热解毒力较强，用治一切火热毒聚之疔疮痈肿。若疔疮肿毒初起，热毒重者，宜加连翘、黄连、丹皮，以清热解毒；血热毒甚者，宜加生地、丹皮、赤芍、夏枯草，以清热凉血解毒；脓成不溃，或根深脓成不易出者，宜加炮山甲、皂角刺，以活血通络助溃；若咽喉红肿疼痛，局部如烙如炙，吞咽困难者，宜加玄参、牛蒡子、桔梗、连翘、黄连、赤芍，以清热解毒利咽；若咽壁化脓未溃或有白点，宜加贝母、天花粉、炮山甲、皂角刺，以化痰消痈；若右少腹疼痛较甚，检查为阑尾炎未化脓者，宜加大黄、丹皮、桃仁，以泻热破瘀、散结消肿；若腰痛，检查为急性肾盂肾炎者，宜加黄柏、车前草、金钱草、瞿麦、萹蓄、杜仲，以清热解毒、利湿通淋壮腰；若胸肋局部肿痛，诊为急性乳腺炎者，宜加柴胡、黄芩、瓜蒌、贝母、蚤休、赤芍，以清热解毒、疏肝散瘀。该方忌用于阴疽，脾胃素虚者慎用。

（四）仙方活命饮（《校注妇人良方》）

组成：白芷、贝母、防风、赤芍药、当归尾、甘草、皂角刺、炮山甲、天花粉、乳香、没药、金银花、陈皮。

适应证：有清热解毒，消肿溃坚，活血止痛之功。用于治疗痈疡肿毒初起，热毒壅聚，气滞血瘀致局部红肿焮痛之体实阳证者，治疗多种化脓性炎症，如蜂窝织炎、脓疱疮、疖肿、深部脓肿、化脓性扁桃体炎、乳腺炎等以局部红、肿、热、痛之证。

运用发挥：前人称本方为"疮疡之圣药，外科之首方"。寓清热解毒，疏风解表，化瘀散结诸法于一方，其治法及药物配伍，涵括了外科阳证内治消法的基本内容。本方清热解毒力稍不足，如红肿痛甚，热毒重者宜加蒲公英、连翘、地丁、野菊花等；疮疡表浅者，可去炮山甲、皂角刺；痛不甚者去乳香、没药；血热加丹皮；大热大渴伤津者，去白芷、陈皮，重用天花粉加玄参；便秘者加大黄；气虚者加黄芪。此外据痈疡肿毒之部位，宜加入引经药，如头部加川芎；颈部加桔梗；胸部加瓜蒌皮；胁部加柴胡；腰背加秦艽；上肢加姜黄；下肢加牛膝，用之使药力直达病所。本方煎药取汁内服，脓未成者服之可消，脓已成者服之可溃。其药渣还可捣烂外敷局部。本方只可用于疮疡未溃之前，若已溃后断不可用，以免攻伐伤正。阴证疮疡忌用，脾胃本虚，气血不足者慎用。

（五）大黄牡丹皮汤（《金匮要略》）

组成：大黄、牡丹皮、桃仁、芒硝、冬瓜子。

适应证：本方有泻热破瘀，散结消痈之功。主治因湿热积郁大肠，气血瘀聚所致肠痈初起，尚未成脓，右少腹疼痛拒按，大便秘结及急性盆腔炎，子宫妇件炎之兼有便秘者。

运用发挥：可用于妇科盆腔、附件的急性炎症，尤其是急性盆腔炎，腹痛发热口渴，伴有便秘时，用本方则下大便而去痛苦，肿块软化缩小而病除。用于产后瘀血腹痛之大便秘结，疗效可靠。原书云，"脉洪数者，脓已成，不可下也"，但方后又云，"有脓，当下"。后人对有脓能否可下，认识不尽一致，从现代使用情况看，本方确有排脓消痈的功效，肠痈脓成未溃或未成脓者，均可辨证灵活运用。寒湿肠痈忌用。对重症或坏疽性阑尾炎或合并弥漫性腹膜炎或有中毒性休克、婴儿急性阑尾炎、妊娠阑尾炎合并弥漫性腹膜炎、阑尾寄生虫病等均不宜使用。

五、肾脏治法之方剂

（一）六味地黄丸（《小儿药证直诀》）

组成：熟地、山萸肉、山药、泽泻、茯苓、丹皮。

适应证：治肝肾阴虚之证。腰膝痠软，头目晕眩，耳鸣、盗汗遗精，舌红少苔，脉象细数。或肝肾虚热所引起的骨蒸潮热，五心烦热，口燥咽干，自汗盗汗，或消渴，或虚火牙痛。临床常用于治疗慢性肾炎、糖尿病、肺结核、神经衰弱等，具有肝肾阴虚之症状表现者。

运用发挥：本方为肾、肝、脾三阴并补之剂，以滋补肾阴为主。汤剂比丸剂疗效强。此方补中有泻，寓泻于补。《医方论》说："此方非但治肝肾不足，实三阴并治之剂。有熟地之腻补肾水，即有泽泻之宣泄肾浊以济之；有萸肉之温涩肝经，即有丹皮之清泻肝火以佐之；有山药之收摄脾经，即有茯苓之淡渗脾湿以和之。药止六味，而有开有合，三阴并治，洵补方之正鹄也。"治慢性肾炎，如肾病蛋白尿，阴精随肾气泄漏，宜加黄芪、芡实、复盆子、五味子，以益气敛精止泄；若膝痿软为主，宜加杜仲、续断，以补肾壮腰；治神经衰弱，若头目晕眩、耳鸣为主，宜加天麻、女贞子、枸杞子、煅磁石、石菖蒲，以平肝潜阳；若盗汗为主，宜加糯稻根、麻黄根、煅牡蛎，以收涩止汗；若遗精频繁，宜去泽泻，加桑螵蛸、金樱子、煅牡蛎，以收涩敛精；治肺结核，若血热则熟地改用生地，以凉血补血；若气喘咳嗽、咽干，宜加五味子、紫菀、麦冬、玄参，以收涩养阴止咳；若咳血失音，宜去泽泻，选加旱莲草、仙鹤草、侧柏叶，以养阴止血。

附1：杞菊地黄丸。即六味地黄丸加枸杞子、菊花（《医级》方）。适用于肝肾阴亏，头晕目眩，两眼发花，视物不明，或眼目干涩，迎风流泪等。如干眼症运用本方治疗，可以减去山药、茯苓，酌加玄参、麦冬、龟板、鳖甲、石斛、潼蒺藜、女贞子、旱莲草，适当加重山萸肉量。

附2：知柏地黄丸。即六味地黄丸加知母、黄柏（《医宗金鉴》方）。功能清滋肝肾，以清肾热为主，适用于阴虚火旺的骨蒸劳热，虚烦盗汗，腰腿酸痛，遗精等。如用于治疗肝肾虚热的崩漏症，宜加与地黄等量的龟板，并酌加侧柏叶、女贞子、旱莲草、莲蓬壳、地榆等清热止血药。

附3：左归饮（《景岳全书》）。即六味地黄汤去丹皮、泽泻，加枸杞子、炙甘草。滋养肝肾的作用专一，主治真阴不足，腰酸耳鸣，遗精盗汗，口燥咽干，舌光红，脉细数。本方以六味地黄丸为基础，但效力较原方强，多用于肾水不足之证。

（二）桑螵蛸散（《本草衍义》）

组成：桑螵蛸、远志、石菖蒲、龙骨、人参、茯神、当归、龟甲。

适应证：下元虚冷，小便频数，或尿为米泔色，或遗尿、尿失禁，心神恍惚，健忘等。临床多用于前列腺增生症，膀胱括约肌松弛症，病后体虚、神经功能紊乱所致遗尿、尿失禁等病证。

运用发挥：本方具有调补心肾、补精止遗之功。治诸种病因导致的遗尿，多见于肾虚失约所致，因此补肾益气是关键。若小儿遗尿，宜加山茱萸、金樱子、益智仁，以益肾止遗；若老年夜尿多，或尿失禁，宜加山茱萸、菟丝子、五味子、煅牡蛎、乌药、益智仁、芡实，以补肾缩尿；若尿短尿频，腰膝酸软乏力者，宜加熟地、山茱萸、菟丝子、女贞子、杜仲，以滋阴补肾；若肾阳亏虚，夜尿频数，尿色清长者，宜加山茱萸、菟丝子、肉苁蓉、鹿茸，以温肾助阳；若老年前列腺增生，尿短频，滴沥不畅，宜加桃仁、红花、鳖甲、川牛膝、王不留行，以活血化瘀；若尿液混浊如米泔色，清浊不分，无尿涩急痛者，宜去人参，加乌药、益智仁、萆薢，以温肾化气、去浊分清；若心烦多梦，口干口苦，夜梦遗精，属于阴虚火旺者，宜去人参、当归，加知母、五味子、龙骨、牡蛎，以养阴收敛固精；若腰膝酸软乏力，夜间无梦而精液遗泄，属肾气不固者，宜加沙苑子、山茱萸、莲须，以益肾固精。

（三）金匮肾气丸（《金匮要略》）

组成：熟地、萸肉、山药、泽泻、茯苓、丹皮、熟附子、桂枝（或肉桂）。

适应证：《金匮要略》用此方凡五条，均由肾阳不足所致。主要有下列症候：腰酸膝软，下半身常有冷感，少腹拘急，小便不利或小便反多，舌质淡胖，脉虚弱，及痰饮、脚气、消渴、转胞等。临床常用于治疗糖尿病、醛固酮增多、甲状腺功能低下等内分泌失调疾患。

运用发挥：本方纳桂枝、熟附子于滋阴药中，即"善补阳者，必于阴中求阳，则阳得阴助而生化无穷"，盖滋阴之虚以生气，肾气振奋，气化复常，此非寒之有余，乃真阳之不足矣。可见此方实为肾阳不足所致之证而设，其应用范围颇宽，凡肾阳不足引起的各种虚劳病，如老年肾阳不足，肾不纳气的喘咳，在发作期间，于本方加五味子收涩肾气，再少佐麻黄以辛散痰饮，加蛤蚧以摄纳肾气；若脚膝腿胫麻痹冷痛者，肉桂改为桂枝，加仙灵脾、巴戟天、全蝎，以温经通络；若肾气不固，小便不禁，宜加桑螵蛸、金樱子、益智仁、乌药、芡实，以益肾收涩缩尿；若命门火衰，火不生土，不能蒸化腐熟水谷，出现大便清稀或五更泻，宜加四神丸（破故纸、五味子、肉豆蔻、吴茱萸），以温肾暖脾，固肠止泻；若肾阳虚，性欲减退或性冷漠，阳萎不举者，宜加淫羊藿、鹿角胶、蜈蚣，以温肾壮阳。

附：济生肾气丸。即金匮肾气丸加车前子、牛膝，原名加味肾气丸，出于（《济生方》）。温补肾阳，利水消肿。治肾阳不足，腰酸浮肿，小便不利，并治产后尿潴留（妊娠转胞禁用，因车前子、牛膝是滑胎药）。

（四）五子衍宗丸（《医学入门》）

组成：枸杞子、菟丝子、五味子、复盆子、车前子。

适应证：肾气亏虚，精血不足之证。多用于肾虚遗精，阳痿早泄，小便后余沥不清，久不生育，及气血两虚须发早白等证。

运用发挥：若经常梦中遗精，且头晕心悸，精神不振，尿短黄，舌红，脉细数，属心肾不交者，宜加天冬、熟地、黄连、灯芯草、五味子，以滋阴补肾清心火，交通心肾；若男子婚后久不生育，精少、或活率偏低者，宜加山茱萸、熟地、鹿角胶、肉苁蓉、黄精、沙苑子，以益肾生精；若须发早白，发枯或脱发较多，属气血不荣者，宜加首乌、黑芝麻、当归、熟地、川芎、女贞子，以养血补血；若男子精神萎靡，腰膝痠软，耳鸣，阳事不举，属肾精亏虚者，宜加肉苁蓉、炒韭菜子、仙茅、鹿茸、狗鞭，以温肾益精、补益元阳。

（五）真武汤（《伤寒论》）

组成：熟附子、茯苓、白术、白芍、生姜。

适应证：脾肾阳虚，水气内停，症见四肢沉重疼痛，肢体浮肿，小便不利。临床多用于治疗肾性水肿，心性水肿，慢性肝病浮肿，甲状腺功能低下等属脾肾阳虚湿盛者。

运用发挥：本方具有温阳利水功效。脾肾阳虚，肾性浮肿者，宜加熟地、山茱萸、猪苓、车前子，以补肾利水消肿；若肝病腹水，臌胀，肢体浮肿者，宜加鳖甲、大腹皮、猪苓，以养肝化瘀、利水消肿；若心阳衰竭，心悸气短伴浮肿者，宜加红参、丹参、车前子，以温补心阳，益气利水；若甲状腺功能低下，出现形寒怕冷，神疲乏力，肢体虚浮者，宜加淫羊藿、仙茅、巴戟天、大腹皮，以温肾助阳。此外，妇女月经崩漏，气虚阳微者，宜加党参、阿胶，生姜改为炮姜，以温中散寒，益气补血。

（六）五苓散（《伤寒论》）

组成：白术、茯苓、泽泻、猪苓、肉桂。

适应证：阳气不化，水湿内停之尿短涩，面肢浮肿；或呕吐泄泻；或痰饮眩晕，摇摇欲倒；或妇女水湿内滞之白带以及太阳经腑两证之头痛发热，小便不利，肢体浮肿，脉浮。临床常用于急性胃肠炎的水泻，各种原因引起的面部及下肢浮肿；胃扩张，胃肠有振水音者；美尼埃氏征之眩晕及妇女湿滞之白带等。

运用发挥：本方重在渗利水湿，兼化气运脾，其解表力次之，故对水湿内停之水肿，小便不利，泄泻，霍乱吐泻，可使用本方。主要功用为运脾通阳利水。若因伤食出现呕吐泄泻交作者，宜加法半夏、生姜、葛根，以和胃降逆止呕；若痰郁化热，眩晕胸闷、恶心欲吐者，宜加法半夏、枳实、竹茹，以燥湿祛痰，健脾和胃；美尼埃氏征之眩晕，加入温胆汤，功效可靠。若妇女白带增多者，宜加山药、薏苡仁、炒扁豆，以健脾燥湿。若出现太阳经腑两证，宜肉桂改为桂枝，加车前子、赤小豆、葶苈子以化气行水。

（七）程氏萆薢分清饮（《医学心悟》）

组成：萆薢、茯苓、白术、丹参、车前子、黄柏、石菖蒲、莲子心。

适应证：湿热下注膀胱，小便短赤，淋涩刺痛，白带发黄，白浊。临床常用于治疗尿路感染、膀胱炎、肾盂肾炎以及妇女黄白带下、白浊等病症。

运用发挥：萆薢分清饮有二方，即程氏《医学心悟》方（指上方）及杨氏《仁斋直指》方：萆薢、茯苓、石菖蒲、乌药、益智仁、甘草梢。程氏方主要功能是"导湿"，清利湿热，泌别清浊，适用于湿热性白浊。若尿涩刺痛明显者，宜加金钱草、木通、萹蓄、瞿麦，加强清利湿热之功；若尿频短赤，小腹或尿道胀痛，气滞不畅者，宜加乌药、香附、川楝子，以行气止痛；若妇女黄白带，带下稠黏臭秽，为肝热夹湿热下注，宜加黄连、茵陈、樗白皮，以清肝化湿。用杨氏萆薢分清饮当为寒湿性白浊，如肾气不摄，尿短尿频，或湿浊不化，小便凝如膏糊者，酌加芡实、山茱萸、菟丝子，以益肾缩尿；若肾气亏虚，尿短尿频，腰痛稍劳即加重，休息则减轻，腰膝酸软，酌加山茱萸、菟丝子、杜仲、续断、千斤拔，以补肾壮腰；若妇女白带较多，质稀无臭秽，属脾虚湿气较重者，酌加党参、薏苡仁、苍术、扁豆，以健脾祛湿。

（八）小蓟饮子（《济生方》）

组成：生地、蒲黄、小蓟、滑石、木通、藕节、当归、栀子、淡竹叶、生甘草。

适应证：下焦结热，血淋，小便频数刺痛，淋漓不畅。临床常用治疗急性尿路感染、泌尿系结石、赤白带下而有下焦瘀热证候者。

运用发挥：本方由导赤散合六一散加味而成，具有凉血止血、利尿通淋的功效，是治疗血淋、尿血的常用方。若热毒较盛，尿赤涩疼痛者，宜加红藤、金银花、黄柏，以清热解毒；若尿短赤涩痛，伴见寒热，口苦呕恶者，宜去当归，加柴胡、黄芩、法半夏，以和解少阳；若尿血多而疼痛较甚者，宜加三七、琥珀粉，以化瘀通淋止血；若尿短赤带血，头晕耳鸣，颧红潮热，腰膝酸软，属于肾虚火旺者，宜去滑石、木通，加知母、黄柏、旱莲草、女贞子、山茱萸，以养阴清热、凉血止血；若石淋尿血涩痛者，宜去当归，加金钱草、海金砂、瞿麦、萹蓄、石苇，以清热利湿、通淋排石；若妇女赤白带下，宜去当归，加鸭跖草、黄柏、薏苡仁，以清热祛湿。

（九）导赤散（《小儿药证直诀》）

组成：生地、木通、淡竹叶、生甘草。（一方不用甘草，用黄芩；一方多用灯芯草）

适应证：心经热盛。心胸烦热，口渴面赤，喜冷饮，以及口舌生疮，或少腹急痛，尿涩痛，尿赤，舌红，脉数。临床常用于口腔溃疡，尿道炎，膀胱炎，肾盂肾炎而有上述症候者。

运用发挥：本方具有清心养阴，利水通淋的功效。若口干口苦、尿赤明显者，宜加黄芩、土茯苓、车前草，以清心火、利小便；若尿短、尿涩不畅、尿赤，膀胱湿热较重者，宜加金钱草、金银花、鸭跖草，以清热祛湿利尿；若尿滴沥、小腹疼痛或尿涩痛，气滞不畅者，宜加乌药、延胡索、白茅根，以行气导滞利尿；若口舌生疮、口腔溃疡者，宜加玄参、佩兰、白芨、灯芯草，以滋阴清热敛疡；若用于孕妇，木通改用通草较为稳妥。

（十）八正散（《太平惠民和剂局方》）

组成：木通、车前子、萹蓄、瞿麦、滑石、甘草梢、大黄、山栀、灯芯草。

适应证：湿热下注，蓄结膀胱，见尿频尿急，溺时涩痛，尿色浊赤，甚则癃闭不通，小腹胀满，或尿中带血，或尿中夹有沙石等湿热淋证。临床多用于急性尿道炎，急性膀胱炎，尿路结石等。

运用发挥：本方具有清热泻火、利水通淋之功。是治疗热淋、砂淋的常用方剂。若尿频急痛，尿中带血，宜加旱莲草、小蓟、白茅根，以清热凉血止血；若热盛，口干口苦，尿赤较甚者，宜加金银花、黄柏，以清热解毒；若热盛，大便秘结者，宜加枳实、厚朴，以行气通腑泄热；若尿频急并有寒热、口苦呕恶者，宜加柴胡、黄芩、法半夏，以清热解毒，和解少阳；若湿热伤阴，口干苔少者，宜去大黄，加生地、知母、白茅根，以养阴清热；若腰痛或少腹疼痛或尿出沙石，或检测查出尿路结石者，宜加金钱草、海金沙、石苇、冬葵子，以利尿排石；若结石较硬难排出者，宜加海浮石、鸡内金、琥珀，以溶石化石。